Jan Ehrhardt

Atlasbasierte Erkennung anatomischer Strukturen
und Landmarken für die dreidimensionale virtuelle
Planung von Hüftoperationen

Jan Ehrhardt
Institut für Medizinische Informatik
Universitätsklinikum Hamburg–Eppendorf
Martinistraße 52
20246 Hanburg
Deutschland
Email: j.ehrhardt@uke.uni-hamburg.de

Inauguraldissertation zur Erlangung der Doktorwürde
der Technisch-Naturwissenschaftlichen Fakultät der Universität zu Lübeck

Prüfungsvorsitzender: Prof. Dr. B. Fischer
Berichterstattende: Prof. Dr.-Ing. Dr. med. habil. S.J. Pöppl
                       Prof. Dr.-Ing. T. Aach
Tag der mündlichen Prüfung: 30. September 2004

Bibliografische Information Der Deutschen Bibliothek:
Die Deutsche Bibliothek verzeichnet diese Publikation in der Deutschen Nationalbibliografie; detaillierte bibliografische Daten sind im Internet über http://dnb.ddb.de abrufbar.

ISBN: 3-8334-2290-4

Zusammenfassung

Die Fortschritte in der Entwicklung tomographischer Bildgebungsverfahren ermöglichen die Generierung und Visualisierung dreidimensionaler virtueller Modelle der Patientenanatomie. Neben der Visualisierung zur diagnostischen Entscheidungsunterstützung werden solche Modelle zunehmend auch zur Planung und Simulation chirurgischer Operationen eingesetzt.

In dieser Arbeit wird das Softwaresystem VirtOPS (*Virtual Operation Planning and Simulation*) zur virtuellen dreidimensionalen Planung und Simulation von Hüftoperationen vorgestellt. Das System wird zur Planung des endoprothetischen Teilersatzes des Beckens eingesetzt. Hierbei handelt es sich um einen komplexen chirurgischen Eingriff, bei welchem Teile des von einem Knochentumor befallenen Hüftbeins entfernt und durch eine individuell angepasste, modulare Prothese ersetzt werden. Im ersten Schritt der Planungsprozedur wird eine Schnittebene im Hüftknochen platziert, deren Lage von der Lokalisation des Tumors abhängt. Anschließend wird die Knochenresektion simuliert und ein virtuelles Prothesenmodell an den verbleibenden Hüftknochen angepasst. Die Positionierung der Schnittebene und die Bestimmung der korrekten Prothesenposition und Prothesengeometrie wird durch spezielle Visualisierungstechniken, wie z.B. transparente Darstellungen und farbkodierte Distanzen, unterstützt. Durch die Segmentierung des Tumorgewebes in MR–Bildfolgen und die Fusion von MR– und CT–Daten kann die Tumorposition innerhalb des Hüftknochens visualisiert werden. Hierdurch wird eine präzisere Bestimmung der Resektionsebene durch den Arzt ermöglicht.

Um eine computergestützte Planung solcher komplexer orthopädischer Eingriffe zu ermöglichen, wird umfangreiches anatomisches Wissen in der virtuellen Planungsumgebung benötigt. Dieses anatomische Wissen wird durch die Segmentierung verschiedener anatomischer Gewebe, die Bestimmung von Landmarken und die Berechnung orthopädischer Kenngrößen eingebracht. Die hierfür benötigten interaktiven Vorverarbeitungsschritte sind mit einem erheblichen zeitlichen Aufwand für den Arzt verbunden. Ein wesentlicher Teil dieser Arbeit beschäftigt sich deshalb mit der Entwicklung automatisierter Vorverarbeitungsalgorithmen. Die grundlegende Idee dieser Verfahren ist es, die benötigten anatomischen Strukturen und Landmarken in einem Atlasdatensatz zu hinterlegen und diese Informationen mittels nicht–linearer Registrierungstechniken auf einen Patientendatensatz zu übertragen. Anschließend werden auf der Basis der segmentierten CT-Daten, der generierten 3D-Modelle der Knochenstrukturen und der Landmarkenpositionen die benötigten orthopädischen Kennzahlen automatisch berechnet.

Basierend auf den CT-Daten des Visible Human Projects wurden zunächst dreidimensionale Atlanten einer weiblichen und einer männlichen Hüfte erstellt. Jeder Atlas besteht aus einem segmentierten CT–Datensatz, 3D–Modellen der Knochenstrukturen und den Positionen orthopädisch relevanter Landmarken. Es wurde ein nicht–lineares grauwertbasiertes Registrierungsverfahren entwickelt, welches eine weitgehend automatisierte Übertragung der Atlasinformationen auf individuelle Patientendaten ermöglicht. Hierdurch können die Patientendaten segmentiert und anschließend 3D–Modelle der Patientenhüfte generiert werden. Das atlasbasierte Segmentierungsverfahren wurde systematisch getestet und evaluiert. Im Mittel können ca. 98.5% der Knochenvoxel korrekt segmentiert werden.

Anatomische Landmarken befinden sich oftmals in Regionen mit hoher anatomischer Variabilität. Folglich kann eine grauwertbasierte Registrierung von Atlas- und Patientendaten zu ungenauen Landmarkenpositionen führen. Um die hohen Genauigkeitsanforderungen der orthopädischen Operationsplanung zu erfüllen, wurde ein neues Verfahren entwickelt, welches auf der Basis dreidimensionaler, triangulierter Oberflächenmodelle der Knochenstrukturen eine präzise Landmarkenbestimmung ermöglicht. Durch einen nicht–linearen Registrierungsansatz wird dabei die Atlasoberfläche in einer lokalen Umgebung der Landmarke an die Patientenoberfläche angepasst. In den Registrierungsprozeß werden, neben den Euklidischen Abständen der Oberflächenpunkte, auch die Normalenvektoren und ein neu vorgestelltes Maß für die lokale Krümmung triangulierter Oberflächen einbezogen. Eine Evaluation des Verfahrens zeigt, dass durch das präsentierte Verfahren eine präzise und reproduzierbare Lokalisation anatomischer Landmarken erreicht wird.

Abschließend wird ein Software-Tool für die automatische Berechnung orthopädischer Kenngrößen vorgestellt. Basierend auf dreidimensionalen Oberflächenmodellen und Landmarken ermöglichen die implementierten Algorithmen die automatische Berechnung eines patientenbezogenen Koordinatensystems, die Bestimmung der Neigungswinkel der Hüftpfanne, des Centrum–Ecken(CE)–Winkels, der Kontaktfläche des Hüftgelenks und weiterer Maßzahlen. Die Verwendung dreidimensionaler Modelle erlaubt dabei die korrekte Erfassung der räumlichen Lagebeziehungen und vermeidet auf Projektionsfehlern beruhende Ungenauigkeiten.

Das vorgestellte Softwaresystem VirtOPS unterstützt die komplette Planung des endoprothetischen Beckenteilersatzes auf der Basis virtueller 3D-Modelle der Knochenstrukturen des Patienten. Die Resektion des tumorösen Knochengewebes sowie das Design und die optimale Platzierung der Prothese werden dabei durch verschiedene Visualisierungstechniken unterstützt. Insbesondere die Registrierung von CT–und MRT-Daten und die kombinierte Darstellung von Knochen- und Tumorgewebe ermöglicht eine präzisere Planung dieser Operation. Die entwickelten Verfahren für die atlasbasierte Segmentierung und Landmarkendetektion sowie für die automatische Berechnung orthopädischer Kennzahlen sind geeignet, die notwendigen Vorverarbeitungsschritte weitgehend zu automatisieren und somit das klinische Personal von zeitaufwendigen, interaktiven Segmentierungsaufgaben zu entlasten.

Abstract

The development of tomographic imaging makes it possible to generate and visualize three–dimensional virtual models of the patient's anatomy. Apart from visualization to support diagnostic decisions, such models are used increasingly for the planning and simulation of surgical interventions.

In this thesis, the software system VirtOPS (_Virtual Operation Planning and Simulation_) for the virtual three–dimensional planning and simulation of hip operations is presented. The system is applied to simulate the endoprosthetic reconstruction of the hip joint with hemipelvic replacement in bone tumor surgery. The first central step of the operation planning procedure is the placement of the cutting plane in the hip bone, that depends strongly on the tumor's position. In a second step the bone resection is simulated and an anatomically adaptable, modular prostheses is designed, virtually. The placement of the cutting plane and the construction of the individual implant is supported by virtual reality techniques. The segmentation of the tumor and the bones in MR and CT data as well as the fusion of MR and CT image sequences enable the visualization of the tumor's position within the hip bone. Thereby the determination of the cutting plane by the physician is facilitated.

A substantial part of this thesis is concerned with the development of automated pre–processing algorithms for the virtual planning of hip operations. During the computer assisted planning of complex orthopedic interventions anatomical knowledge is required in the virtual planning environment. The segmentation of different bone structures, the determination of anatomical landmarks and the computation of orthopedic parameters must be done automatically, in order to avoid interactive, time–consuming pre–processing steps. The main idea of the presented approach is to represent the needed anatomical structures and landmarks in a digital atlas and to use non–rigid registration algorithms to transfer this atlas information to patient data sets. Based on the segmented patient data set, 3D models of the bone structures and anatomical point landmarks the necessary orthopedic parameters are calculated automatically.

In a first step, based on the CT data of the Visible Human Data Sets, two three–dimensional atlases of a female and a male pelvis has been built up. The atlases consist of labeled CT data sets, 3D surface models of the separated structures and associated anatomical point landmarks. A non–linear gray value–based registration algorithm was developed to enable the automatic transfer of the atlas information to the patient data. The implemented registration procedure was tested systematically. So quantitative results for the automatic segmentation of patient data sets can be presented. A first evaluation of the presented atlas–based segmentation method shows a correct labeling of 98.5% of the bony voxels on average.

Anatomical landmarks of the hip are mostly located in regions with a high anatomical variability. Therefore the gray value–based registration often results in insufficient localization accuracies. Therefore, a surface–based registration algorithm was developed to correct the initially detected landmark positions on the patient's bone structures. In order to compute an improved position of the patient's landmark, a nonlinear matching of the atlas surface and the patient's surface in a local environment of the landmark is performed. In this approach, apart from the Euclidean distances of the surface points also the differential properties of the surfaces are considered in the registration context. A new moment–based curvature measure for triangulated surfaces was introduced. The presented landmark detection algorithm enables the precise and reliable localization of orthopedic landmarks.

Furthermore, a software tool for the automatic computation of orthopedic parameters is presented. First, a patient–related coordinate system is determined by symmetrical point landmarks. Afterwards numerous orthopedic measures, e. g. the anteversion and inclination of the hip joint, the center–edge–angle and the antetorsion of the femur, are calculated automatically on the basis of the segmented patient data set, the 3D models of the different bone structures and the associated anatomical landmarks.

The presented system VirtOPS facilitates the complete planning of hip operations with endoprosthetic reconstruction and the optimal placement and design of endoprostheses based on virtual 3D models as well. After the registration and segmentation of CT and MR data, 3D visualizations of the tumor within the bone structures enable the surgeon to perform the planning procedure in a new quality. Individual endoprosthesis can be constructed without the need of generating expensive solid 3D models. Furthermore, different operation strategies can be compared easily in the virtual environment. The atlas–based segmentation of bone structures, the atlas–based landmark detection and the automatic computation of orthopedic measures are suitable to essentially reduce the time–consuming user interaction during the pre–processing of the CT data for the virtual 3D planning of hip operations.

Danksagung

An dieser Stelle möchte ich all denjenigen danken, die zum Gelingen dieser Arbeit beigetragen haben.

So gilt mein besonderer Dank Professor Dr.-Ing. Dr. med. habil. S.J. Pöppl, der mir diese Arbeit während meiner Tätigkeit am Institut für Medizinische Informatik in Lübeck ermöglichte und das Referat der Dissertation übernahm.

PD Dr. rer. nat. Heinz Handels danke ich für die fachlichen Impulse und zahlreiche fruchtbare Diskussionen. Seine bereitwillige und kritische Auseinandersetzung mit dem Thema der Arbeit haben wesentlich zu ihrem Gelingen beigetragen.

Herzlich bedanken möchte ich mich bei Dipl.-Inform. Christina Roßmanith und Dipl.-Inform. Timm Günther für die gute Zusammenarbeit in der Arbeitsgruppe *Medizinische Bildverarbeitung und Mustererkennung*.

Viele Studenten haben mich bei der Arbeit unterstützt. Im einzelnen danke ich Florian Beck, Karsten Diethers, Heike Hufnagel, Florian Kowalsky, Thomas Malina und Torge Wegner für ihr Engagement im Rahmen ihrer Praktikums–, Studien– und Diplomarbeiten. Bei Bernd Strahtmann bedanke ich mich für seine unermüdliche Segmentierungsarbeit sowie für seine konstruktive Mitwirkung bei spezifischen medizinischen Problemstellungen.

Prof. Dr. med. P. Plötz danke ich für die Zusammenarbeit und die wertvollen medizinischen Hinweise bei der Entwicklung des Systems für die computergestützte Planung und Simulation von Hüftoperationen.

Danken möchte ich auch allen Kolleginnen und Kollegen am Institut für Medizinische Informatik, welche in vielfältiger Weise zum Gelingen der Arbeit beigetragen haben.

Bei Heike Hufnagel möchte ich mich herzlich für die konstruktiven Anmerkungen beim Korrekturlesen der Arbeit und die angenehme Zusammenarbeit bedanken.

Inhaltsverzeichnis

Abbildungsverzeichnis

Tabellenverzeichnis

Kapitel 1

Einführung

1.1 Einleitung

Die Fortschritte in der Entwicklung bildgebender Geräte (CT, MRT, Ultraschall) und die damit einhergehenden Fortschritte in der computerbasierten Bildverarbeitung haben den Ärzten in einem bisher beispiellosen Umfang ermöglicht, die anatomischen Strukturen lebender Patienten zu modellieren und zu visualisieren und die so gewonnenen Informationen für die Diagnose und Therapieplanung zu nutzen. Im Bereich der *computerunterstützten Chirurgie* (*Computer Assisted Surgery*, CAS) wurden in den letzten Jahren zahlreiche Systeme entwickelt, welche den Arzt bei der Planung und Durchführung chirurgischer Eingriffe unterstützen. Anwendungsfelder solcher CAS–Systeme liegen u.a. in der Neurochirurgie [SMS95], der Kiefer– und Gesichtschirurgie [GKG96] sowie in der Orthopädie [PBM+92, SJB+97b]. Das Spektrum dieser Systeme reicht von Hilfestellungen bei der Operationsplanung bis hin zur robotergestützten Operationsdurchführung.

Verschiedene Arbeitsgruppen haben Anstrengungen unternommen, computerunterstützte Systeme für die Orthopädie zu entwickeln. Ein entscheidender Schritt gelang dabei 1992 der Gruppe um H. A. Paul [PBM+92] mit der Entwicklung eines Systems für die Planung der Implantation künstlicher Hüftgelenke und der anschließenden robotergesteuerten Präparation des Markkanals des Oberschenkelknochens entsprechend des geplanten Implantats. Eine Reihe weiterer Systeme zur Unterstützung der Hüftgelenksendoprothetik [TMP+94, SJB+97b, LLH+99], der Kniegelenksendoprothetik [HLF+97, DSD+98, Wol00], der Behandlung von Knochenfrakturen [TJSM98] und der Durchführung verschiedener Knochenosteotomien [LSB+97, RTE+98, ETRH99] wurden entwickelt. Das gemeinsame Ziel dieser Anstrengungen war jeweils die Optimierung herkömmlicher medizinischer Eingriffe und Behandlungsmethoden durch eine optimale Planung der durchzuführenden

Operation und/oder die hochgenaue Übertragung der Planungsergebnisse in den Operationssaal und die präzise Umsetzung der geplanten Schritte.

Die vorliegende Arbeit beschäftigt sich mit der computerbasierten virtuellen Planung orthopädischer Eingriffe bei Tumorerkrankungen des Beckens. Der im Rahmen dieser Arbeit betrachtete endoprothetische Teilersatz der Hüfte wird zur Behandlung von Patienten mit malignen Knochentumoren durchgeführt. Hierbei handelt es sich um einen komplexen orthopädischen Eingriff, bei welchem Teile eines von Tumoren befallenen Hüftbeins entfernt und durch eine individuell angepasste Prothese ersetzt werden. Aktuell erfolgt die Planung dieser Operation anhand von realen Hartschaummodellen. In einem ersten Schritt wird ein Hartschaummodell der Patientenhüfte gefertigt und die Resektion des vom Tumor befallenen Knochenteils an diesem Modell simuliert. Anschließend wird eine Prothese konstruiert, welche den entfernten Knochenteil ersetzt. Basierend auf dem resezierten Hartschaummodell des Patientenknochens wird diese Prothese an die anatomischen Gegebenheiten des Patienten und an die spezifische Schnittführung der Knochenresektion angepasst

Das in dieser Arbeit entwickelte Softwaresystem VirtOPS (*Virt*ual *O*peration *P*lanning and *S*imulation) ermöglicht die Simulation der Knochenresektion und die Modellierung einer individuell angepassten Prothese auf der Basis von dreidimensionalen *virtuellen* Modellen der Patientenknochen. Im Vergleich zur konventionellen Planungsprozedur anhand von realen Hartschaummodellen hat die virtuelle Planung der Beckenteilersatzoperation eine Reihe von Vorteilen. So wird die kosten- und zeitaufwendige Herstellung der Hartschaummodelle vermieden, und gleichzeitig wird es dem Arzt ermöglicht, verschiedene Operationstrategien und ihren Einfluss auf die Geometrie des Implantats zu vergleichen. Weiterhin repräsentieren Hartschaummodelle lediglich die Knochenstrukturen der Hüfte, während die kombinierte Nutzung von CT– und MRT–Informationen im virtuellen Planungssystem die Darstellung des Tumors und anderer Weichteilgewebe in Relation zu den Knochen erlaubt. Während der virtuellen Planung erzeugte Bilder und Videosequenzen können zur Dokumentation, zur Patienteninformation und in der medizinischen Ausbildung verwendet werden.

Die Erfahrungen bei der Entwicklung des Systems VirtOPS zeigen, dass für die computerunterstützte Planung solch komplexer orthopädischer Eingriffe umfangreiches anatomisches Wissen in der virtuellen Planungsumgebung benötigt wird. Dieses anatomische Wissen wird durch die Segmentierung verschiedener anatomischer Gewebe, die Bestimmung von Landmarken und die Berechnung orthopädischer Kenngrößen, wie z.B. Winkel oder Distanzen, eingebracht. Die hierfür notwendige Vorverarbeitung der medizinischen Bildfolgen erfolgt i.A. mittels zeitaufwendiger semi–automatischer oder manueller Verfahren. So nimmt die semi–automatische Segmentierung der beim endoprothetischen Teilersatz des Beckens benötigten Strukturen ca. 2 bis 4 Stunden pro Patientendatensatz in Anspruch.

Dieser hohe Zeitaufwand für die interaktive Vorverarbeitung stellt ein gewichti-
ges Hindernis für die Verwendung solcher Systeme in der klinischen Routine dar.
Ein wesentlicher Teil dieser Arbeit beschäftigt sich deshalb mit der Entwicklung
weitgehend *automatisierter* Vorverarbeitungsalgorithmen. Die Grundidee der entwickelten Verfahren ist es, alle für die Operationsplanung benötigten anatomischen
Informationen in einem digitalen anatomischen Atlas zu repräsentieren und mittels
automatischer Verfahren auf die jeweilige individuelle Patientenanatomie zu übertragen. Der digitale Atlas besteht dabei aus einem segmentierten CT–Datensatz
der Hüfte sowie den zugehörigen 3D–Modellen und den anatomischen Landmarken.
Durch eine grauwertbasierte nicht–lineare Registrierung der CT–Datensätze von
Atlas und Patient können die Segmentierungsergebnisse vom Atlas auf den Patienten übertragen werden. Die Detektion der anatomischen Landmarken des Patienten
beruht auf einem oberflächenbasierten Registrierungsverfahren. Mittels des im Rahmen dieser Arbeit entwickelten Softwaretools OrthoCalc können auf der Grundlage
der segmentierten Patientendaten, der zugehörigen virtuellen 3D–Modelle und der
anatomischen Landmarken die benötigten orthopädischen Kenngrößen berechnet
werden.

Neben der Vorverarbeitung der medizinischen Bilddaten, der virtuellen Planung
der Knochenresektion und dem virtuellen Prothesendesign sind eine Reihe weiterer
Schritte für die Durchführung eines endoprothetischen Teilersatzes des Beckens
notwendig. In Abb. 1.1 sind die wesentlichen Teilschritte dargestellt, welche i.F.
erläutert werden:
Zunächst werden in einem Computertomographen und evtl. in einem Magnetreso-
nanztomographen dreidimensionale Bildfolgen der Patientenhüfte gewonnen (*Bildgebung*). Der sich daran anschließende Prozess der Segmentierung der benötigten
Objekte in den Bilddaten und der Generierung von dreidimensionalen virtuellen
Modellen, welche diese Objekte repräsentieren, wird als *Vorverarbeitung* bezeichnet. Das *virtuelle Planungssystem* liest die generierten 3D–Modelle ein und stellt
dem Benutzer geeignete Methoden zur Visualisierung und Manipulation dieser Da-
tenstrukturen in einer virtuellen dreidimensionalen Umgebung zur Verfügung. In
der virtuellen Umgebung kann die Knochenresektion simuliert werden. Anschließend wird an das verbleibende postoperative Modell der Patientenhüfte das Modell
einer Prothese angepasst. Ausgaben des virtuellen Planungssystems sind die ermittelten Konstruktionsparameter der Prothese und ein Plan zur Durchführung
der Knochenresektion, insbesondere die Position der Resektionsebene(n). Die Pro-
thesenparameter können zur Fertigung einer realen Prothese unter Verwendung von
Methoden des *Computer Aided Manufacturing (CAM)* verwendet werden. Während
des chirurgischen Eingriffs muss eine präzise Umsetzung des geplanten Vorgehens
erfolgen. Die virtuell geplanten Manipulationen, wie z.B. die Resektion der vom Tumor befallenen Knochenteile, müssen dafür in einer realen Umgebung durchgeführt

werden. Systeme zur Unterstützung der intraoperativen Umsetzung des Operations-
plans sind *intraoperative Navigationssysteme* oder auch *Operationsroboter*. Solche
Systeme werden im Rahmen dieser Arbeit nicht betrachtet. Es sei hier auf die Arbeiten anderer Forschungsgruppen verwiesen (siehe z.b. [TMP$^+$94, HBFH98]). Der im
Rahmen dieser Arbeit behandelte Teilbereich ist in Abb. 1.1 umrandet dargestellt.

1.2 Überblick

Die Arbeit ist folgendermaßen gegliedert:
Im anschließenden Kapitel werden der anatomische Aufbau des Beckens erläutert
und grundlegende Begriffe der medizinischen Bildverarbeitung eingeführt.

Das dritte Kapitel stellt das Softwaresystem VirtOPS vor. Dabei wird zunächst
auf die notwendige Vorverarbeitung und Segmentierung der medizinischen Bildfolgen sowie auf die Erzeugung der virtuellen 3D–Modelle der Knochenstrukturen
und des Tumors eingegangen. Ein spezielles rigides Registrierungsverfahren ermöglicht die Darstellung von CT– und MRT–Informationen des Beckens in einem gemeinsamen Koordinatensystem. Während des 3D Planungsprozesses simuliert der
Arzt die Knochenresektion und bestimmt die Geometrie und Position der individuell angepassten modularen Prothese. Stereoskopische Visualisierungstechniken und
3D–Eingabegeräte erleichtern die Navigation und Interaktion in der virtuellen Planungsumgebung. Durch das Einblenden originärer CT– und MRT–Bilddaten sowie
durch spezielle Visualisierungstechniken, wie z.B. Transparenzdarstellungen und die
farbkodierte Darstellung quantitativer Parameter, wird die Bestimmung der korrekten Position und Geometrie der Prothese unterstützt. Eine Zusammenfassung der
bei der Entwicklung des Systems gesammelten Erfahrungen, der Ergebnisse sowie
Ansätze zur Weiterentwicklung und Systemverbesserung schließen das Kapitel ab.

Das Verfahren zur automatischen Segmentierung von CT–Datensätzen wird in Kapitel 4 motiviert, ausführlich vorgestellt und bewertet. Durch ein nicht–lineares,
dämonenbasiertes Registrierungsverfahren werden anatomische Informationen von
einem Atlas auf die CT–Daten des Patienten übertragen. Zunächst wird die Generierung der dem Verfahren zugrundeliegenden anatomischen Atlanten beschrieben.
Anschließend wird das verwendete dämonenbasierte Registrierungsverfahren erläutert und an synthetischen und klinischen Daten getestet. Es werden quantitative
Ergebnisse der atlasbasierten Segmentierung für Patientendaten präsentiert und abschließend werden zwei Ansätze vorgestellt, welche eine automatische Verbesserung
der atlasbasierten Segmentierungsergebnisse ermöglichen und somit die Robustheit
des Verfahrens erhöhen.

Kapitel 5 erläutert ein Verfahren zur automatischen Detektion anatomischer Landmarken auf der Basis triangulierter Oberflächenmodelle von Knochenstrukturen.

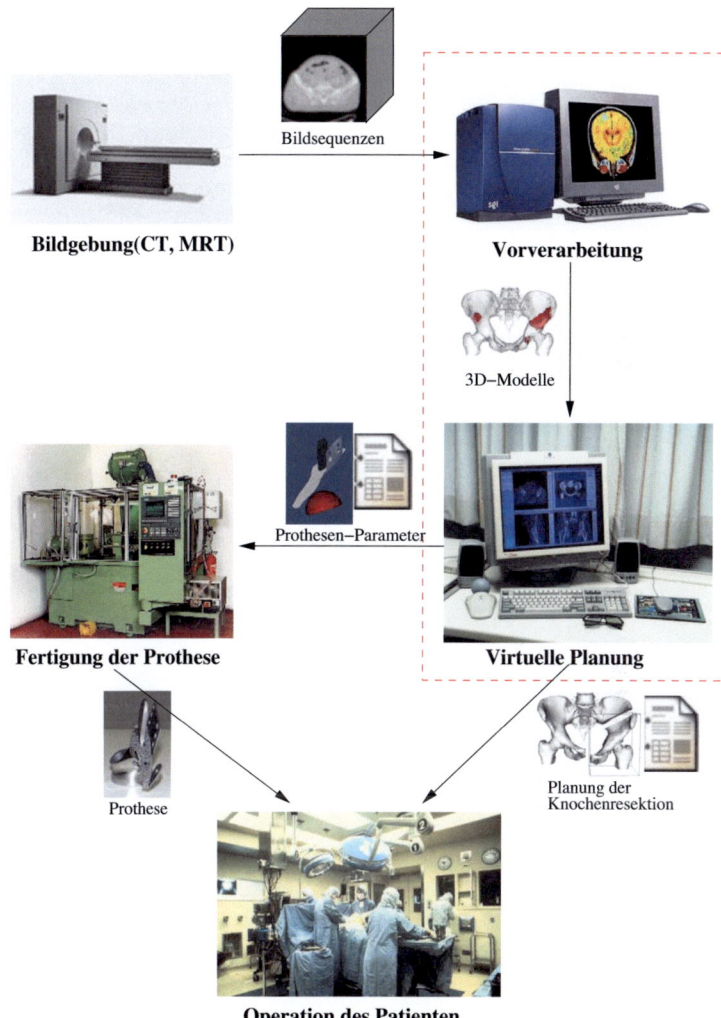

Abbildung 1.1: Prinzipieller Ablauf bei der Durchführung eine Beckenteilersatzes mit virtuellem Planungsschritt. Der im Rahmen dieser Arbeit behandelte Teilbereich ist umrandet dargestellt.

Die Landmarkendetektion erfolgt anhand einer lokalen Registrierung der Knochenoberflächen von Atlas und Patient. Hierzu werden ein affines und ein nicht–lineares oberflächenbasiertes Registrierungsverfahren vorgestellt und dahingehend erweitert, dass neben den räumlichen Koordinaten der Oberflächenpunkte auch Differentialeigenschaften der Oberfläche in den Registrierungsprozess einfließen. Es wird ein neues momentenbasiertes Maß entwickelt, welches die robuste Bestimmung der Krümmung triangulierter Oberflächen erlaubt. Eine Evaluation der Genauigkeit, mit welcher anatomische Landmarken durch das präsentierte Verfahren detektiert werden, schließt dieses Kapitel ab.

Die in Kapitel 4 und 5 entwickelten Verfahren ermöglichen eine weitestgehend automatisierte Segmentierung von Knochenstrukturen in CT–Daten und die automatische Lokalisation anatomischer Landmarken. Basierend auf den segmentierten Knochen und den detektierten Landmarken berechnet das Programm OrthoCalc Maßzahlen, welche zur Planung und Durchführung orthopädischer Eingriffe benötigt werden. Kapitel 6 stellt die zugrundeliegenden Methoden vor und präsentiert erste Ergebnisse.

Die Zusammenfassung der Ergebnisse dieser Arbeit und ein Ausblick auf mögliche Anwendungen, Weiterentwicklungen und Verbesserungen der präsentierten Verfahren in Kapitel 7 schließen diese Arbeit ab.

Kapitel 2

Grundlagen

In diesem Kapitel werden zunächst die anatomischen Grundlagen des Becken– und des Oberschenkelknochens dargestellt und anschließend grundlegende Begriffe und Techniken der Bilderzeugung und digitalen Bildverarbeitung eingeführt, welche in dieser Abeit verwendet werden.

2.1 Anatomie der Hüfte

Dieser Abschnitt gibt einen kurzen Überblick über die Knochenstrukturen des Hüftgelenks. Eine umfassende und detailierte Beschreibung der Anatomie gibt z.B. [Lip93].

Die zum Becken gehörigen Knochen sind das Kreuzbein (*Sacrum*), das Steißbein (*Os coccygis*) sowie das rechte und linke Hüftbein (*Os coxae*) (siehe Abb. 2.1). Das Hüftbein wird vom Darmbein (*Os ilium*), dem Sitzbein (*Os ischii*) und dem Schambein (*Os pubis*) gebildet (siehe Abb. 2.2). Beim kindlichen Hüftbein sind diese drei Teile durch knorpelige Wachstumsfugen getrennt, bei Erwachsenen sind sie in der Hüftpfanne (*Acetabulum*) zu einem Ganzen verwachsen.

Das Hüftgelenk (*Articulatio coxae*) ist das größte und am stärksten belastete Gelenk des menschlichen Körpers. Es verbindet den Beckengürtel mit dem Oberschenkel durch die Artikulation des Hüftkopfes (oder Femurkopf) in der Hüftpfanne. Die Hüftpfanne umgreift den Femurkopf dabei nicht vollständig, sondern nur zu ca. zwei Dritteln. Die mondsichelförmige Kontaktfläche (*Facies lunata*) des Acetabulums ist mit Gelenkknorpel überzogen, welcher am Pfannendach am stärksten ausgeprägt ist, um die Rumpflast auf den Oberschenkel übertragen zu können. Der nicht überknorpelte Teil des Acetabulums ist mit lockerem Binde– und Fettgewebe bedeckt.

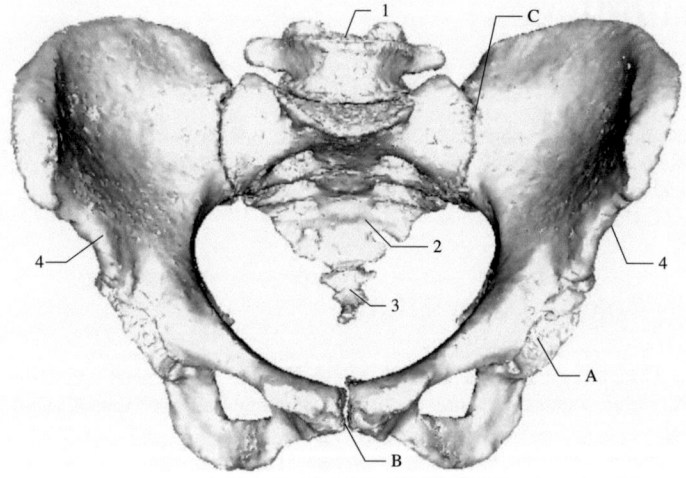

Abbildung 2.1: Das Becken eines Erwachsenen von vorn. (*1 – Wirbel, 2 – Kreuzbein, 3 – Steißbein, 4 – Hüftbein, A – Hüftgelenk, B – Symphyse, C – Iliosakralgelenk*)

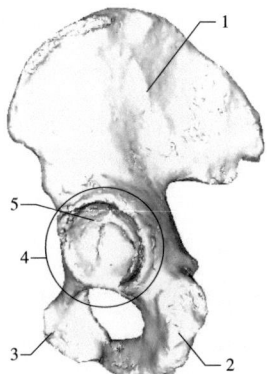

Abbildung 2.2: Anatomie des Hüftbeins. (*1 – Darmbein, 2 – Sitzbein, 3 – Schambein, 4 – Hüftpfanne, 5 – Facies lunata*)

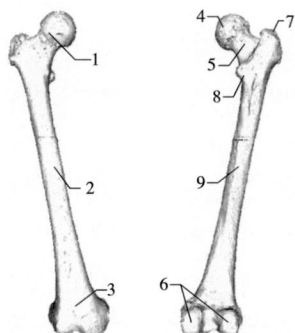

Abbildung 2.3: Das Oberschenkelbein von vorn (a) und hinten (b). (*1 – Corpus femuris, 2 – Diaphyse, 3 – Epiphyse, 4 – Femurkopf, 5 – Femurhals, 6 – Epicondylen, 7 – Trochanter major, 8 – Trochanter minor*)

Das Oberschenkelbein (*Femur*) ist der größte Knochen des Menschen (siehe Abb. 2.3). Er besteht aus einem proximal gelegenen Endstück, bestehend aus Femurkopf (*caput femoris*) und Femurhals, dem Femurschaft (*Diaphyse* oder *Corpus femoris*) und einem distal gelegenen Endstück (*Epiphyse*) mit den lateralen und medialen *Epicondylen*, welche dem Kniegelenk zuzuordnen sind. Die Oberfläche des Femurkopfes ist zu zwei Drittel mit einer glatten Knorpelschicht überzogen, welcher die Gleitfläche des Hüftgelenks bildet. Der *Trochanter major* (großer Rollhügel) am proximalen Ende des Femurschaftes bildet eine mächtige Muskelapophyse. Am Übergang vom Femurhals zum Femurschaft befindet sich ein zweiter Muskelansatz, der *Trochanter minor*.

2.2 Bildgebende Verfahren

Zur Unterstützung der medizinischen Diagnostik und Therapie existieren eine Vielzahl bildgebender Verfahren. In den nächsten Abschnitten sollen die grundlegenden Aspekte der Computertomographie (CT) und der Magnetresonanztomographie (MRT) zusammengefaßt werden. Weitergehende Darstellungen bildgebender Verfahren in der Medizin sind z.B. in [Mor95], [Hut92] und [Dös00] zu finden.

2.2.1 Computertomographie

Grundlage für die Planung orthopädischer Eingriffe sind zumeist Röntgenprojektionsbilder oder dreidimensionale Bildfolgen der Computertomographie. Beide Verfahren beruhen auf der Absorption von Röntgenstrahlen im durchstrahlten Gewebe. Während die Röntgentechnik ein Projektionsbild liefert, in dem die verschiedenen Körperschichten überlagert dargestellt sind, erzeugt die Computertomographie überlagerungsfreie Schnittbilder des menschlichen Körpers. Dabei werden Fächerprojektionen aus verschiedenen Richtungen durch den menschlichen Körper ermittelt. Aus den Projektionsdaten läßt sich durch Rückprojektion eindeutig ein Schnittbild berechnen, welches Informationen über den Röntgenschwächungskoeffizienten des Gewebes im abgebildeten Volumenelement enthält.

Bei modernen CT–Scannern sind eine Röntgenröhre und eine oder mehrere Detektorzeilen auf gegenüberliegenden Seiten eines Rings (Gantry) montiert. Durch Rotation der Gantry werden für eine Schicht des Aufnahmevolumens nacheinander Fächerprojektionen aus allen Richtungen ermittelt (siehe Abb. 2.4). Die Detektoren reagieren auf auf die eintreffenden Strahlen mit elektrischen Signalen I, deren Amplitude proportional zur Intensität dieser Strahlen ist. Dabei gilt der Zusammenhang:

$$I = I_0 e^{\int_S \mu(x,y)\, d\xi},$$
(2.1)

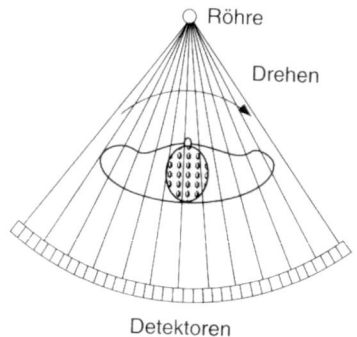

Abbildung 2.4: Aufnahmeprinzip eines CT–Gerätes

wobei I_0 dem erwarteten Signal ohne schwächendes Objekt entspricht. $\mu(x,y)$ ist der Schwächungskoeffizient an der Position (x,y) in der aktuellen Aufnahmeschicht und S entspricht der zurückgelegten Strecke des Röntgenstrahls. Aus den durch die Vielzahl von Projektionsrichtungen erhaltenen Signalwerten läßt sich mittels Rückprojektion der Schwächungskoeffizient μ eines Volumenelements bestimmen. Eine ausführliche Beschreibung der hierbei angewendeten Verfahren ist beispielsweise zu finden in [Mor95] oder [Dös00].

Die räumliche Verteilung der Schwächungskoeffizienten μ repräsentiert im medizinischen Anwendungsbereich eine anatomische Struktur, die noch als Bild dargestellt werden muß. Dabei ist es allgemein üblich geworden, die Schwächungskoeffizienten μ auf eine dimensionslose Skala mit der Einheit HU (Hounsfield–Units) zu tranformieren:

$$\frac{\mu - \mu_{Wasser}}{\mu_{Wasser}} \cdot 1000 = \text{CT–Wert in HU}. \qquad (2.2)$$

Wasser hat einen CT–Wert von 0 HU, der CT–Wert von Luft entspricht ungefähr -1000HU. CT–Bilder umfassen einen Wertebereich von -1024HU bis 3071HU (entspricht einer Auflösung von 12Bit). Dieser Wertebereich kann vom menschlichen Auge nicht mehr aufgelöst werden. Für die Darstellung ist deshalb eine "Fensterung" der CT–Werte nötig. Das heißt, es wird ein Wertebereich bestimmt, dessen Lage durch zwei Parameter gesteuert wird: die Fenstermitte (*Level*) und die Fensterbreite (*Window*). Dieser Wertebereich wird durch 256 Graustufen dargestellt. Werte unterhalb des gewählten Fensters erscheinen schwarz, Werte oberhalb werden weiß abgebildet (siehe Abb. 2.5).

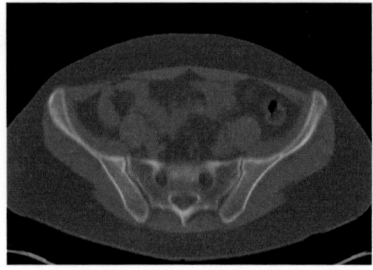 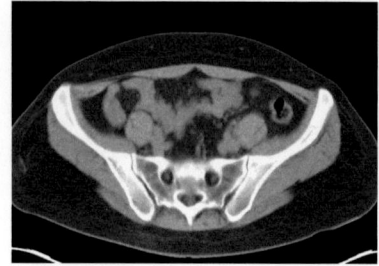

(a) Knochenfenster(Window=2000,Level=500)   (b) Weichteilfenster (Window=400, Level=35)

Abbildung 2.5: CT–Schichtaufnahme im Beckenbereich nach Auswahl des Knochen– (a) und Weichteilfensters (b).

In Abb. 2.6 sind die Hounsfield–Werte verschiedener Gewebe angegeben. Bedingt durch ihren hohen Röntgenschwächungskoeffizienten können Knochenstrukturen in CT–Daten deutlich von anderen Gewebetypen unterschieden werden. Die grauwertbedingte Unterscheidung verschiedener Weichteilgewebe ist demgegenüber in CT–Bildern nur bedingt möglich.

2.2.2 Magnetresonanztomographie

Die physikalische Grundlage der Magnetresonanztomographie (MRT) bildet die *kernmagnetische Resonanz*, welche 1946 von Felix Bloch und Edward M. Purcell entdeckt wurde. Die kernmagnetische Resonanz beruht auf einer Wechselwirkung zwischen Atomkernen mit einer ungeraden Anzahl von Nukleonen und einem äußeren Magnetfeld. In der medizinischen MR–Bildgebung spielt dabei das Wasserstoffproton die wesentliche Rolle, da einerseits der menschliche Körper zu 70% aus Wasser besteht und sich die Wasserstoffkerne andererseits durch eine hohe Empfindlichkeit gegenüber dem magnetischen Resonanzsignal auszeichnen.

Die während einer MR–Untersuchung generierten Bilder visualisieren die Verteilung der zum Meßzeitpunkt in dem Volumenelement des Körpers vorliegende *Magnetisierung*. Durch die Erzeugung geeigneter Magnetfelder im Kernspintomographen lassen sich somit gezielt verschiedene Gewebeeigenschaften darstellen. Die Signalintensitäten im MR–Bild sind von einer Vielzahl meßtechnischer und gewebespezifischer Einflußgrößen abhängig. Neben der Wasserstoffdichte der einzelnen Gewebe

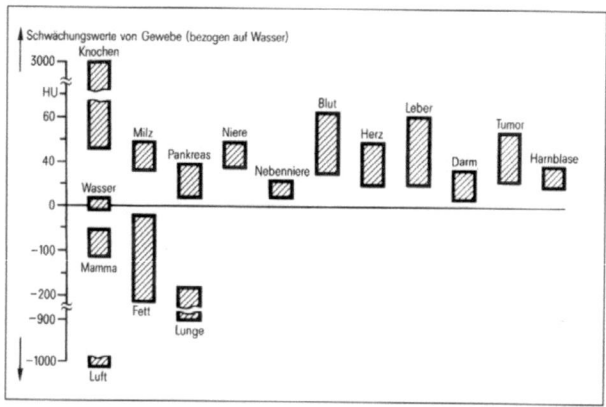

Abbildung 2.6: Hounsfield–Werte für verschiedene Gewebearten (nach [Dös00]).

beeinflussen vor allem verschiedene sich überlagernde biophysikalische Relaxations-
prozesse die Signalentstehung. Für eine detailierte Erläuterung der physiklischen
Grundlagen der Magnetresonanztomographie sei an dieser Stelle auf die Literatur
verwiesen [RPM85, Mor95, LOPR97, Han00].

MR–Bilder weisen im Vergleich zu CT–Aufnahmen einen wesentlich verbesserten
Weichteilkontrast auf. Die Darstellung von Knochenstrukturen ist demgegenüber
in MR–Bildern nur eingeschränkt möglich. Lediglich das fetthaltige Knochenmark
und abnormale Knochenprozesse, wie z.b. Tumoren, erzeugen Signale in der MR–
Aufnahme. Für die Planung orthopädischer Eingriffe können MR–Aufnahmen wichtige Informationen über die Lage und Ausdehnung von Tumoren oder den Knochen umgebende Weichteilgewebe liefern. Eine Fusion der MRT–Daten mit CT–
Aufnahmen des Patienten ist aber wünschenswert, um sowohl detaillierte Informationen über die Knochenstrukturen als auch über Weichteilgewebe zu erhalten (siehe Abschn. 3.3). In Abb. 2.7 ist ein MRT–Schichtbild und ein korrespondierendes
CT–Schichtbild dargestellt.

2.2.3 Medizinische Bilddaten

Durch die Computertomographie und die Magnetresonanztomographie werden
überlagerungsfreie Schnittbilder des menschlichen Körpers erzeugt. Die Voxel der
generierten 3D–Schnittbildfolgen korrespondieren zu quaderförmigen Bereichen der

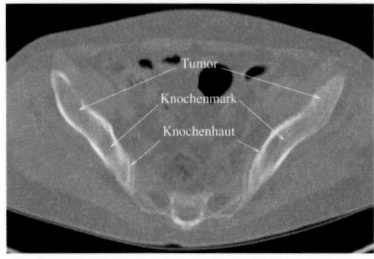 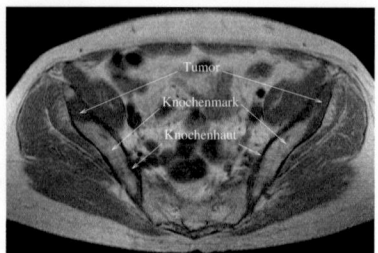

(a) CT–Schichtbild   (b) MRT–Schichtbild

Abbildung 2.7: CT–Schichtbild und korrespondierendes MRT–Schichtbild. CT–Bilder
zeichnen sich durch einen sehr guten Knochenkontrast aus, die Unterscheidung verschiedener Weichteilgewebe ist demgegenüber nur eingeschränkt möglich. Im MRT–Bild ist die Lage der Weichteile und des
Knochentumors deutlich zu erkennen.

untersuchten Körperregion. Ein typisches CT–Bildvolumen umfaßt zwischen 50 und
400 Schnittbilder mit einer Bildgröße von jeweils 512×512 Pixeln. Die einzelnen
Schnittbilder sind mit einem Abstand zwischen $1mm$ und $4mm$ aufgenommen und
die Pixelgröße liegt deutlich unter $1 \times 1mm^2$.

Ein besonders wichtiges Bildmodell ist das kontinuierliche *Idealbild*, aus welchem
die diskret abgetasteten und quantisierten Bilder hervorgegangen sind. Ein solches
Idealbild sei als reellwertige Funktion über einem Teilbereich des zwei–, drei– oder
mehrdimensionalen reellen Zahlenraumes angenommen. Ein Bild I wird dann als
Abbildung

$$I : \Omega \rightarrow W \qquad (2.3)$$

mit einem Definitionsbereich $\Omega \subseteq I\!R^n$ und Wertebereich $W \subseteq I\!R^m$ aufgefaßt. Für
diskrete Grauwertbilder, wie sie z.B. von den o.g. bildgebenden Modalitäten erzeugt
werden, gilt $m = 1$ und Ω ist eine Teilmenge des $Z\!\!\!Z^3$:

$$\Omega = [0, \ldots, x_{max} - 1] \times [0, \ldots, y_{max} - 1] \times [0, \ldots, z_{max} - 1] . \qquad (2.4)$$

Die Elemente $x \in \Omega$ heißen Bildpunkte, bzw. Pixel (2D) oder Voxel (3D) für diskrete
Bilddaten. Die Notation $I(x)$ bzw. $I(x, y, z)$ wird sowohl für den kontinuierlichen
als auch für den diskreten Fall verwendet, die Notation $I(i, j, k)$ indiziert diskrete
Voxelpositionen. Für $m > 1$ handelt es sich um multispektrale Bilddaten. Dies
können z.B. Farbbilder sein oder auch fusionierte multimodale Bildinformationen.

Kapitel 3

Virtuelle dreidimensionale Planung von Hüftoperationen

In diesem Kapitel wird das System VirtOPS (Virtual Operation Planning and Simulation) zur virtuellen Planung und Simulation von Hüftoperationen beschrieben. VirtOPS ist ein prototypisch entwickeltes Programm zur Planung von Beckenteilersatz–Operationen und zum Design individuell angepasster Prothesen [EHP⁺99, HEPP01, HES⁺01b]. Der endoprothetische Beckenteilersatz ist ein komplexer chirurgischer Eingriff, bei welchem Teile eines von Tumoren befallenen Hüftbeins entfernt und durch eine speziell angepasste Prothese ersetzt werden [GRA⁺93]. Dies stellt besondere Anforderungen an eine Planungssoftware. Im Gegensatz zu einer herkömmlichen Hüftgelenksimplantation genügt es nicht, Standardendoprothesen in geeigneter Größe auszuwählen und zu platzieren, vielmehr muss zunächst eine Knochenresektion simuliert werden, um anschließend eine modular adaptive Prothese an den verbleibenden Knochen anzupassen.

Mit dem Prototyp VirtOPS ist die virtuelle computerunterstützte Planung einer solch komplexen Operation möglich und es werden Resourcen hinsichtlich einer Qualitätsverbesserung sowie einer Zeit– und Kostenersparnis erschlossen.

3.1 Motivation und Problemstellung

Die tumorbedingte chirurgische Entfernung von Knochenstrukturen des Beckens hat in den letzten Jahrzehnten zunehmend an Bedeutung gewonnen, was unter anderem auch auf die zunehmende Effektivität prä- und postoperativer Chemotherapien zurückzuführen ist. Dieser Fortschritt führte auch zu einer deutlich gesteigerten Überlebensrate bei der Behandlung von primären Knochentumoren und

Knochenmetastasen. So stieg die Überlebensrate z.b. bei Osteosarkomen im Zeitraum von 1983 bis 1993 von 20% auf 70% [GRA⁺93, WBea84, Win86]. Um die Lebensqualität des Patienten nach der Operation zu verbessern, ist oftmals eine endoprothetische Rekonstruktion des Beckens unumgänglich. Dieser orthopädische Eingriff wird bei Patienten mit malignen Tumorbefall des Hüftbeins angewendet, wenn die Lebenserwartung wenigstens 6 Monaten beträgt und der Patient aufgrund der tumorbedingten Zerstörung des Knochens nicht mehr gehfähig ist. Während der Operation wird der vom Tumor befallene Teil des Beckens entfernt und durch eine speziell angepasste Prothese ersetzt. Die komplexe Anatomie des Beckens und die schwierige intraoperative dreidimensionale Orientierung stellen den Chirurgen dabei vor besondere Probleme. Das genaue Vorgehen bei dieser Operation erläutert der folgende Abschnitt.

3.1.1 Medizinische Problemstellung: Endoprothetischer Teilersatz des Beckens

Bei einem Tumorbefall des Beckens muss zunächst das Therapieziel definiert werden. Hierfür erfolgt häufig ein umfangreiches Tumorstaging mit Szintigraphie, Thorax– und Abdomen–CT sowie evtl. MRT und Angiographie. Ist ein kurativer Therapieansatz möglich, muss der Tumor radikal entfernt werden, wobei auch Teile der Knochenstruktur betroffen sind. Um die Funktionalität der Extremitäten zu erhalten, muss die entfernte Knochenstruktur durch eine Endoprothese ersetzt werden.

Aus den möglichen Tumorbefallsmustern lassen sich prinzipiell 3 verschiedene Resektionsarten ableiten, die in Abb. 3.1 dargestellt sind, wobei die genaue Schnittführung von der Lokalisation und Ausdehnung des Tumors abhängig ist. Das Design der Prothese muss dann an die individuelle Patientenanatomie und die erforderliche Schnittführung angepasst werden. Individuell maßgeschneiderte, modulare Systeme haben sich hierfür bewährt [GRH91, MPAG97]. In Abb. 3.2 ist eine solche Prothese dargestellt. Sie besteht aus einer basalen Platte, die an der Resektionsfläche anliegt, einer intramedullären Verankerung im Knochen, medialen und lateralen Platten, mittels denen durch zusätzliche Verschraubungen die Primärstabilität erhöht werden kann und seitliche Kippkräfte minimiert werden, sowie einer künstlichen Hüftpfanne. Erfolgt eine komplette Ileumsresktion gemäß Abb. 3.1(a) und (c), dann wird die intramedulläre Verankerung nach einer Vorbohrung im Sacrum eingebracht. Abb. 3.3 zeigt eine entsprechende Röntgenaufnahme. Für Ileumsresektionen gemäß Abb. 3.1(b) wird die Primärstabilität durch einen intramedulläre Zapfen im Markraum des verbleibenden Ileums erzeugt.

Die Planung eines endoprothetischen Beckenteilersatzes ist ein komplexer Prozess. Insbesondere muss beachtet werden, dass – bedingt durch die individuelle Fertigung

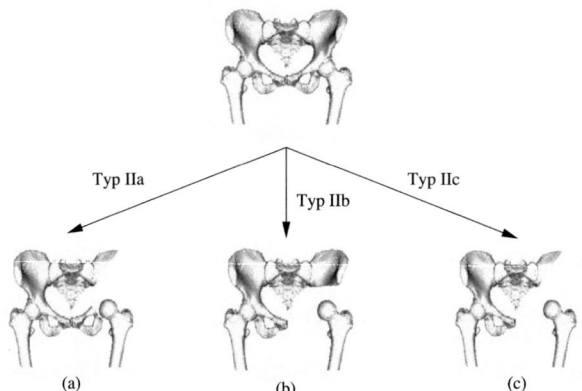

Abbildung 3.1: Variationen der subtotalen Hemipelvektomie bei Tumorbefallsmustern vom Typ II nach Dunham [Dun87].

der Prothese – eine intraoperative Abweichung von der geplanten Vorgehensweise zu einem schlechten Prothesensitz und damit zu einer eingeschränkten Funktion des Bewegungsapparates und zu weiteren Komplikationen, wie z.b. Prothesenlockerung, führen kann. Weiterhin muss die Planung des Prothesendesigns sehr sorgfältig erfolgen, da eine intraoperative Adaption der Prothese nur sehr eingeschränkt möglich ist. Die Anforderungen an die Operationsplanung und das Prothesendesign sind deshalb:

- **Optimale Definition der Resektionsebene(n):** Neben der Lage und Ausdehnung des Tumors müssen bei der Bestimmung der Resektionsebene auch prothesenspezifische Randbedingungen, wie z.b. minimale Bauhöhe der Prothese, mögliche Länge des intramedullären Zapfens usw., beachtet werden. Weiterhin spielen auch die an den Berührungsflächen von Knochen und Prothese auftretenden mechanischen Belastungen, wie Druck– und Scherkräfte, eine Rolle.

- **Erstellung einer an die Patientenanatomie adaptierten Prothese:** Die Prothese muss einerseits einen optimalen anatomischen Sitz gewährleisten, andererseits müssen die auftretenden mechanischen Belastungen adäquat auf die verbleibende Knochenstruktur übertragen werden, so dass die Gefahr der Prothesenlockerung oder der Überlastung von Knochenteilen minimiert wird. Bei

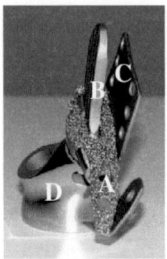

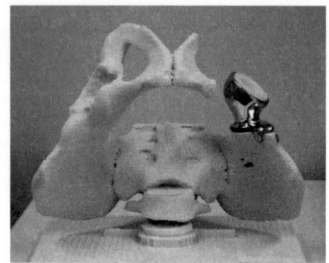

(a) Prothese   (b) Beckenmodell mit Prothese

Abbildung 3.2: (a) Oberer Teil der Prothese eines Beckenteilersatzes, bestehend aus einer basalen Grundplatte (A), einem intramedullären Zapfen (B), einer seitlichen Befestigungsplatte (C) und dem künstlichen Hüftgelenk (D). Die einzelnen Komponenten müssen an die individuelle Anatomie des Patienten angepasst werden. (b) Ein Beckenmodell aus Hartschaum mit angepasster Prothese.

dem Prothesendesign muss insbesondere auf eine optimale räumliche Ausrichtung der Implantatsverankerung, auf eine an die Resektionsfläche adaptierte basale Grundplatte, sowie auf an die Knochenform angepasste laterale und mediale Platten geachtet werden.

- **Erhaltung der Drehachsen des Hüftgelenks:** Die Geometrie der Hüfte spielt eine entscheidende Rolle für die Funktionalität der Extremitäten. Um eine maximale Beweglichkeit des Patienten zu gewährleisten, muss deshalb bei der Planung der Prothese auf ein optimal ausgerichtetes Rotationszentrum und auf eine entsprechende Überdachung des künstlichen Femurkopfes geachtet werden.

Die oben genannten Punkte lassen sich mit den drei Stichworten "vollständige Entfernung des Tumors", "Gewährleistung der Funktionalität" und "Gewährleistung der mechanischen Belastbarkeit" zusammenfassen.

Standardmäßig erfolgt die Planung dieser Operation auf der Basis von Hartschaummodellen [MPAG97] (siehe Abb. 3.2(b)). Dieses dreidimensionale lebensgroße Modell des Beckenknochens wird anhand der CT–Volumendaten des Patienten erstellt. Die Planung der Resektion und das Design der individuell adaptierten Prothese erfolgt an diesem Modell. Das genaue Vorgehen ist wie folgt:

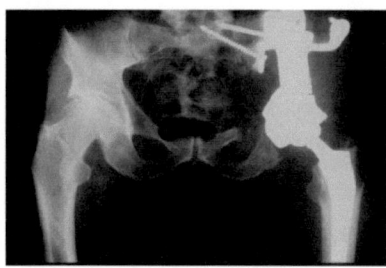

Abbildung 3.3: Röntgenaufnahme einer Beckenteilersatz–Prothese nach einer Hemipelvektomie nach Typ IIa.

1. Erstellung einer CT–Aufnahme des Beckens.

2. Segmentierung der relevanten Strukturen (Knochenrand, evtl. Tumorrand) durch ein manuelles oder semiautomatisches Konturfindungsverfahren.

3. Verwertung dieser Daten zur Steuerung einer speziellen CNC–Fräsmaschine, welche ein reales Modell der Struktur aus Polyurethan im Maßstab 1:1 erstellt.

4. Definition der Resektionsebene(n) am Modell durch den Arzt.

5. Planung und Konstruktion der Prothese anhand des Modells durch den Prothesenfertiger, Anfertigung spezieller Sägeschablonen für die intraoperative Umsetzung.

6. Übergabe der Prothese und Abzeichnung durch den Arzt (im Sinne einer Qualitätskontrolle).

7. Durchführung der Operation.

Während der Phasen 4, 5 und 7 dient das 3D Modell der räumlichen Orientierung und der Interpretation der dreidimensionalen Patientengeometrie.

3.1.2 Vorteile virtueller Planungssysteme

Im Vergleich zum konventionellen Vorgehen mittels realer Hardschaummodelle der Knochenstrukturen hat die *virtuelle* Planung des endoprothetischen Beckenteilersatzes und das Design der Prothese anhand von virtuellen dreidimensionalen Modellen der Beckenknochen eine Reihe von Vorteilen, die im folgenden aufgeführt werden:

- **Erprobung verschiedener Operationsstrategien.** Die Planung anhand realer Modelle der Hüfte lässt sich aus Zeit– und Kostengründen nur ein einziges Mal durchführen. Demgegenüber ermöglicht die Planung mittels virtueller Modelle die wiederholte Anwendung der einzelnen Planungsschritte. Es können also verschiedene Operationsstrategien in der Planungsphase simuliert werden, und es lassen sich die Auswirkungen auf das Prothesendesign direkt beobachten.

- **Einblenden nativer Bilddaten in die 3D–Modelle.** Reale Modelle der Hüfte geben nur deren äußere Form wieder. Die Übertragung der in den CT–Schichtaufnahmen sichtbaren Strukturen auf das reale Modell muss im Kopf des Arztes erfolgen. Insbesondere bei Strukturen (z.B. Tumoren) im Inneren des Knochens ist die Lokalisation am realen Modell nicht einfach. Virtuelle 3D–Modelle ermöglichen das Einblenden der CT–Schichtaufnahmen in das Modell z.B. mittels Texture–Mapping Techniken (siehe Abb. 3.4(a)) und erlauben somit eine exakte Lokalisation am Modell und damit eine verbesserte Positionierung der Resektionsebene.

- **Einbeziehen multimodaler Bildinformationen.** Automatische Registrierungsverfahren (siehe Abschnitt. 3.3) erlauben den Abgleich von CT– und MRT–Informationen. Damit können Knochenstrukturen und Weichteilgewebe zusammen in einem Bild dargestellt werden. Ein Beispiel hierfür zeigt Abb. 3.4(b), in dem ein 3D–Knochenmodell (gewonnen aus CT–Daten) zusammen mit einer MRT–Schichtaufnahme dargestellt ist.

- **Zeit– und Kostenersparnis.** Einerseits durch den Wegfall der zeit– und kostenintensiven Herstellung der 3D–Modelle, andererseits durch einen verringerten Kommunikationsaufwand, z.B. auch durch Telekonsultationen zwischen Prothesen– bzw. Modellhersteller und Arzt, ist eine Reduzierung des Zeit– und Kostenaufwandes bei dem Einsatz virtueller Planungssysteme zu erwarten.

- **Computergestützte Berechnung physikalischer Kenngrößen.** Das Vorliegen virtueller Knochen– und Prothesenmodelle ermöglicht die computergestützte Berechnung von Kontaktflächen, Abständen, der postoperativen Beweglichkeit des Patienten sowie auch – z.B. mittels finiter Elemente Techniken – die Simulation mechanischer Belastungen.

- **Einsatz des Systems für Lehre, Training und Patienteninformation.** Ein virtuelles Planungssystem ermöglicht auch die Demonstration der Operationsschritte für die Ausbildung oder als Information für den Patienten. Durch die unbegrenzte Wiederholbarkeit der Planung kann das System auch

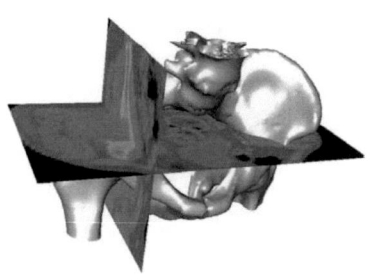 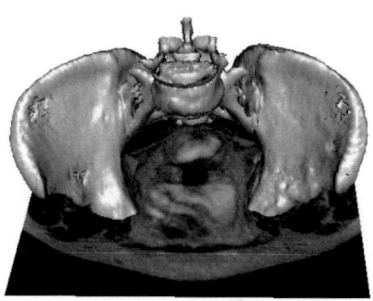

(a) 3D–Knochenoberfläche mit eingeblende-   (b) 3D–Knochenoberfläche mit eingeblen-
    ten CT–Daten   detem MRT–Schichtbild

Abbildung 3.4: In der virtuellen Planungsumgebung können originäre CT– und MRT–
Daten zusammen mit den dreidimensionalen Oberflächenmodellen dargestellt werden. Hierdurch kann die relative Position von Strukturen im
Inneren des Knochens oder umgebender Weichteilgewebe besser beurteilt werden.

zum Training eingesetzt werden. Hierbei könnten die Ausgabeparameter des
Systems mit Referenzparametern verglichen werden, um den Trainingserfolg
zu bestimmen.

Die Vorteile einer virtuellen Planung können natürlich nur dann genutzt werden,
wenn eine präzise intraoperative Umsetzung der geplanten Operation erfolgen kann.
Eine Reihe anderer Arbeitsgruppen beschäftigte sich bereits mit dieser Problematik
[TMP+94, HMZ95, SJB+97a, HBFH98], im Rahmen dieser Arbeit wird hierauf nicht
näher eingegangen.

3.1.3 Anforderungen an ein System zur virtuellen Planung von Beckenteilersatz–Operationen

Ausgangsbasis für die Planung eines endoprothetischen Teilersatz der Hüfte sind
räumliche CT–Bildfolgen des Beckens. In diesen CT–Bildfolgen müssen zunächst die
relevanten anatomischen Strukturen segmentiert werden. Anschließend werden dreidimensionale virtuelle Modelle dieser Strukturen generiert. Ist der Knochentumor in
den CT–Daten nicht ausreichend abgrenzbar, werden zusätzlich MRT–Aufnahmen

des Patienten erzeugt. Um eine gemeinsame Darstellung von Knochen und Tumor zu ermöglichen, müssen die CT– und MRT–Aufnahmen registriert und der Tumor in den MRT–Aufnahmen segmentiert werden. Für diese Vorverarbeitungsschritte sollen dem Benutzer geeignete Methoden zur Verfügung gestellt werden.

Für die Planung der Knochenresektion und insbesondere für das Design der Prothese werden verschiedene anatomische Winkel benötigt, welche bzgl. der Körperachsen des Patienten gemessen werden. Um dies zu ermöglichen, ist die Ausrichtung der 3D–Modelle in einem patientenbezogenen Koordinatensystem nötig.

Während der virtuellen Planung der Beckenteilersatzoperationen müssen folgende Tätigkeiten des Arztes unterstützt werden:

- die Inspektion der anatomischen Verhältnisse des Patientenknochens und die Bestimmung der Lokalisation und Ausdehnung des Tumors,

- die Festlegung der Resektionsebene(n) sowie die Simulation der Entfernung vom Tumor befallener Knochenteile und

- die Anpassung der modular adaptiven Prothese an die postoperative Knochenform.

Hierfür sollen von dem Planungssystem folgende Funktionalitäten zur Verfügung gestellt werden:

- Methoden zum Einlesen von 3D–Modellen der Knochenstrukturen des Patienten, sowie der zugehörigen Bilddaten,

- die Darstellung der 3D–Modelle in einer virtuellen Umgebung mit Möglichkeiten zum interkativen Drehen und Zoomen und zum Anzeigen originärer Bilddaten in Relation zu den 3D–Modellen,

- geeignete Methoden zur Festlegung der Resektionsebene(n) und zur Simulation der geplanten Knochenresektion an den virtuellen Modellen und

- ein geeignetes Interface zum Design der Endoprothese.

Die Festlegung der Resektionsebene und das Design der individuell adaptierten Endoprothese sind die zentralen Schritte der virtuellen Planung.

Beim endoprothetischen Teilersatz des Beckens werden zwei aufeinander abgestimmte Prothesenkomponenten implantiert: eine Femurschaftprothese und die in Abb. 3.2 dargestellten Prothese zur Rekonstruktion des Hüftbeins und der Hüftpfanne. Die Femurschaftkomponente entspricht dabei den bei einem herkömmlichen

Hüftgelenksersatz verwendeten Implantaten (siehe Abb. 3.5), welche in verschiedenen Standardgrößen vorliegen. Bei der Planung dieses Prothesenteils ist die geeignete Implantatgröße zu wählen und eine optimale Lage des Implantats im Markraum des Oberschenkelbeins zu bestimmen. Das Vorgehen hierbei ist für den Beckenteilersatz und den Hüftgelenksersatz identisch. Methoden zur Planung der Schaftkomponente sind daher in derzeit verfügbaren Planungssystemen schon vorhanden (siehe nächster Abschnitt) und werden im Rahmen dieser Arbeit nicht betrachtet. Die Prothese zur Rekonstruktion des vom Tumor befallenen Hüftbeins ist ein modular aufgebautes System der Firma ESKA Implants GmbH. Die Form und Lage der einzelnen Module wird an die Schnittführung und die individuelle Anatomie des Patienten angepasst. Dem Benutzer sollen geeignete Methoden zur Positionierung und Ausrichtung der Prothesenteile zur Verfügung gestellt werden. Besonderes Augenmerk ist dabei auf die Bereitstellung geeigneter Techniken zur Validierung der Prothesenform und –lage zu legen.

3.1.4 Bestehende Systeme zur virtuellen Planung von Hüftoperationen

Die bekanntesten Vertreter der computerunterstützten Hüftendoprothetik sind die Systeme ROBODOC der Firma ISS (Integrated Surgical Systems), CASPAR der Firma ortho Maquet sowie das an der Carnegie Mellon University in Zusammenarbeit mit dem Shadyside Hospital in Pittsburgh, USA, entwickelte System HipNav (Hip Navigation).

Die Entwicklung des ROBODOC–Systems begann im Jahre 1986 als Forschungsprojekt der University of California, Davis mit dem Ziel der Entwicklung eines Verfahrens zur robotergestützten Implantation der Schaftkomponente beim Hüftgelenksersatz. Nach einer umfangreichen Entwicklungs– und Testphase wurde das System zunächst im Tierversuch erprobt [PBM+92], bis am 07. November 1992 die erste robotergestützte Implantation einer Hüftendoprothese am Menschen erfolgte. Aktuell wurden mehr als 5000 Patienten mit diesem System operiert (Stand Nov. 2002).

Das ROBODOC–Systems besteht aus der präoperativen Planungsstation ORTHODOC und dem intraoperativ eingesetzten Robotersystem ROBODOC. Während der computerbasierten Planung werden die CT–Daten des Patienten in einer 4–Quadrantendarstellung angezeigt. Diese besteht aus 3 senkrecht zueinander stehenden Schnittebenen des CT–Datensatzes und (optional) aus einer 3D–Rekonstruktion der Knochenoberfläche. Der Chirurg wählt eine für den Patienten passende Schaftendoprothese aus und platziert diese im Markkanal des Femurs. Die Lage der Prothese wird dabei in die CT–Daten und in die 3D–Darstellung eingeblendet.

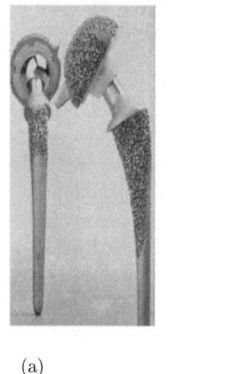
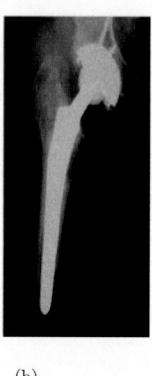

(a)   (b)

Abbildung 3.5: Abbildung (a) zeigt eine Prothese für den Hüftgelenksersatz. Die Schaft–und Pfannenkomponente liegen in verschiedenen Standardgrößen vor. Während der Operationsplanung ermittelt der Arzt die geeignete Implantatsgröße und die optimale Lage der Prothese im Knochen. Abb. (b) zeigt die Röntgenaufnahme eines Patienten nach einem Hüftgelenksersatz.

Für die intraoperative Präparation des Femurschaftes wird ein fünf–Achsen Industrieroboter der Firma IBM verwendet. Nach der manuellen Entfernung des Femurkopfes fräst der Roboter entsprechend der gewählten Implantatgröße und –position einen Kanal in den Femurschaft. Nach Beendigung des Fräsvorgangs wird die Schaftendoprothese implantiert und die Operation auf übliche Weise beendet.
In Studien konnte eine erhöhte Passgenauigkeit von Schaftendoprothese und Knochen bei der robotergestützten Operation nachgewiesen werden. Der Vergleich postoperativer Komplikationen wies aber keinen signifikanten Unterschied zum manuellen Operationsvorgehen auf [LBB97].

Das System CASPAR entspricht der Grundphilosophie des ROBODOC–Ansatzes [GRH99]. Das Einsatzgebiet ist ebenfalls die computer– und roboterunterstützte Implantation von Femurschaftendoprothesen. Der Start des Projektes erfolgt am 01. Oktober 1996 und bereits im Dezember 1997 wurde der erste Patient im Rahmen der klinischen Evaluierung operiert. Wie auch im Planungssystem ORTHODOC erfolgt die Platzierung der Schaftendoprothese anhand einer 4–Quadrantendarstellung mit 3 senkrecht zueinander stehenden CT Schnittebenen und einer 3D–Rekonstruktion der Knochenoberfläche. Die Durchführung der Operation entspricht im wesentlichen dem Vorgehen beim ROBODOC–System. Zum Einsatz kommt ein kompakter Industrieroboter der Firma Stäubli Faverges.

Eine Reihe von postoperativen Komplikationen sind auf Probleme bei der Implantation der künstlichen Hüftpfanne zurückzuführen. Von vielen Orthopäden wird die optimale individuell auf den Patienten abgestimmte Lage der künstlichen Hüftpfanne als das, im Vergleich zur Einbringung der Schaftkomponente, kompliziertere Problem beim künstlichen Hüftgelenksersatz betrachtet. Das System HipNav ermöglicht die Bestimmung der optimalen Lage des künstlichen Hüftgelenks [SJB+97b, DJB+98]. Hierzu wird das Implantat zunächst durch den Chirurgen in den CT–Daten des Patienten positioniert und anschließend wird eine automatische Simulation der Bewegungsumfänge (Anteversion – Retroversion, Abduktion – Adduktion, Außenrotation – Innenrotation) für die gewählte Prothese durchgeführt. Ziel dieser Simulation ist die Optimierung der Lage des künstlichen Hüftpfanne durch die Ermittlung eines "sicheren" Bewegungsumfanges des Gelenks. Ein zu kleiner Bewegungsumfang behindert die Bewegungsfreiheit des Patienten und ein zu großer Bewegungsumfang kann zur Prothesenlockerung oder anderen Komplikationen führen. Die operative Umsetzung des geplanten Vorgehens wird durch ein intraoperatives Navigationssystem unterstützt.

Weitere Systeme zur Planung des Hüftgelenksersatz wurden z.B. entwickelt von Langlotz et. al. [LLH+99] und Viceconti et. al. [VLA+01].

In den vorgestellten Systemen wird weder die Planung und Simulation einer Knochenresektion noch die Konstruktion einer individuell angepassten Prothese unterstützt. Die genannten Systeme erfüllen deshalb wesentliche Anforderungen der Planung eines endoprothetischen Teilersatz des Beckens nicht.

Richolt et. al. stellen in [RTE+98] ein System zur virtuellen Planung von Umstellungsosteotomien des Femurs vor. Dei dieser Operation wird der Femur im Bereich des Trochanter major durchtrennt und neu ausgerichtet, um eine bessere Überdachung des Femurkopfes in der Hüftpfanne zu erreichen. Die Planung der Umstellungsosteotomie erfolgt auf der Basis dreidimensionaler virtueller Oberflächenmodelle der beteiligten Knochenstrukturen. In einer virtuellen Umgebung wird zunächst die Knochenosteotomie simuliert. Anschließend wird der Femurkopf neu ausgerichtet und eine automatische Analyse der Bewegungsfreiheit des ausgerichteten Knochens durchgeführt. Die dabei verwendeten Methoden zum Schneiden virtueller 3D–Modelle können prinzipiell auch bei der Resektion des Hüftbeins im Rahmen des Beckenteilersatzes angewendet werden. Eine Anpassung von Prothesen ist in diesem System aber nicht vorgesehen.

Zusammenfassend kann festgestellt werden, das keines der genannten Systeme über die zur Planung eines endoprothetischen Beckenteilersatzes notwendigen Funktionalitäten verfügt. Insbesondere ist dem Autor kein virtuelles Planungssystem bekannt, welches zum Design individuell angepasster, modularer Prothesen geeignet ist.

3.1.5 Verwendete Software und Hinweise zur Implementierung

Im Rahmen dieser Arbeit wurde das Softwaresystem VirtOPS (Virtual Operation Planning and Simulation) zur Planung von Beckenteilersatz–Operationen und zum Design individuell angepasster Prothesen entwickelt. Es handelt sich dabei um ein prototypisch entwickeltes Programm im Sinne einer Machbarkeitsstudie. Eine Weiterentwicklung des Systems erfolgt derzeit in Kooperation mit der Firma ESKA Implants GmbH.

VirtOPS wurde auf einer SGI Origin 2000 unter IRIX 6.4 entwickelt. Die Implementierung erfolgte in C++. Durch die Verwendung plattformübergreifender Softwarebibliotheken ist eine Portierung auf andere Unix Systeme, wie z.b. Linux oder Solaris, und auf Windows möglich. Für die Gestaltung der grafischen Benutzeroberfläche des Planungssystems VirtOPS wurde die Softwarebibliothek Qt verwendet (siehe z.B. [Her01] oder http://www.trolltech.com). Die Generierung, Manipulation und Darstellung dreidimensionaler Oberflächenmodelle erfolgt auf der Basis des Visualization Toolkit (VTK) [SML98] und unter Verwendung von OpenGL. Es wurde die Softwarebibliothek vtkQGL[1] entwickelt, um die Darstellung VTK–basierter 3D–Szenen innerhalb der Qt Benutzeroberfläche zu ermöglichen.

Neben dem eigentlichen Planungssystem VirtOPS wurde eine umfangreiche Programmbibliothek virCommon als Rahmen für die Entwicklung weiterer virtueller Planungssysteme implementiert. In dieser Bibliothek sind allgemeine Klassen zur Darstellung und Manipulation anatomischer Strukturen und Landmarken, zur Berechnung und Visualisierung von Winkeln und Distanzen sowie zur Repräsentation chirurgischer Werkzeuge enthalten.

Die Implementierung der Vorverarbeitungsalgorithmen zur Segmentierung und Registrierung von CT– und MRT–Bildfolgen erfolgt auf der Basis der Bildverarbeitungsbibliothek PICLIB [vJEMO02]. Durch Schnittstellen zum Bildverarbeitungssystem KHOROS [KR94, RK94] wurde eine Einbindung der entwickelten Algorithmen in die grafische Programmierumgebung Cantata ermöglicht.

---

[1]siehe http://passat.mesh.de/~ehrhardt/vtkQGL/

3.2 Segmentierung und Generierung von virtuellen 3D–Modellen des Beckens

Ausgangsbasis für die Planung von Beckenteilersatz–Operationen sind CT–Bildfolgen des Beckens. Wenn der Knochentumor in den CT–Daten des Patienten nicht hinreichend abgrenzbar ist, werden zusätzlich MRT–Aufnahmen des Beckens erstellt. Ziel der Vorverarbeitung ist es, aus den CT– und MRT–Bildfolgen dreidimensionale Modelle der für die Planung benötigten Strukturen zu erzeugen.

3.2.1 Segmentierung von Knochenstrukturen in CT–Daten

CT–Bildfolgen zeichnen sich durch einen hohen Knochenkontrast aus. So nehmen Knochenstrukturen im Bereich der Kortikalis Werte von deutlich über 100 HU an, während die umgebenden Weichteilgewebe durch Werte deutlich unter 100 HU dargestellt werden (siehe Abb. 3.6).

Eine Segmentierung der Knochenstrukturen ist demnach durch ein Schwellwertverfahren möglich. Der konkret gemessene Hounsfieldwert hängt von der Stärke und dem Verkalkungsgrad des Knochens ab und ist somit anatomisch bedingten Schwankungen unterlegen. Hinzu kommen Partialvolumen–Effekte. Hierdurch wird die Bestimmung des Schwellwertes c erschwert. Im Bild können weitere Strukturen mit Werten über 100 HU existieren, wie z.B. Kalkablagerungen in Blutgefäßen, die u.U. sehr dicht an der Knochenoberfläche verlaufen (siehe Abb. 3.6). Diese Strukturen können jedoch oftmals durch die Anwendung morphologische Operatoren entfernt werden.

Die virtuelle Planung des endoprothetischen Teilersatz erfordert die Segmentierung *verschiedener* Knochenstrukturen der Hüfte, wie z.B. des rechten und linken Hüftbeins, des rechten und linken Femurs und des Kreuzbeins. Da die verschiedenen Knochenstrukturen sich in ihrem mikroskopischen Aufbau nicht unterscheiden, werden sie durch ähnliche Hounsfield–Werte repräsentiert. Zusätzlich haben sie gemeinsame Grenzflächen, so dass sie — bedingt durch die begrenzte Auflösung des CT–Gerätes — im Bild als ein Objekt erscheinen.

Zur Segmentierung wurde deshalb ein Volume–Growing Verfahren mit interaktiv zu setzenden Barrieren verwendet [Han00]. Um eine Knochenstruktur zu segmentieren, setzt der Benutzer zunächst einen sog. Saatpunkt und zeichnet interaktiv Polylinien an den Grenzflächen zu anderen Knochenstrukturen ein, um die Segmentierung auf die gewünschte Struktur zu beschränken. Barrieren werden z.B. zwischen dem Kreuzbein und dem Hüftbein oder zwischen Acetabulum und Femurkopf benötigt.

Zusammenfassend werden folgende Schritte zur Segmentierung einer Knochenstruktur ausgeführt:

1. Zunächst legt der Benutzer einen Schwellwert c und einen Saatpunkt innerhalb der gewünschten Struktur fest und zeichnet die benötigten Barrieren in den CT–Schichtbildern ein. Ausgehend von dem Saatpunkt wird anschließend ein 3D–Volumegrowing durchgeführt.

2. Um fälschlich segmentierte Strukturen, wie z.b. Kalkablagerungen in angrenzenden Blutgefäßen, zu entfernen, werden folgende morphologischen Operationen ausgeführt. Eine Erosion entfernt schmale Verbindungen zwischen Knochenoberfläche und den falsch segmentierten Objekten, anschließend werden durch die Bestimmung der größten Zusammenhangskomponente und eine bedingte Dilatation ungewünschte Objekte entfernt und die Ausgangsgröße des Knochens wieder hergestellt.

3. Die Anwendung der morphologischen Closing–Operation glättet die Oberfläche der segmentierten Struktur und schließt kleine Lücken.

4. Der Markraum des Knochens zeichnet sich durch niedrige Hounsfieldwerte aus, und wird durch das Schwellwertverfahren nicht segmentiert (siehe Abb. 3.6). Um auch die Knocheninnenräume als Knochenvoxel zu markieren, werden diese mittels eines Floodfill–Verfahrens "aufgefüllt". Hierzu wird – ausgehend von einem Voxel außerhalb des Knochens – zunächst der Bildhintergrund mit einem Wert c_h gefüllt. Alle verbleibenden Voxel $I_{seg}(i,j,k) \neq c_h$ sind dann entweder bereits segmentierte Knochenvoxel oder liegen im Inneren des Knochens.

Aus den einzelnen Segmentierungsergebnissen wird anschließend ein Labelbild I_{label} erzeugt, in welchem die verschiedenen Strukturen durch verschiedene Indizes (Labels) repräsentiert sind (siehe Abb. 3.7).

3.2.2 Generierung der 3D–Modelle

Aus den in Abschnitt 3.2.1 bestimmten Segmentierungsergebnissen sollen 3D–Oberflächenmodelle der einzelnen Knochenstrukturen erstellt werden. Es existiert eine Vielzahl von Algorithmen, welche Bildvolumina in dreidimensionale Oberflächenmodelle der enthaltenen Objekte überführen. Dies kann anhand der extrahierten Außenkonturen des Objektes [FKU77, GD82, Boi88], durch Extraktion einer Isointensitätsoberfläche [LC87] oder durch Anpassung eines vorgegebenen 3D–Modells an die Bilddaten erfolgen [TM91].

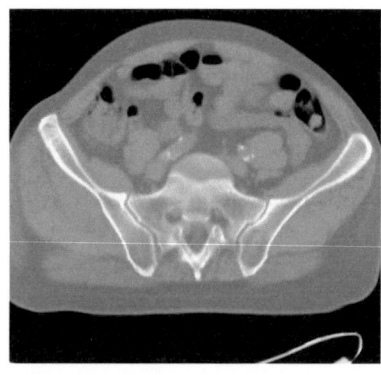 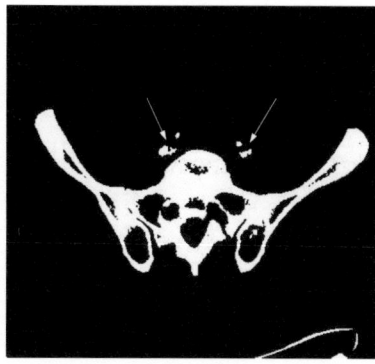

(a) CT–Schichtbild (b) Binärbild ($c = 100HU$)

Abbildung 3.6: Schwellwertbasierte Segmentierung von CT–Daten. Die Knochenstrukturen im CT–Bild (a) können durch eine Schwellwertbildung ($c = 100HU$) segmentiert werden (b). Fälschlich segmentierte Verkalkungen in Blutgefäßen sind durch Pfeile markiert

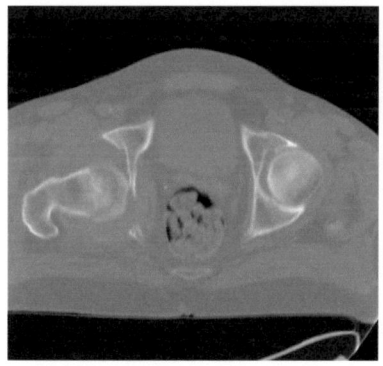 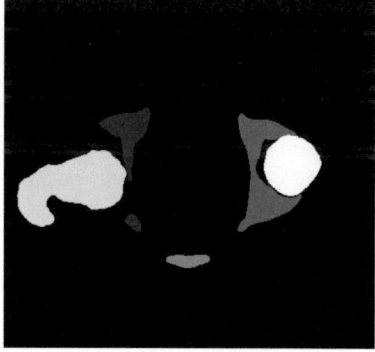

(a) CT–Schichtbild (b) Labelbild

Abbildung 3.7: CT–Bild und Labelbild mit den segmentierten Knochenstrukturen.

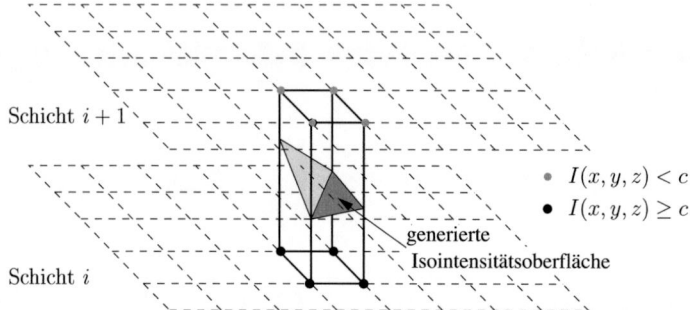

Schicht $i + 1$

Schicht i

• $I(x, y, z) < c$
• $I(x, y, z) \geq c$

generierte
Isointensitätsoberfläche

Abbildung 3.8: Voxelkonfiguration im Marching Cubes Algorithmus. Die Eckpunkte des Quaders liegen an 8 Voxelpositionen. Durch lineare Interpolation der Grauwerte der Voxel wird der Verlauf der Isointensitätsoberfläche durch diese Voxelkonfiguration bestimmt.

Der von Lorensen und Cline [LC87] vorgestellte *Marching Cubes Algorithmus* erzeugt für einen frei wählbaren Schwellwert c eine triangulierte Isointensitätsoberfläche. Die Voxel des 3D–Bilddatensatzes werden dabei als Raumpunkte repräsentiert, denen der Grauwert $I(x, y, z)$ zugeordnet ist. Zur Oberflächenrekonstruktion werden quaderförmige, lokale Voxelkonfigurationen bestehend aus 8 benachbarten Voxeln betrachtet (siehe Abb. 3.8). Die Grauwerte der Eckpunkte werden mit dem Schwellwert c verglichen. Alle Quaderkanten mit einem Eckpunkt über dem Schwellwert und einem darunter werden von der Isointensitätsoberfläche geschnitten. Die Position des Schnittpunktes auf einer Kante wird aus den Intensitätswerten $I(x, y, z)$ der Eckpunkte linear interpoliert und anschließend wird eine Polygonbeschreibung generiert. Die so erhaltene Objektoberfläche verläuft im Subvoxelbereich.

Für jede betrachtete Knochenstruktur (rechtes und linkes Hüftbein, Kreuzbein, usw.) wird durch eine Schwellwertoperation aus dem Labelbild ein Binärbild

$$I_{bin}(x, y, z) = \begin{cases} 1 & \text{falls } I_{label}(x, y, z) = l \\ 0 & \text{sonst} \end{cases} \tag{3.1}$$

erzeugt, wobei l den Indizes bezeichnet, welcher die jeweilige Knochenstruktur repräsentiert. Anschließend kann der Marching Cubes Algorithmus mit Schwellwert $c = 1$ auf I_{bin} angewendet werden, um eine 3D–Oberfläche zu generieren. In Abb. 3.9(a) ist deutlich die voxelige Struktur des resultierenden 3D-Modells zu sehen. Die Normalenvektoren der generierten Dreiecke sind entlang oder entgegen der Koordinatenachsen ausgerichtet.

Die Anwendung von Glättungsfiltern auf Oberflächenmodelle [SML98, Tau00] kann zur Erzeugung glatter Objektoberflächen eingesetzt werden, verschiebt aber die Dreieckspositionen entsprechend der Glattheitsbedingung und führt zur Verwischung von Details, wie Kanten oder Ausbuchtungen des Objektes.

Um dieses Problem zu vermeiden, wird der Marching Cubes Algorithmus auf ein Grauwertbild I_g angewendet, welches wie folgt generiert wird:

$$I_g(\boldsymbol{x}) = \begin{cases} c - \delta & I_{ct}(\boldsymbol{x}) \geq c \wedge I_{bin}(\boldsymbol{x}) = 0 \\ I_{ct}(\boldsymbol{x}) & \text{sonst} \end{cases} . \tag{3.2}$$

Alle Werte, die größer als der Schwellwert c sind und nicht zum segmentierten Objekt gehören, werden unter den Schwellwert gesetzt (i.A. $\delta = 1$), allen anderen Voxeln wird der Wert des originalen CT–Datensatzes I_{ct} zugewiesen. Der Schwellwert c entspricht dem in Abschnitt 3.2.1 benutzten Schwellwert und wird auch für den Marching Cubes Algorithmus verwendet.

Ein Nachteil dieses Vorgehens ist, dass im Inneren des Knochens Oberflächenstrukturen erzeugt werden, wodurch sich die Anzahl der generierten Dreiecke erhöht. Um dies zu vermeiden, sei die Menge der Randvoxel in I_{bin} gegeben durch $\mathcal{R}(I_{bin}) = \{\boldsymbol{x} | I_{bin}(\boldsymbol{x}) = 1 \wedge \exists \boldsymbol{y} \in \mathcal{N}(\boldsymbol{x}) : I_{bin}(\boldsymbol{y}) = 0\}$ und Gl. 3.2 wird erweitert zu:

$$I_g(\boldsymbol{x}) = \begin{cases} c - \delta & I_{ct}(\boldsymbol{x}) \geq c \wedge I_{bin}(\boldsymbol{x}) = 0 \\ c + \delta & I_{ct}(\boldsymbol{x}) \leq c \wedge I_{bin}(\boldsymbol{x}) = 1 \wedge \boldsymbol{x} \notin \mathcal{R}(I_{bin}) \\ I_{ct}(\boldsymbol{x}) & \text{sonst} \end{cases} . \tag{3.3}$$

Hierdurch werden alle Voxel die außerhalb des Objektes liegen und deren Grauwerte größer als der Schwellwert sind, auf einen Wert unterhalb des Schwellwertes gesetzt, und alle Voxel die innerhalb des Objektes liegen und deren Grauwerte kleiner als der Schwellwert sind, auf einen Wert oberhalb des Schwellwertes gesetzt. Dieses Vorgehen erzeugt glatte Oberflächenmodelle der Knochenstrukturen und vermeidet die Generierung von Dreiecken im inneren der Strukturen. Nur an den Grenzflächen zu anderen Strukturen mit Hounsfield–Werten über dem Schwellwert c entstehen voxelige Oberflächen (das sind i.A. nur die Grenzflächen zu anderen Knochen, siehe Abb. 3.9(b)). Die Positionen der Oberflächendreiecke weichen weniger als einen Voxel von dem segmentierten Objektrand ab und entsprechen dem (linear interpolierten) Verlauf der Iso–Oberfläche mit Schwellwert c im Subpixelbereich.

Um eine Interaktion mit den 3D–Modellen in Echtzeit zu ermöglichen, wurde die Anzahl der generierten Dreiecke mit dem in [SZL92] vorgeschlagenen Algorithmus verringert. Die Anzahl der erzeugten Dreiecke mit und ohne Dezimierung ist beispielhaft für einen Patientendatensatz in Tabelle 3.1 aufgeführt. Aus der Tabelle ist ebenfalls ersichtlich, dass die Unterdrückung innerer Strukturen bereits zu einer Dezimierung um 37% führt.

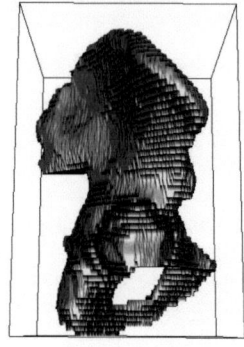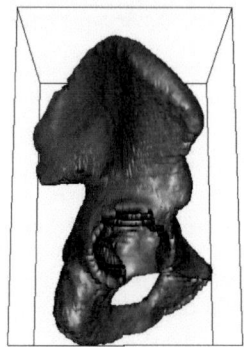

(a) aus Binärbild gewonnen   (b) gemäß Gl. 3.3 gewonnen

Abbildung 3.9: Generierung von Oberflächenmodellen mittels des Marching Cubes Algorithmus (MC). (a) Anwendung des MC auf ein vorsegmentiertes Binärbild, (b) Anwendung des MC auf ein mittels Gl. 3.3 gewonnenes Grauwertbild. Die Oberfläche ist wesentlich glatter und hat passende Normalenvektoren. Nur an den Grenzflächen zu anderen Knochen treten weiterhin voxelige Strukturen auf.

anatom. Struktur	Binärdaten	Gl. 3.2	Gl. 3.3
Hüftbein links	98098	246478	147592
nach Dreiecksdezimierung	20158	85760	55856
Hüftbein rechts	91554	208048	137344
nach Dreiecksdezimierung	20058	68340	48418
Kreuzbein und Sacrum	87078	173932	118456
nach Dreiecksdezimierung	19010	68968	45850
Femur links	32127	77898	47834
nach Dreiecksdezimierung	9210	41413	25316
Femur rechts	35462	83584	52634
nach Dreiecksdezimierung	9357	41970	27782

Tabelle 3.1: Anzahl der Dreiecke von 3D-Modellen verschiedener Knochenstrukturen. Die Knochenoberflächen wurden aus einem Patientendatensatz mit der Auflösung 0.75 × 0.75 × 4 mm generiert.

3.2.3   Tumorsegmentierung in MRT–Daten

Für bestimmte Knochentumoren, wie z.b. das Plasmozytom, ist eine Abgrenzung des befallenen Gewebes in den CT–Daten sehr schwierig (siehe Abb. 3.10). Sie sind meist nur an der diffusen oder aufgelösten Struktur des Knochens zu erkennen. Um die genaue Lokalisation und Ausdehnung des Tumors zu bestimmen, werden in diesen Fällen MRT–Aufnahmen des Beckens gemacht.

Für die Planung der Knochenresektion muss sowohl die genaue Geometrie der Hüfte, als auch Lage und Ausdehnung des Tumors bekannt sein. Da sich MRT–Aufnahmen durch einen sehr schlechten Knochenkontrast auszeichnen (siehe Abschnitt 2.2.2), ist es notwendig, die CT– und MRT–Informationen zu kombinieren. Hierzu werden zunächst die Knochen im CT–Volumen und der Tumor im MRT–Volumen segmentiert. Daran anschließend werden die CT– und MRT–Daten registriert, um die Darstellung in einem gemeinsamen Koordinatensystem zu ermöglichen (siehe Abschnitt 3.3).

Während der MRT–Untersuchung wurden T1–, T2– und evtl. protonengewichtete Bildsequenzen ezeugt. Die T1– und T2–gewichteten Sequenzen werden mittels des in Abschnitt 3.3 beschriebenen Verfahrens registriert, um Patientenbewegungen zu kompensieren. Für die T2– und protonengewichtete Sequenz ist – bedingt durch die Aufnahmetechnik – eine Registrierung nicht notwendig. Anschließend erfolgt die Segmentierung des Tumorgewebes durch einen ROI (*region of interest*)–basierten Ansatz. Die ausgerichteten MRT–Sequenzen können als multispektrale Bildfolge mit k Kanälen interpretiert werden. Der Benutzer selektiert interaktiv ein oder mehrere ROI's im Tumorgewebe. Aus der so generierten Stichprobe wird der Mittelwert $\boldsymbol{\mu} \in I\!\!R^k$ und die inverse Kovarianzmatrix $\Sigma^{-1} \in R^{k \times k}$ bestimmt. Alle Voxel $\boldsymbol{x}$, deren Mahalanobis–Distanz zu $\boldsymbol{\mu}$ kleiner als ein interaktiv bestimmter Wert t ist, werden markiert (Gl. 3.4). Anschließend werden die Zusammenhangskomponenten mit den selektierten ROI's bestimmt und als Tumorgewebe gekennzeichnet (siehe Abb. 3.11 und [HEP⁺99a]).

$$d^2_{Maha}(\boldsymbol{x}, \boldsymbol{\mu}) = (\boldsymbol{x} - \boldsymbol{\mu})^T \Sigma^{-1} (\boldsymbol{x} - \boldsymbol{\mu}) \leq t. \tag{3.4}$$

3.3   Registrierung von CT– und MRT–Bildfolgen des Beckens

Für eine Übertragung der in den MRT–Daten gewonnenen Tumorlokalisationen auf die CT–Bildfolge bzw. für eine gemeinsame Darstellung von MRT– und CT–

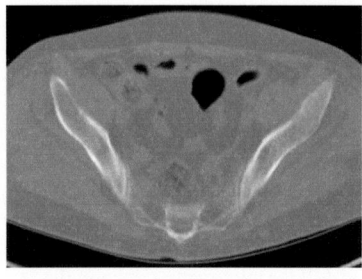 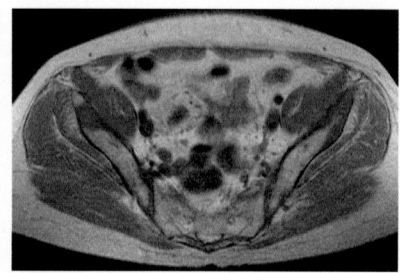

(a) CT–Schichtbild   (b) MRT–Schichtbild

Abbildung 3.10: CT–Schichtbild und korrespondierendes MRT–Schichtbild. Die Lage
des Tumors läßt sich im CT–Bild kaum erkennen, ist im MRT–Bild
aber deutlich sichtbar. Im Weichteilbereich sind deutliche anatomische
Unterschiede zu erkennen, welche auf Lageveränderungen der inneren
Organe und auf verschiedenen Darmfüllungen beruhen.

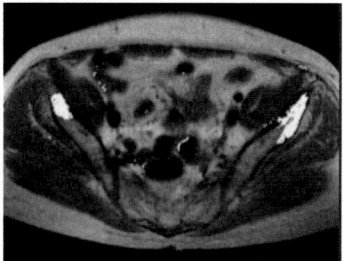

Abbildung 3.11: MRT–Schichtbild. Die markierten Pixel zeigen das Ergebnis der ROI–
basierten Clusteranalyse. Die zwei größten Zusammenhangskomponen-
ten werden als Tumorgewebe segmentiert.

Informationen ist eine *Registrierung* der MRT– und CT–Daten notwendig. Im Folgenden seien die CT–Volumendaten des Patienten das Referenzbild $I_R : \Omega \rightarrow W$ und die MRT–Daten das Modellbild $I_S : \Omega \rightarrow W$, mit $W \subseteq \mathbb{R}$. Gesucht ist eine Abbildung $\phi : \Omega \rightarrow \Omega$, welche *anatomisch korrespondierende* Lokalisationen des Referenz– und Modellbildes einander zuordnet:

$$I_R \equiv_{reg} I_S \circ \phi, \tag{3.5}$$

d.h. die Lokalisationen $\boldsymbol{x}$ in I_R sind anatomisch identisch zu $\phi(\boldsymbol{x})$ in I_S. *"Anatomisch korrespondierend"* entspricht dabei des in der Biologie und Biometrie verwendeten Begriffes "Homologie", welcher z.b. in [Boo91a] näher erläutert wird. Der Begriff stammt aus der menschlichen Intuition, ist subjektiv und kann mathematisch nicht formuliert werden.

Für eine algorithmische Lösung des Registrierungsproblems wird statt dessen diejenige Transformation ϕ gesucht, welche ein mathematisches Kriterium für die Korrespondenz von I_R und $I_S \circ \phi$ erfüllt. Die Definition dieses Ähnlichkeitskriteriums variiert bzgl. der Art der Bilddaten und der gewählten Repräsentationsform für die im Bild enthaltenen anatomischen Objekte. In [Bro92, MF93, vdEPV93, MV98] wurden bestehende Registrierungsalgorithmen in der medizinischen Bildverarbeitung rezensiert und bzgl. verschiedener Kriterien eingeordnet. Die wichtigsten Merkmale eines Registrierungsalgorithmus sind:

- *Die Art der Repräsentation der anatomischen Objekte:* Anatomische Objekte können z.b. durch Punktlandmarken, Kurven bzw. Oberflächenmodelle oder durch die Grauwerte in einem Bildvolumen repräsentiert werden. Landmarken– und oberflächenbasierte Verfahren sind auf die Definition anatomisch korrespondierender Punkte bzw. auf die präzise Segmentierung von Objektoberflächen angewiesen. Hierfür sind spezielle (oftmals manuelle oder semiautomatische) Vorverarbeitungsschritte notwendig. Für die Registrierung der CT– und MRT–Daten des Patienten wird ein voxel– bzw. grauwertbasiertes Verfahren angewendet, welches die gesamte originäre Grauwertinformation des Referenz– und Modellbildes berücksichtigt.

- *Die Wahl des Ähnlichkeitskriteriums:* Abhängig von der gewählten Repräsentationsform kommen verschiedene Ähnlichkeitskriterien in betracht. Das können z.b. Distanzen zwischen Punkten bzw. Oberflächen sein oder Grauwertdifferenzen. Für die grauwertbasierte Registrierung multimodaler Bilddaten hat sich *"Mutual Information"* als Ähnlichkeitskriterium bewährt (siehe Abschn. 3.3.1).

- *Die Wahl der möglichen Transformationen:* Dem gewählten Transformationsraum liegt Wissen über die Art der vorhandenen Daten zugrunde. Handelt es sich um Daten *eines* Patienten (*intra–subject–registration*) werden i.A. rigide oder affine Transformationsmodelle verwendet. Für die Registrierung der Daten *verschiedener* Patienten (*inter–subject–registration*) werden oftmals nicht–lineare Transformationen benötigt. Um die Lageunterschiede des Patienten in den verschiedenen bildgebenden Geräten (Computertomograph und MR–Tomograph) auszugleichen, werden rigide Transformationen angewendet.

• *Das verwendete Optimierungsverfahren* bestimmt, *wie* die gesuchte Transformation ϕ ermittelt wird.

3.3.1 Voxelbasierte Registrierung mittels Mutual Information

Die voxelbasierte Registrierung der Bildfolgen I_R und I_S kann als ein Optimierungsproblem formuliert werden, wobei die Transformation $\hat{\phi}$ gesucht wird, welche ein vorgegebenes Kriterium D zwischen dem Referenzbild I_R und dem transformierten Modellbild $I_S \circ \phi$ minimiert:

$$\hat{\phi} = \arg\min_{\phi \in \mathcal{T}}(D(I_R, I_S \circ \phi)). \tag{3.6}$$

$\mathcal{T}$ bezeichnet dabei die Menge der zulässigen Transformationen. Für die intr–patienten Registrierung der Knochenstrukturen der Hüfte entspricht $\mathcal{T}$ der Menge der rigiden Transformationen. Häufig wird die *Least-Squares Distanz* (LQ) des Referenz– und des transformierten Modellbildes als Registrierungskriterium verwendet:

$$D_{LQ}(I_R, I_S \circ \phi) = \int_{\Omega} \|I_R(\boldsymbol{x}) - I_S(\phi(\boldsymbol{x}))\|^2 d\boldsymbol{x}. \tag{3.7}$$

Hierbei liegt die Annahme zugrunde, dass anatomisch korrespondierende Voxel auch ähnliche Grauwerte aufweisen. Diese Voraussetzung ist nur dann erfüllt, wenn monomodale Bilddaten registriert werden.

Für multimodale Bilddaten, wie z.B. bei der PET–MRT Registrierung, weisen identische anatomische Strukturen sehr unterschiedliche Grauwerte in I_R und I_S auf. Woods [WCM92, WMC93] schlägt deshalb die Minimierung der *Variance of Ratio* (VR) zur Bestimmung der optimalen Transformation $\hat{\phi}$ vor. Die Verwendung der VR setzt einen linearen Zusammenhang zwischen diesen Intensitäten voraus. Der Quotient

$$Q(\boldsymbol{x}) = \frac{I_R(\boldsymbol{x})}{I_S(\phi(\boldsymbol{x}))} \tag{3.8}$$

weist dann für registrierte Bildfolgen I_R und $I_S \circ \phi$ eine geringe Streuung auf. Mit zunehmender Missregistrierung nimmt auch die Streuung von $Q(\boldsymbol{x})$ zu. Deshalb wird die Minimierung der Varianz des Quotienten Q als Ähnlichkeitskriterium bei der voxelbasierten Registrierung verwendet:

$$D_{VR}(I_R, I_S \circ \phi) = Var(Q). \tag{3.9}$$

Für die Registrierung von MRT– und CT–Bildfolgen ist der von Wood propagierte lineare Zusammenhang nicht gegeben, so dass bei der Verwendung von D_{VR} häufig schlechte Resultate erzielt werden.

Mutual Information ist ein aus der Informationstheorie stammendes Maß [Pap91], welches erstmals von Collignon et. al. [CMD$^+$95] und Wells et. al. [WVA$^+$96] zur Registrierung multimodaler Bildfolgen eingesetzt wurde. Sei I ein Bild mit diskretem Wertebereich $W = \{0, \ldots, g_{max} - 1\}$ und $p(\cdot)$ sei die zugehörige Wahrscheinlichkeitsdichte[2] der Grauwerte des Bildes I, dann bezeichne

$$\mathcal{H}(I) = \sum_{g \in W} p(g) \log p(g) \tag{3.10}$$

die *Entropie* des Bildes I. Für zwei Bilder I_1, I_2 mit den diskreten Wertebereichen W_1 und W_2 und der gemeinsamen Wahrscheinlichkeitsdichte der Grauwerte $p(\cdot, \cdot)$ sind

$$\mathcal{H}(I_1, I_2) = \sum_{(g_1, g_2) \in W_1 \times W_2} p(g_1, g_2) \log p(g_1, g_2) \tag{3.11}$$

die *gemeinsame Entropie* und

$$\begin{aligned} \mathcal{H}(I_1 | I_2) &= \sum_{(g_1, g_2) \in W_1 \times W_2} p(g_1 | g_2) \log p(g_1 | g_2) \\ &= \mathcal{H}(I_1, I_2) - \mathcal{H}(I_2) \end{aligned} \tag{3.12}$$

die *bedingte Entropie*, wobei $p(\cdot | \cdot)$ die bedingte Wahrscheinlichkeitsdichte bezeichnet. Die bedingte Entropie $\mathcal{H}(I_1 | I_2)$ beschreibt die verbleibende Unsicherheit über I_1, wenn I_2 bekannt ist. Sind I_1 und I_2 voneinander unabhängig, gilt $\mathcal{H}(I_1 | I_2) = \mathcal{H}(I_1)$. Können die Grauwerte in I_1 vollständig durch I_2 erklärt werden (z.B. wenn I_1 und I_2 identisch sind), gilt $\mathcal{H}(I_1 | I_2) = 0$. Je mehr I_1 von I_2 abhängig ist, desto kleiner ist $\mathcal{H}(I_1 | I_2)$. Allerdings impliziert ein kleiner Wert für $\mathcal{H}(I_1 | I_2)$ nicht immer eine Abhängigkeit zwischen I_1 und I_2, sondern kann lediglich bedeuten, dass $\mathcal{H}(I_1)$ klein ist. Die *Mutual Information* der Bilder I_1 und I_2 ist ein Maß für die Reduktion der Entropie von I_1, wenn I_2 gegeben ist:

$$\begin{aligned} \mathcal{I}(I_1, I_2) &= \mathcal{H}(I_1) - \mathcal{H}(I_1 | I_2) & \tag{3.13} \\ &= \mathcal{H}(I_1) + \mathcal{H}(I_2) - \mathcal{H}(I_1, I_2) & \tag{3.14} \end{aligned}$$

---

[2]Sei X eine Zufallsvariable, welche sich über den Definitionsbereich des Bildes erstreckt. $I(X)$ kann dann als Zufallsvariable über den Wertebereich des Bildes betrachtet werden und $p(\cdot)$ sei die zugehörige Wahrscheinlichkeitsdichte der Grauwerte. Auch wenn in Wirklichkeit keine Zufallsprozesse in die Registrierung involviert sind, ermöglicht diese Betrachtungsweise die Anwendung stochastischer und statistischer Methoden.

e *Mutual Information* $\mathcal{I}(\cdot,\cdot)$ ist symmetrisch und kann als die Information über I_1, welche in I_2 enthalten ist, interpretiert werden. Diese Information erreicht ihr Maxima, wenn die Datensätze I_1 und I_2 registriert sind. Für die Registrierung des Referenzbildes I_R und des Modellbildes I_S ist diejenige Transformation ϕ gesucht, welche $\mathcal{I}(I_R, I_S \circ \phi)$ maximiert. Als Registrierungskriterium gemäß Gl. 3.6 kann die negative Mutual Information verwendet werden:

$$D_{MI}(I_R, I_S \circ \phi) = -\mathcal{I}(I_R, I_S \circ \phi). \tag{3.15}$$

Nähere Erläuterungen und Anwendungen der Registrierung mittels Mutual Information sind zu finden in [Vio95, CMD$^+$95, WVA$^+$96, SHH96, MBK$^+$97].

3.3.2 Effiziente Schätzung der Mutual Information

Im Verlaufe des Registrierungsprozesses wird durch ein iteratives Optimierungsverfahren die Parameter der optimalen Transformation ϕ bestimmt. Dabei kommt es zur vielfachen Auswertung der Mutual Information für das Referenzbild I_R und das transformierte Modellbild $I_S \circ \phi$:

$$\mathcal{I}(I_R, I_S \circ \phi) = \underbrace{\mathcal{H}(I_R)}_{konstant} + \underbrace{\mathcal{H}(I_S \circ \phi) - \mathcal{H}(I_R, I_S \circ \phi)}_{abhängig\ von\ \phi}. \tag{3.16}$$

Der Term $\mathcal{H}(I_R)$ bleibt im Verlaufe des Registrierungsprozesses konstant und braucht bei der Maximierung der Mutual Information nicht berücksichtigt zu werden. Für die Maximierung der Gl. 3.16 müssen Schätzer für die Grauwertwahrscheinlichkeitsdichte des transformierten Modellbildes $\hat{p}_{I_S \circ \phi}(\cdot)$, für die gemeinsame Grauwertwahrscheinlichkeitsdichte $\hat{p}_{I_R, I_S \circ \phi}(\cdot, \cdot)$ sowie für die Entropien $\hat{\mathcal{H}}(I_S \circ \phi)$ und $\hat{\mathcal{H}}(I_R, I_S \circ \phi)$ bestimmt werden.

Für Grauwertbilder mit diskretem Definitions– und Wertebereich können aus den absoluten Häufigkeiten der Grauwerte

$$H(g) = |\{\boldsymbol{x} \in \Omega \,|\, I(\boldsymbol{x}) = g\}|, \quad \text{bzw.} \tag{3.17}$$

$$H(g_1, g_2) = |\{\boldsymbol{x} \in \Omega \,|\, I_1(\boldsymbol{x}) = g1 \,\wedge\, I_2(\boldsymbol{x}) = g_2\}| \tag{3.18}$$

Schätzer für die Grauwertwahrscheinlichkeiten

$$\hat{p}(g) = \frac{H(g)}{|\Omega|} \tag{3.19}$$

bzw. für die gemeinsamen Grauwertwahrscheinlichkeiten

$$\hat{p}(g_1, g_2) = \frac{H(g_1, g_2)}{|\Omega|} \tag{3.20}$$

berechnet werden. Dieser Ansatz führt jedoch zu sehr hohen Laufzeiten des Registrierungsverfahrens, da für isotrope Voxel mit einer Kantenlänge von $1mm$ die typischen Abmessungen der Datensätze des Beckenbereiches $400 \times 400 \times 300$ Voxel betragen und somit pro Iteration ca. 48 Millionen Auswertungen allein zur Bestimmung von $\hat{p}_{I_S \circ \phi}(\cdot)$ benötigt werden.

Viola und Wells [Vio95, WVA$^+$96] schlagen ein effizientes Verfahren zur Schätzung der Entropie vor. Aus einem Bild I wird eine Stichprobe $\mathcal{A}$ mit $n_\mathcal{A}$ Grauwerten bestimmt. Anhand dieser Stichprobe wird mittels der Parzen–Fenstertechnik ein Schätzer für die Grauwertwahrscheinlichkeiten $p_I(g)$ bestimmt:

$$\hat{p}(g) = \frac{1}{n_\mathcal{A}} \sum_{g_j \in \mathcal{A}} f(g - g_j). \tag{3.21}$$

Die Fensterfunktion f kann prinzipiell eine beliebige Funktion mit $f(x) \geq 0$ und $\int f(x)dx = 1$ sein [DH73]. Hier wird die Gaußsche Dichtefunktion

$$f_{\sigma^2}(x) = \frac{1}{\sqrt{2\pi\sigma^2}} e^{-\frac{1}{2}x^2\sigma^{-2}} \tag{3.22}$$

verwendet.

Die Bestimmung der Entropie $\mathcal{H}(I) = -\sum p(g) \log p(g)$ kann anhand einer zweiten Stichprobe $\mathcal{B}$ erfolgen:

$$\hat{\mathcal{H}}(I) = \frac{1}{n_\mathcal{B}} \sum_{g_i \in \mathcal{B}} \log \hat{p}(g_i) \tag{3.23}$$

$$= \frac{1}{n_\mathcal{B}} \sum_{g_i \in \mathcal{B}} \log \left(\frac{1}{n_\mathcal{A}} \sum_{g_j \in \mathcal{A}} f(g_i - g_j) \right). \tag{3.24}$$

Die gemeinsame Entropie $\mathcal{H}(I_R, I_S)$ kann analog bestimmt werden. Die Fensterfunktion f in Gl. 3.21 ist dann durch die zweidimensionale Gaußsche Dichtefunktion zu ersetzen, g ist in diesem Fall ein Element des $I\!\!R^2$.

Anstatt die Histogramme $H_{I_S \circ \phi}$ und $H_{I_R, I_S \circ \phi}$ zu bestimmen werden die Entropien anhand zweier Stichproben bestimmt. Die Varianz (bzw. Kovarianzen) der Fensterfunktion bestimmen dabei den Glättungsgrad der geschätzten Dichtefunktionen. Der Berechnungsaufwand von $\mathcal{I}(I_R, I_S \circ \phi)$ ist damit unabhängig von der Bildgröße und wird nur durch die Stichprobengrößen $n_\mathcal{A}$ und $n_\mathcal{B}$ bestimmt.

Viola und Wells geben für die Regsitrierung von CT– und MRT–Volumen des Kopfes Stichprobengrößen von $n_\mathcal{A} = n_\mathcal{B} = 50$ an [WVA$^+$96]. Ein im Rahmen dieser Arbeit durchgeführter Test des Verfahrens zeigte aber, dass für eine korrekte und robuste Registrierung der Beckendaten Stichprobengrößen von $n_\mathcal{A} = 500$ und $n_\mathcal{B} = 200$ benötigt werden.

3.3.3   Registrierung von CT– und MR–Daten des Beckens zur Planung von Hüftoperationen

Für die Planung von Hüftoperationen beziehen sich die Genauigkeitsanforderungen wesentlich auf Knochen und eng angrenzendes Gewebe, deren Lageveränderungen in den Bilddaten durch die verschiedenen Positionen des Patienten im MR– und Computertomographen verursacht werden. Die Verwendung starrer Transformationen zur Registrierung von CT– und MRT–Bildfolgen des Beckenbereiches führt jedoch zu ungenauen Ergebnissen, da neben den globalen rigiden Lageveränderungen auch lokale Verformungen der Weichteilgewebe auftreten. Diese Verformungen werden hervorgerufen durch Atmungsartefakte, Lage– bzw. Formveränderungen der inneren Organe sowie durch verschiedene Darmfüllungen des Patienten zum Untersuchungszeitpunkt (siehe Abb. 3.10).

Um eine präzise und robuste Registrierung der Knochenstrukturen zu gewährleisten wurden bestehende Ansätze so erweitert, dass der Registrierungsprozess auf Knochen und angrenzende Gewebe beschränkt bleibt [EHPP00]. Hierfür wurde zunächst ein automatisches Verfahren zur Segmentierung der Knochenstrukturen entwickelt.

Algorithmus 3.1 (Segmentierung von Knochen in CT–Daten)
Eingabe: CT–Datensatz I_{ct} und Schwellwert c, Ausgabe: binarisierter Datensatz I_{mask}

1. *Binarisiere I_{ct} mittels des Schwellwertes c.*

2. *Entferne Fehlsegmentierungen durch die Anwendung einer Erosion mit anschließender Bestimmung der größten Zusammenhangskomponente und einer bedingten Dilatation.*

3. *Wende eine Closing–Operation an, um Lücken zu schließen und die Knochenoberfläche zu glätten.*

4. *Fülle die Knocheninnenräume mittels eines Floodfill–Algorithmus auf.*

Die Parameter des Verfahrens sind der Schwellwert c und die Größen der verwendeten Strukturelemente der morphologischen Operatoren. Gute Ergebnisse wurden mit $c = 100HU$ und kugelförmigen Strukturelementen mit einem Durchmesser von $5mm$ erzielt. CT– und MRT–Datensatz werden anschließend auf 256 Graustufen skaliert. Auf den Maskendatensatz I_{mask} wird eine Dilatation mit einem $10mm$ großen kugelförmigen Strukturelement angewendet, um bei der Registrierung auch an Knochen angrenzende Strukturen zu berücksichtigen (s.u.).

Für die Registrierung wird ein rigides, voxelbasiertes Verfahren verwendet mit Mutual Information als Ähnlichkeitskriterium. Durch ein iteratives Optimierungsverfahren wird die rigide Transformation ϕ gesucht, welche

$$\hat{\phi} = \arg\max_{\phi \in \mathcal{T}} \mathcal{I}(I_R, I_S \circ \phi) \qquad (3.25)$$

erfüllt. Um die Robustheit und Geschwindigkeit der Registrierung zu erhöhen, wird eine Multi–Resolution Strategie zur Bestimmung von $\hat{\phi}$ eingesetzt. Im ersten Schritt werden die Originaldaten trilinear zu kubischen Voxeln mit einer Kantenlänge s interpoliert. Nach der Glättung mit einem $5 \times 5 \times 5$ Gaußkernel werden die Auflösungsstufen $2s$ und $4s$ erzeugt (siehe Abschn. A.3). Eine iterative Optimierungsstrategie maximiert für jede Auflösungsstufe Gl. 3.25, wobei die bestimmten Transformationsparameter jeweils als Starttransformation für die nächste, verfeinerte Auflösungsstufe dienen. Die Bestimmung der optimalen Transformation erfolgt durch das Powell–Verfahren [PTVF92]. Diese Optimierungsstrategie hat den Vorteil, dass keine Ableitungen des Optimierungskriteriums zu bestimmen sind. Alternativ können auch der von Viola vorgeschlagene stochastische Gradientenabstieg [Vio95] oder andere ableitungsfreie Methoden wie z.B. der Simplex–Algorithmus angewendet werden.

Für die groben Auflösungsstufen $4s$ und $2s$ wird die gesamte CT– und MRT–Information für die Registrierung genutzt. Dies erhöht die Robustheit gegenüber der Startposition, ohne die Genauigkeit des Endergebnisses zu verringern. Auf der feinsten Auflösungsstufe mit einer Kantenlänge von s werden die Segmentierungsergebnisse der Vorverarbeitung genutzt. Die "Mutual Information" $\mathcal{I}(I_R, I_S \circ \phi)$ wird nur für die Voxel bestimmt, welche im Maskendatensatz I_{mask} gesetzt sind. Hierdurch wird der Einfluss der Verformungen und variierenden Positionen von Weichteilgeweben auf das Ähnlichkeitsmaß eliminiert. Ergebnisse des Registrierungsverfahrens sind in Abb. 3.12 und 3.13 dargestellt.

3.3.4 Evaluation des Registrierungsverfahrens

Für die Evaluation des Algorithmus standen die CT– und MRT–Daten zweier Patienten zur Verfügung mit einer transversalen Auflösung von ca. $0.75mm$ und einem axialen Schichtabstand von $4mm$ (CT–Daten) bzw. $8mm$ (MRT–Daten). Trotz des hohen Schichtabstandes und der daraus resultierenden Partialvolumeneffekte konnten gute Registrierungsergebnisse erzielt werden. Die Überprüfung erfolgte visuell durch Einblenden der Konturlinien aus den CT–Bildern in die MRT–Bildfolge (siehe Abb. 3.12 und 3.13).

Um die Robustheit des Algorithmus bzgl. der Startposition zu überprüfen, wurde folgendes Verfahren angewendet:

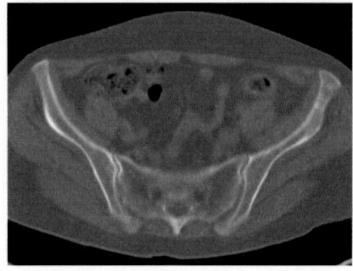
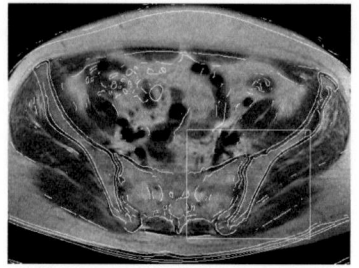

(a) CT–Schichtild

(b) MRT–Schichtbild mit überlagerten Konturlinien

Abbildung 3.12: Darstellung korrespondierender Schichten der (a) CT– und (b) MR–Daten mit überlagerten Kanten des registrierten CT–Datensatzes. Während es im Bereich der Weichteilgewebe zu starken Abweichungen zwischen den Bilddaten kommt, werden korrespondierende Knochenstrukturen korrekt aufeinander abgebildet. Der markierte rechteckige Bereich ist in Abb. 3.13 vergrößert dargestellt.

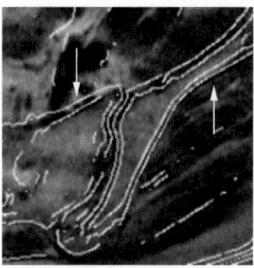
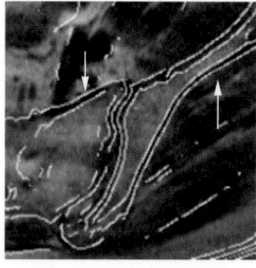

(a) ungenaue Registrierung

(b) genaue Registrierung

Abbildung 3.13: Vergrößerte Darstellung von Registrierungsergebnissen. Für Abb. (a) wurden die gesamten Bildinformationen in die Registrierung einbezogen; das führt zu fehlerhaften Zuordnungen im Knochenbereich (weiße Pfeile). Durch das Ausblenden von Weichteilgeweben erhält man verbesserte Resultate (Abb. (b)).

Δt	$\Delta\theta$	N	$\sigma(t_x)$	$\sigma(t_y)$	$\sigma(t_z)$	$\sigma(\theta_x)$	$\sigma(\theta_y)$	$\sigma(\theta_z)$
≤ 10	≤ 10	50	0.1134	0.2191	0.3741	0.4648	0.0798	0.0774
≤ 20	≤ 20	50	0.0952	0.1651	0.4374	0.4872	0.0751	0.0984
≤ 50	≤ 20	30	0.1246	0.2086	0.3930	0.2663	0.1027	0.0929

Tabelle 3.2: Evaluation der Robustheit des Registrierungsverfahrens. Std.–Abw. der Registrierungsparameter bei zufälliger Wahl der Ausgangsposition. Die geringe Std.–Abw. lässt auf die Konvergenz in das selbe Maximum unabhängig von der Ausgangsposition der Bilddaten schließen (Δt in mm, $\Delta\theta$ in deg).

In einem Interval $[-\Delta t, \ldots, \Delta t]$ wurden zufällige Verschiebungen $\Delta t_x, \Delta t_y$ und Δt_z bestimmt sowie eine zufällige Rotationsachse und ein zufälliger Rotationswinkel im Bereich $[-\Delta\theta, \ldots, \Delta\theta]$ gewählt. Die resultierende starre Bewegung wurde auf den MRT–Datensatz angewendet und anschließend die Registrierung durchgeführt.

Dieses Vorgehen wurde N–mal wiederholt und die Varianz der resultierenden Registrierungsparameter $t_x, t_y, t_z, \theta_x, \theta_y$ und θ_z gemessen (nach Bereinigung der durch die verschiedenen Ausgangspositionen entstandenen Abweichungen). In Tabelle 3.2 sind die Ergebnisse für verschiedene Δt und $\Delta\theta$ dargestellt. An der geringen Std–Abw. der resultierenden Registrierungsparameter ist zu erkennen, dass selbst für Verschiebungen um bis zu $50mm$ in jede Koordinatenrichtung und Drehungen um bis zu $20°$ der Algorithmus gegen das selbe Maximum konvergiert, also sehr robust gegenüber den Ausgangspositionen der Daten ist.

Anzumerken ist, dass für die Registrierung von MRT–Datensätzen häufig weitere Vorverarbeitungsschritte notwendig sind. Abhängig vom verwendeten MR–Tomographen können Intensitätsschwankungen, geometrische Verzerrungen und weitere Artefakte, welche sich negativ auf das Registrierungsergebnis auswirken, auftreten. Für Algorithmen zum Ausgleich von Intensitätsschwankungen siehe [Sle97, SZE98, WGKJ96, ZDM95, SZE97, BGS96, GB97, DZM93] und zum Ausgleich geometrischer Verzerrungen siehe z.B. [RGPA98].

Die registrierten MRT–Daten können dann verwendet werden, um die Tumorlokalisation in die CT–Daten einzublenden (siehe Abb. 3.14), oder um Informationen über umliegende Weichteilgewebe zusammen mit Knochenstrukturen darzustellen.

3.4 Interaktive Planung und Simulation von Hüftoperationen mit VirtOPS

Die in Abschnitt 3.2 entwickelten Verfahren werden zur Segmentierung der Patientendaten und zur Generierung dreidimensionaler Oberflächenmodelle der benötigten

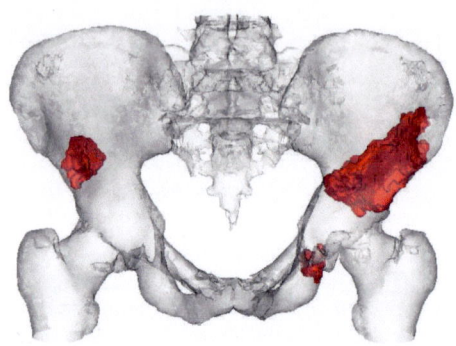

Abbildung 3.14: Dreidimensionale Visualisierung des segmentierten und registrierten
Tumorgewebes im Inneren des Knochens. Die Knochenoberfläche ist
transparent dargestellt.

anatomischen Strukturen verwendet. Für die virtuelle Planung des endoprothetischen Teilersatzes des Beckens werden 3D–Modelle folgender Strukturen benötigt:
das linke und rechte Hüftbein, das Kreuzbein, der linke und rechte Femurkopf und
–schaft und u.U. der Knochentumor. Durch das in Abschnitt 3.3 eingeführte Verfahren zur Registrierung von CT– und MRT–Daten, ist eine gemeinsame Darstellung
von Knochenstrukturen und Weichteilgewebe in einer virtuellen Planungsumgebung
möglich (siehe Abb. 3.14).

In diesem Abschnitt werden die Eigenschaften des Softwaresystems VirtOPS zur
Planung und zum computergestützten Design individuell adaptierter Prothesen für
den endoprothetischen Teilersatz des Beckens vorgestellt. In einer virtuellen Um-
gebung wird es dem Benutzer ermöglicht, anhand der generierten 3D–Modelle die
Planung und Simulation einer Beckenteilersatz–Operation vorzunehmen und ein
Modell der benötigten Prothese zu konstruieren.

Die interaktive Planung, Simulation der Knochenresektion und Konstruktion der
Prothese erfolgt im Planungssystem VirtOPS in 4 Schritten:

1. **Bestimmung eines Koordinatensystems.** Zur quantitativen Beschreibung der räumlichen Lageparameter der Prothese wird ein patientenbezogenes
   Koordinatensystem benötigt. Dieses wird mittels vier interaktiv platzierter

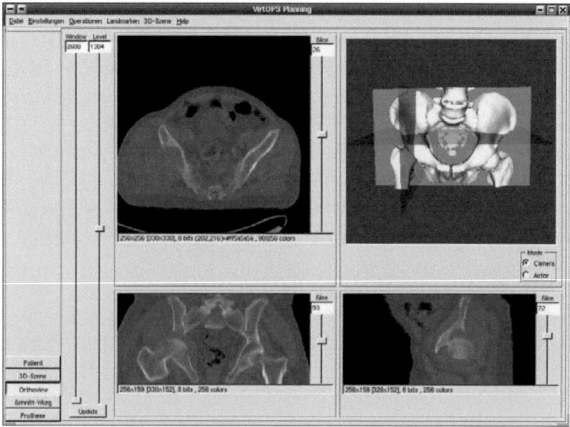

Abbildung 3.15: Orthoview–Ansicht der CT–Bildfolge eines Patienten. Oben rechts ist die Position der drei orthogonalen Schnittebenen in Relation zum 3D–Modell des Knochens zu sehen.

Landmarken (Promontorium, Symphyse und Spina iliaca anterior superior links und rechts) definiert.

2. **Inspektion.** Ziel dieser Phase ist die genaue Bestimmung der Ausdehnung des Tumors im Bezug zur Knochenoberfläche und die Beurteilung der anatomischen Gegebenheiten des Patienten. Hierzu wird im Planungssystem dem Orthopäden die Interaktion mit den generierten 3D–Modellen ermöglicht. Neben den Standardoperationen, wie z.B. Verschieben, Drehen und Zoomen, wird auch das Messen von 3D–Distanzen, 3D–Winkeln und Volumina unterstützt. Halbtransparente Darstellungen ermöglichen die Visualisierung verdeckter Strukturen im Knocheninneren (siehe z.B. Abb. 3.14). Durch eine sogenannte *Orthoview–Ansicht* kann die Korrespondenz von 3D–Modellen und CT– bzw. MRT–Daten hergestellt werden (siehe Abb. 3.15). Hierbei kann der Benutzer drei orthogonale Ebenen in der 3D–Szene definieren, und die korrespondierenden Bilddaten werden visualisiert.

3. **Festlegen von Landmarken.** Der Arzt hat die Möglichkeit, interaktiv Landmarken festzulegen und z.B. Winkel oder Distanzen zwischen diesen Landmarken zu bestimmen. Solche Landmarken können z.B. der Orientierung bei einer späteren intraoperativen Umsetzung dienen.

4. **Virtuelle Resektion.** In Abschnitt 3.1.1 wurde bereits erwähnt, dass die Resektion des tumorösen Knochengewebes durch einen ebenen Schnitt erfolgt. Die Bestimmung dieser Schnittebene ist der zentrale Schritt in der Planungsprozedur. In der virtuellen Planungsumgebung wird eine Ebene eingeblendet, welche der Chirurg interaktiv verschieben und kippen kann (Abb. 3.17(a)). Anschließend wird die selektierte Knochenstruktur (linkes oder rechtes Hüftbein) reseziert und der tumoröse Teil entfernt (Abb. 3.17(b)). Als Ergebnis erhält man ein 3D–Modell des Patientenknochens nach der geplanten Operation. An dieses postoperative Modell wird im nächsten Schritt die Prothese angepasst.

5. **Prothesendesign.** Die Prothese ist ein modulares System, dessen Einzelteile an die anatomischen Gegebenheiten des Patienten angepasst werden müssen. Diese Anpassungen erfolgen z.T. automatisch, müssen aber durch Vorgaben des Benutzers ergänzt werden (z.b. Position der Seitenbefestigung oder des Zapfens). Das Prothesendesign ist in Abschnitt 3.4.2 genauer beschrieben.

Während des gesamten Planungsprozesses können 3D–Eingabegeräte und/oder stereoskopische Visualisierungstechniken eingesetzt werden (Abb. 3.16). 3D–Eingabegeräte mit 6 Freiheitsgraden, wie z.b. der *Spaceball* oder die *Spacemouse*, unterstützen die intuitive Navigation in der 3D–Szene. Allerdings stellen diese Geräte hohe Anforderungen an die Grafikhardware und setzen eine gewisse Übung des Benutzers voraus. Shutterbrillen oder Monitor–Vorsätze (*ZScreen*) in Verbindung mit Polarisationsbrillen [Inc02] verbessern die Tiefenwahrnehmung durch stereoskopische Bildgebung, halbieren aber gleichzeitig die erreichbare Bildwiederholrate.

3.4.1   Resektion virtueller 3D–Modelle mittels impliziter Funktionen

Die dreidimensionalen Modelle der verschiedenen Knochenstrukturen der Hüfte wurden mittels des Marching Cubes Algorithmus erstellt (siehe Abschn. 3.2.2). Sie liegen als triangulierte Oberflächenbeschreibungen vor, welche folgendermaßen charakterisiert werden können:

Definition 3.1 *Eine triangulierte Oberfläche $O = (\mathcal{P}, \mathcal{T})$ ist eine zweidimensionale Mannigfaltigkeit mit endlicher Knotenmenge $\mathcal{P}$ und endlicher Dreiecksmenge $\mathcal{T}$, so dass folgendes gilt:*

- *Jeder Punkt $x \in O$ liegt in wenigstens einem Dreieck $T \in \mathcal{T}$.*

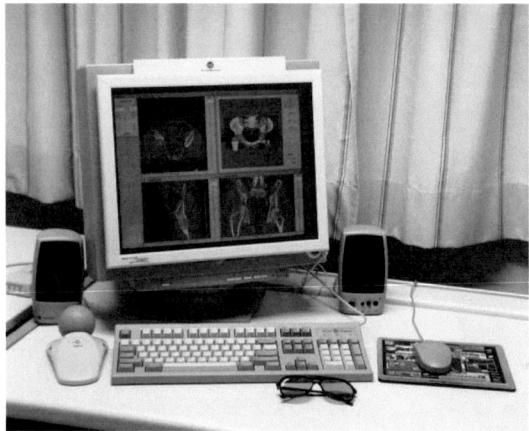

Abbildung 3.16: VirtOPS Arbeitsplatz mit User–Interface und 3D Ein/Ausgabegeräten. Polarisierte Brillen dienen in Verbindung mit dem *ZScreen* der Erzeugung stereoskopischer Bilder. Ein *Spaceball* unterstützt die Navigation in der 3D–Szene.

- *Jeder Punkt $\boldsymbol{x} \in O$ hat eine Nachbarschaft, welche eine endliche Anzahl von Dreiecken schneidet.*

- *Jedes Dreieck $\boldsymbol{T} \in \mathcal{T}$ wird durch drei Knoten $\boldsymbol{p}_i, \boldsymbol{p}_j, \boldsymbol{p}_k \in \mathcal{P}$ aufgespannt, welche nicht auf einer Geraden liegen.*

- *Die Schnittmenge zweier Dreiecke $\boldsymbol{T}_j$ und $\boldsymbol{T}_k$, $j \neq k$, ist entweder leer oder sie besteht aus einem Knoten $\boldsymbol{p} \in \mathcal{P}$ oder einer Kante $\overline{\boldsymbol{pq}}$, $\boldsymbol{p}, \boldsymbol{q} \in \mathcal{P}$.*

- *Jeder Knoten $\boldsymbol{p} \in \mathcal{P}$ sei Eckpunkt wenigstens eines Dreiecks $\boldsymbol{T} \in \mathcal{T}$.*

Zur Simulation der Knochenresektion werden in VirtOPS virtuelle Beschreibungen der verwendeten chirurgischen Instrumente benötigt. Diese Instrumente werden durch *implizite Funktionen* modelliert.
Implizite Funktionen bieten eine alternative Art der Oberflächendarstellung. Die Funktion $F(x, y, z) = d$ gibt für jeden Raumpunkt $\boldsymbol{p} = (x, y, z)^T$ einen Abstand zur Oberfläche des Objekts an. Die Objektoberfläche entspricht den Lösungen der Gleichung für $d = 0$:

$$F(x, y, z) = 0. \tag{3.26}$$

Implizite Funktionen werden i.A. nicht zur Visualisierung von Oberflächen verwendet. Sie stellen aber eine kompakte Beschreibungsform und eine effiziente Möglichkeit zur Berechnung von Schnittpunkten, Abständen und dergleichen dar.

Sei $F(x, y, z) = 0$ die implizite Beschreibung einer Oberfläche im $I\!R^3$. Durch die implizite Funktion $F(x, y, z)$ ist eine Partitionierung des $I\!R^3$ in die Bereiche $F(x, y, z) \leq 0$ (*innen*) und $F(x, y, z) > 0$ (*außen*) gegeben. Sei $O = (\mathcal{P}, \mathcal{T})$ die triangulierte Oberfläche eines Objektes, dann erfolgt durch Algorithmus 3.2 die Resektion von O durch F. Eine effizientere (und robustere) Implementierung, welche ähnlich dem Marching Cubes Algorithmus auf Fallunterscheidungen basiert, ist in der Grafik– und Visualisierungsbibliothek VTK enthalten [SML98]. Algorithmus 3.2 soll nur das prinzipielle Vorgehen verdeutlichen.

Algorithmus 3.2 (Resektion mittels impliziter Funktionen) *Gegeben   sei die implizite Funktion einer Oberfläche $F(x, y, z) = 0$ (Schnittwerkzeug) und die triangulierte Oberflächenbeschreibung $O = (\mathcal{P}, \mathcal{T})$ (Knochen).*

> *Bestimme $F(\boldsymbol{p}_i)$ für alle Oberflächenpunkte $\boldsymbol{p}_i \in \mathcal{P}$.*

> FOR *Alle Dreieckskanten $(\boldsymbol{p}_i, \boldsymbol{p}_j)$ mit $F(\boldsymbol{p}_i) < 0$ und $F(\boldsymbol{p}_j) > 0$* DO

>> *Bestimme durch lineare Interpolation den Punkt $\boldsymbol{p}_l$ auf der Kante mit $F(\boldsymbol{p}_l) = 0$*

>> *Trianguliere die angrenzenden Dreiecke $(\boldsymbol{p}_i, \boldsymbol{p}_j, \boldsymbol{p}_k)$ neu zu $(\boldsymbol{p}_l, \boldsymbol{p}_j, \boldsymbol{p}_k)$ und $(\boldsymbol{p}_i, \boldsymbol{p}_l, \boldsymbol{p}_k)$.*

> END

> *Entferne alle Dreiecke mit wenigstens einem Eckpunkt $\boldsymbol{p}$, für den $F(\boldsymbol{p}) > 0$ gilt.*

Die lineare Interpolation der Funktionswerte $F(\boldsymbol{p})$ entlang der Dreieckskante vermeidet häufige Funktionsauswertungen zur Bestimmung des Schnittpunktes $F(\boldsymbol{p}_l) = 0$. Hierdurch ergibt sich jedoch die Notwendigkeit für eine geeignete Wahl der impliziten Oberflächenfunktion. Die impliziten Funktione n $F_1(x, y) = \sqrt{x^2 + y^2} - 1 = 0$ und $F_2(x, y) = x^2 + y^2 - 1 = 0$ beschreiben identische Oberflächen. Während der lineare Verlauf von F_1 zu einer korrekten Bestimmung der Schnittpunkte führt, treten für F_2 Interpolationsfehler bei der Berechnung der Resektion triangulierter Oberflächen auf.

In VirtOPS werden Ebenen zur Resektion der Beckenknochen verwendet, welche durch die implizite Funktion

$$F(\boldsymbol{x}) = \boldsymbol{n} \cdot (\boldsymbol{x} - \boldsymbol{x}_0) = 0 \tag{3.27}$$

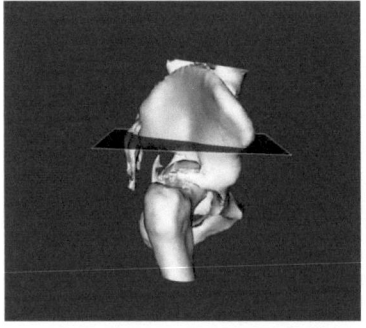
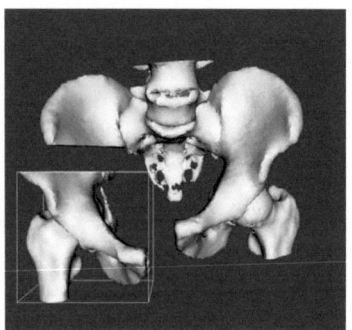
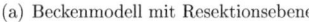

(a) Beckenmodell mit Resektionsebene

(b) Resektion des rechten Hüftbeins und
Entfernen der Teile

Abbildung 3.17: Virtuelle Resektion mit einer Ebene. In Abb. (a) sind die 3D–Modelle der Knochenstrukturen mit der positionierten Resektionsebene darge-stellt. Anschließend wird das rechte Hüftbein an dieser Ebene durch-trennt und die resezierten Teile entfernt (b).

beschrieben werden können. n ist dabei der Normalenvektor der Ebene und x_0 ein beliebiger Punkt auf der Ebene (siehe Abb. 3.17). Andere Resektionswerkzeuge kön-nen durch die Verwendung entsprechender impliziter Funktionen simuliert werden. Hierbei können kompliziert geformte Werkzeuge durch die Kombination einfacher impliziter Funktionen erzeugt werden. Seien F_1 und F_2 implizite Funktionen, dann beschreiben

$$(F_1 \cup F_2)(x) = \min\left(F_1(x), F_2(x)\right) \text{ das Minimum,} \tag{3.28}$$

$$(F_1 \cap F_2)(x) = \max\left(F_1(x), F_2(x)\right) \text{ die Schnittmenge und} \tag{3.29}$$

$$(F_1 - F_2)(x) = \max\left(F_1(x), -F_2(x)\right) \text{ die Differenz} \tag{3.30}$$

dieser Funktionen und bilden wiederum implizite Oberflächenbeschreibungen.

3.4.2 Computergestützte Konstruktion anatomisch angepas-ster Prothesen

Abb. 3.18 zeigt das frontal aufgenommene Röntgenbild eines Beckens mit im-plantierter Beckenendoprothese nach einem Beckenteilersatz. Die Beckenendopro-

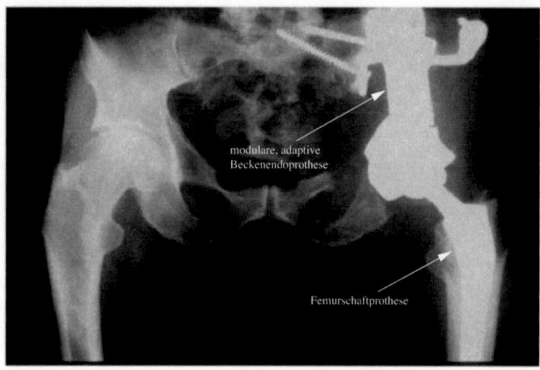

Abbildung 3.18: Postoperatives Röntgenbild eines Beckens mit implantierter Beckenendoprothese.

these besteht aus einer im verbliebenem Hüftbein verankerten modular aufgebauten und individuell angepassten Prothesenkomponente und einer im Femurschaft verankerten Standardprothese. Die Femurschaftkomponente wird auch im Rahmen des Hüftgelenksersatz verwendet, so dass die Planung und Implantation dieser Prothese von zahlreichen Systemen, wie z.B. von den Robotersystemen CASPAR und ROBODOC, unterstützt wird (siehe Abschn. 3.1.4 und z.B. [PBM+92, SJB+97b, GRH99, VLA+01]).

Das Prothesendesign in VirtOPS beschränkt sich auf die individuell adaptierte, modulare Beckenendoprothese (siehe Abb. 3.19). Der Aufbau der Prothese wurde bereits in Abschnitt 3.1.1 erläutert.

Nach der virtuellen Resektion des Patientenknochens wird ein virtuelles Prothesenmodell automatisch in die 3D–Szene eingeblendet (siehe Abb. 3.19, 3.20). Die Position und Form der Prothesengrundfläche ergibt sich aus der Lage der Schnittebene und der erzeugten Resektionsfläche. Im sogenannten Protheseneditor werden die verbleibenden Parameter der Prothese mittels semiautomatischer Verfahren an die Anatomie des Patienten angepasst. Dabei wird zunächst die Größe und Lage des intramedullären Zapfens festgelegt. Anschließend muss die Position der lateralen und medialen Befestigungsplatten bestimmt werden. Die Form dieser Platten wird dabei automatisch an die Anatomie des Knochens angepasst. Abschließend wird die Position und Neigung des künstlichen Hüftgelenks ermittelt.

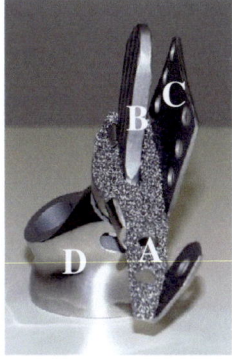
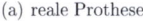
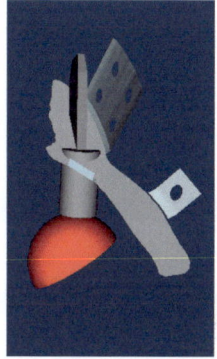

(a) reale Prothese

(b) virtuelles Prothesen-
modell

Abbildung 3.19: (a) Oberer Teil der Prothese eines Beckenteilersatzes, bestehend aus
einer basalen Grundplatte (A), einem intramedullären Zapfen (B), ei-
ner seitlichen Befestigungsplatte (C) und dem künstlichen Hüftgelenk
(D). (b) Ein CAD–Modell der Prothese, welches während der virtuellen
Planung in VirtOPS an die individuelle Patientenanatomie angepasst
wird.

Positionierung des intramedullären Zapfens

Der intramedulläre Zapfen dient der Verankerung der Prothese im Markraum des
verbleibenden Hüftknochens. Der Benutzer hat die Möglichkeit die Größe, die Position sowie die Neigung des Zapfens bzgl. der Grundfläche interaktiv zu verändern,
wobei eine Verletzung der Knochenhaut oder des Iliosakralgelenkes zu vermeiden
ist. Dieser Prozess wird durch zwei Visualisierungstechniken unterstützt: Zum einen
werden die Distanzen zwischen Knochenoberfläche und Zapfen berechnet und farblich auf der Knochenoberfläche dargestellt (siehe Abb. 3.21). Verschiedene Positionen des Zapfens können so anhand der visualisierten Distanzen bewertet werden. Alternativ wird der Zapfen im transparenten Knochen angezeigt (siehe Abb.
3.20(b)).

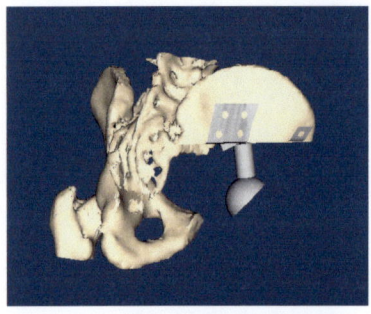 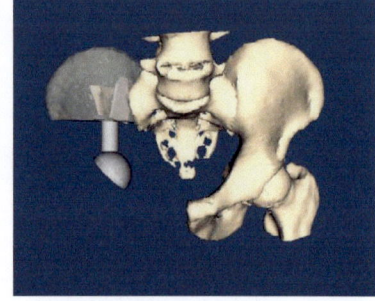

(a) Anpassung der Befestigungsfläche an die   (b) Beckenmodell (transparent) mit einge-
       Knochenform   blendeter Prothese

Abbildung 3.20: Darstellung des virtuellen Prothesenmodells mit dem postoperativen
Modell des Knochens. Die lateralen Befestigungsflächen wurden an die
Knochenform angepasst (a). Durch eine transparente Darstellung des
resezierten Hüftbeins kann die Lage des intramedullären Zapfens beurteilt werden (b).

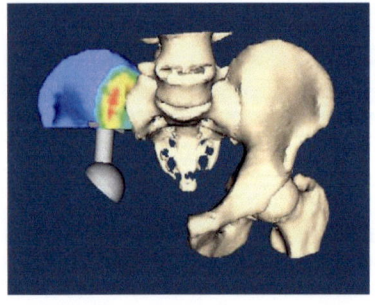 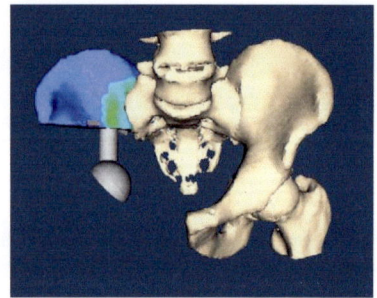

(a) ungenügende Ausrichtung des Zapfens   (b) Korrekte Ausrichtung des Zapfens

Abbildung 3.21: Farblich kodierte Darstellung der Distanz der Knochenoberfläche zum
intramedullären Zapfen. Gelbe bis blaue Bereiche zeigen einen genügend großen Abstand des Zapfens zur Knochenoberfläche an. Rote Bereiche indizieren die Gefahr einer Verletzung der Knochenhaut.

Bestimmung der seitlichen Fixierungen

Durch einen Mausklick bestimmt der Benutzer die Position der seitlichen Befestigungsplatte (Abb. 3.20(a)). Die Ausrichtung bzgl. der Grundplatte und die Anpassung an die Patientenanatomie erfolgt dann automatisch. Das Vorgehen ist in Abb. 3.22 schematisch dargestellt.

Die Befestigungsplatte wird zunächst durch eine triangulierte Fläche dargestellt, welche senkrecht auf der Grundfläche steht und deren untere Kante der lateralen Seite der Grundfläche entspricht. Anschließend wird für jeden Dreieckseckpunkt der nächste Punkt auf der Knochenoberfläche entlang einer Linie senkrecht zur Befestigungsfläche bestimmt. Die Dreieckseckpunkte werden so verschoben, dass sie einen vorgegebenen Abstand (1 bis $3mm$) zur Knochenoberfläche einhalten. Um die Implantierbarkeit der konstruierten Prothese zu gewährleisten, darf sich die seitliche Fixierung nicht an Dellen in der Knochenoberfläche anpassen, da hierdurch ein Aufschieben der Prothese entsprechend der Richtung des intramedullären Zapfens verhindert werden kann. Deshalb soll die Distanzen zwischen der Achse des intramedullären Zapfens und der seitlichen Befestigungsplatte mit zunehmender Entfernung von der Grundplatte nicht abnehmen. Die Dreieckseckpunkte werden so verschoben, dass diese Nebenbedingung erfüllt wird. Details der Implementierung dieses Verfahrens sind zu finden in [Kow03].

Ausrichtung der künstlichen Hüftpfanne

Während die Grundplatte, die seitlichen Befestigungen und der intramedulläre Zapfen die mechanische Belastbarkeit der Prothese gewährleisten, haben die Lageparameter der künstlichen Hüftpfanne entscheidenden Einfluss auf die Funktionalität der Prothese. Die Position der Hüftpfanne bestimmt das Rotationszentrum der Beinbewegung, und die Kippwinkel der Prothese (Anteversion, Inklination) beeinflussen den Bewegungsradius. In den meisten Fällen ist das Acetabulum der operierten Seite durch den Tumor zerstört, so dass die Ausrichtung der künstlichen Hüftpfanne entsprechend der verbleibenden gesunden Seite erfolgen muss. Das Zentrum der künstlichen Hüftpfanne wird durch die Spiegelung des Zentrums des Femurkopfes der gesunden Seite an der Sagittalebene des vorher festgelegten Koordinatensystems bestimmt (siehe Abb. 3.23(a)). Das Zentrum des gesunden Femurkopfes kann interaktiv oder durch eine automatische Kugelapproximation festgelegt werden. Im nächsten Schritt werden interaktiv Punkte auf dem Rand des gesunden Hüftgelenks platziert. Diese Punkte werden unter Verwendung eines Least–squares Ansatzes durch eine Ebene approximiert (siehe Abb. 3.23(b)). Die resultierende Ebene wird gespiegelt und als Referenzebene zur Bestimmung der Orientierung der künstlichen

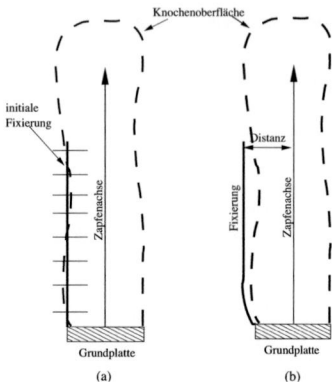

Abbildung 3.22: Anpassung der seitlichen Fixierung an die Knochenform. (a) Eine initiale, ebene Fixierung wird positioniert. Entlang der Normalen dieser Ebene werden die nächsten Punkte der Knochenoberfläche bestimmt und die Ebene an die Knochenform angepasst (b). Die reale Prothese wird eingesetzt, indem der Zapfen in den Markraum des Knochens eingeschlagen wird. Um die Implantierbarkeit zu gewährleisten, dürfen deshalb die Distanzen zwischen Zapfenachse und Fixierung mit zunehmender Entfernung von der Grundplatte nicht abnehmen.

Hüftpfanne verwendet. Alternativ können Standardwerte für die Inklination und Anteversion der künstlichen Hüftpfanne benutzt werden.

Im Protheseneditor wird dem Benutzer ein virtuelles Modell der Prothese zusammen mit den Knochenmodellen des Patienten angezeigt. Er hat die Möglichkeit die Parameter der Prothesenmodule interaktiv zu ändern und die Auswirkungen dieser Änderungen in der virtuellen Umgebung zu inspizieren.

3.5   Ergebnisse und Diskussion

Das Softwaresystem VirtOPS wurde retrospektiv für die virtuelle Planung des endoprothetischen Teilersatz des Beckens von fünf Patienten mit Knochentumoren angewendet. Hierfür wurden mit den in Abschn. 3.2 vorgestellten Verfahren die Knochenstrukturen in den CT–Datensätzen segmentiert und 3D–Modelle generiert. Für zwei Patienten standen neben den CT–Datensätzen auch MRT–Sequenzen zur Verfügung. In den MRT–Daten wurde der Tumor segmentiert und die CT– und MRT–Informationen wurden registriert (siehe Abschn. 3.3). Die Segmentierungs–

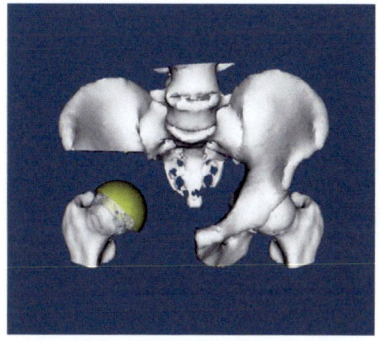 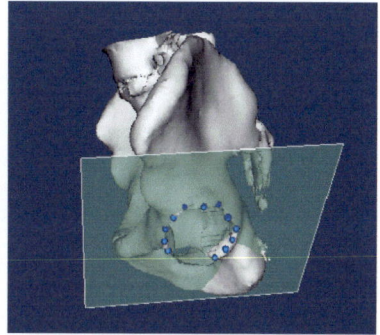

(a) Ausrichtung der künstlichen Hüftpfanne   (b) Markierte Punkte auf dem Rand der
                                                        Hüftpfanne und approximierte Ebene

Abbildung 3.23: Positionierung und Ausrichtung der künstlichen Hüftpfanne. Das Zentrum der künstlichen Hüftpfanne wird als das Zentrum des gespiegelten
Femurkopfes der gesunden Hüftseite ermittelt (a). Anhand interaktiv
markierter Punkte wird die Pfanneneingangsebene der gesunden Hüftseite berechnet (b). Die Inklination und Anteversion der künstlichen
Hüftpfanne wird entsprechend der so ermittelten Werte bestimmt.

und Registrierungsergebnisse wurden visuell durch einen Mediziner überprüft und
als ausreichend genau für die Operationsplanung befunden. Für die CT– und MRT–
Daten eines Patienten wurde die in Abschn. 3.3.4 beschriebene Evaluation des Registrierungsverfahrens durchgeführt. Die generierten 3D–Modelle wurden anschließend zur Simulation der Knochenresektion und zur Anpassung eines virtuellen Prothesenmodells an die individuelle Knochenform verwendet. Für alle Patienten war
mit der im Softwaresystem VirtOPS implementierten Funktionalität die Planung
der Operation und das Design einer Endoprothese möglich. Die Plausibilität der
generierten Prothesenmodelle wurde dabei durch einen Techniker überprüft.

Im Vergleich mit der konventionellen Planung anhand dreidimensionaler Hartschaummodelle zeigt die virtuelle Planung und Prothesenkonstruktion eine Reihe
von Vorteilen. So wird z.B. die zeit– und kostenintensiven Generierung der Hartschaummodelle der Patientenhüfte vermieden. Zusätzlich entfällt der (mehrfache)
Transport der Hartschaummodelle zwischen Prothesenhersteller und Arzt, da benötigte Daten und 3D–Modelle telematisch übermittelt werden können. Dies ermöglicht die Kooperation zwischen räumlich weit entfernten Prothesenherstellern

und Kliniken. Weiterhin hat der Arzt innerhalb der virtuellen Planungsprozedur die Möglichkeit den Einfluss verschiedener Operationsstrategien mit variierenden Schnittebenen auf das Design der Endoprothese zu vergleichen. Während reale Hartschaummodelle lediglich die Knochenstrukturen der Hüfte repräsentieren, können in der virtuellen Planungsumgebung originäre CT– und MRT–Daten in Kombination mit den 3D–Modellen dargestellt werden. Hierdurch kann die Lage und Ausdehnung des Tumors in Relation zu den Knochenstrukturen besser beurteilt werden und eine präzisere Positionierung der Resektionsebene wird möglich. Außerdem ist es vorteilhaft, dass die gesamte Planungsprozedur und das Design der Prothese in einem Schritt erfolgen kann, sobald die Bilddaten vorliegen. Das System ermöglicht weiterhin die Erzeugung digitaler Bilder und Videos, welche zur Dokumentation, Patienteninformation oder in der Lehre verwendet werden können.

Bevor das Planungssystem VirtOPS in der klinischen Routine benutzt werden kann, sind quantitative Untersuchungen der Passgenauigkeit des virtuell entworfenen Implantats nötig. In Zusammenarbeit mit dem Prothesenhersteller ESKA Implants GmbH wird deshalb in einem nächsten Schritt die Evaluation des virtuellen Planungssystems durchgeführt. Zielsetzung dieser Evaluation ist es zu zeigen, dass virtuell konstruierte Prothesen gleichwertig zu den herkömmlich konstruierten Prothesen sind. Hierzu wird für einen Patientendatensatz die virtuelle Planung mit dem System VirtOPS durchgeführt und zusätzlich eine reales Hartschaummodell der resezierten Hüfte erstellt. Anschließend wird entsprechend der virtuell erstellten Konstruktionsdaten eine reale Endoprothese gefertigt und in das resezierte Hartschaummodell eingepasst. Verschiedene Parameter, wie z.B. die Symmetrie der Rotationszentren des linken und rechten Hüftgelenks oder die Neigungswinkel der Hüftpfanne, werden bestimmt und dienen der quantitativen Analyse der Passgenauigkeit der Endoprothese.
In den bisher betrachteten Fällen war ein uniplanarer Schnitt des Knochens ausreichend. Jedoch kann in schwierigen Fällen die Definition mehrerer Resektionsebenen vorteilhaft sein. Deshalb soll das System zukünftig so erweitert werden, dass auch die Anpassung einer Endoprothese für multiplanar definierte Resektionen möglich ist. Weiterhin sind Verbesserungen der Benutzerschnittstelle notwendig, um dem klinischen Personal ein intuitiveres Arbeiten mit dem System zu ermöglichen.

Als wesentlicher Nachteil der beschriebenen Planungsprozedur erwies sich die zeitaufwendige Vorverarbeitung. Um die virtuelle Planung des endoprothetischen Teilersatz des Beckens und die Prothesenkonstruktion zu ermöglichen, werden 3D–Modelle des linken und rechten Hüftbeins, des linken und rechten Femurkopfes und –schaftes und des Kreuzbeins benötigt. Für die Segmentierung dieser Strukturen werden mit dem in Abschn. 3.2.1 beschrieben semiautomatischen Verfahren zwei bis vier Stunden pro CT–Datensatz benötigt. Die anschließende Generierung der 3D–Modelle erfolgt ohne Benutzerinteraktion mittels des Marching Cubes Algorithmus (siehe Abschn. 3.2.2). Weiterhin müssen interaktiv Landmarken auf den Knochenoberflächen festgelegt werden, um ein patientenbezogenes Koordinatensystem ermitteln zu können. Benutzerinteraktion ist auch bei der Bestimmung orthopädischer Maße, wie z.b. der Inklination und Anteversion der Hüftpfanne oder dem Rotationszentrum des Femurkopfes, nötig. Diese Schritte bedeuten eine nicht unerhebliche zeitliche Belastung des Arztes. Ziel ist es deshalb, Algorithmen zu entwickeln, welche diese zeitliche Belastung entscheidend reduzieren.

In den folgenden Kapiteln dieser Arbeit werden Verfahren vorgestellt, welche eine weitgehende Automatisierung der Segmentierung anatomischer Strukturen, der Bestimmung anatomischer Landmarken und der Berechnung orthopädischer Maßzahlen ermöglichen. Diese Verfahren entlasten den Arzt von der zeitaufwendigen interaktiven Bearbeitung der Patientendaten im Vorfeld der virtuellen Planung von Hüftoperationen.

Kapitel 4

Automatische atlasbasierte Segmentierung des Beckens

In diesem Kapitel wird ein Ansatz zur automatischen Segmentierung anatomischer Strukturen für die computerunterstützte Planung von Hüftoperationen vorgestellt. Hierfür wurden in Zusammenarbeit mit Orthopäden der Klinik für Orthopädie der Universität zu Lübeck digitalisierte anatomische Atlanten einer weiblichen und einer männlichen Hüfte erstellt. Jeder dieser Atlanten besteht aus einem CT–Datensatz, einem zugehörigen *Label*–Datensatz, in welchem die anatomischen Strukturen gekennzeichnet wurden, und einer Menge anatomischer Landmarken. Es wurden Methoden entwickelt, welche einen automatischen Transfer der anatomischen Label vom Atlasdatensatz auf einen individuellen Patientendatensatz ermöglichen. Aus dem so segmentierten CT–Datensatz des Patienten können die für die virtuelle Planung von Hüftoperationen benötigten 3D–Modelle der Knochenstrukturen automatisch generiert werden.

Die atlasbasierte Segmentierung anatomischer Strukturen ermöglicht zusammen mit der automatischen Detektion anatomischer Landmarken (siehe Kap. 5) und der automatischen Berechnung orthopädischer Kenngrößen (siehe Kap. 6) eine weitgehende Automatisierung der notwendigen Vorverarbeitung bei der computergestützten Planung von Hüftoperationen. Der Arzt wird hierdurch von zeitintensiven interaktiven Segmentierungsaufgaben entlastet und kann sich auf die eigentliche Planung der Operation konzentrieren.

Die in den Kapiteln 4, 5 und 6 vorgestellten Verfahren zur atlasbasierten Segmentierung, Bestimmung anatomischer Landmarken und Berechnung orthopädischer Kenngrößen wurden veröffentlicht in [EHW+00, EHW+01, EHM+01, HES+01a, EHP03a, EHP03b, EHPP04].

4.1 Vorverarbeitung von CT–Bildfolgen für die computergestützte Orthopädie

In Kapitel 3 wurde ein System für die computerunterstützte Planung von Hüft-operationen vorgestellt. Die Anwendung solcher computerbasierter, virtueller Planungsprozeduren eröffnet neue Möglichkeiten in Hinsicht auf eine Zeit– bzw. Kostenersparnis sowie auf eine verbesserte Qualität und Reproduzierbarkeit der chirurgischen Operationsplanung [LGV$^+$02, HES$^+$01b, VLA$^+$01, BDT$^+$95, TMP$^+$94].

Während der computerunterstützten Planungsprozedur wird anatomisches Wissen in einer dem Computer zugänglichen Form benötigt. Dieses Wissen wird meist durch einen zeitintensiven interaktiven Vorverarbeitungsprozess eingebracht, bestehend aus einer Segmentierung und Benennung verschiedener anatomischer Strukturen und der Bestimmung anatomischer Landmarken. Die Anzahl der benötigten Strukturen und Landmarken ist abhängig von der Art des chirurgischen Eingriffs und dem Grad der Computerunterstützung. So ist für die computergestützte Planung eines endoprothetischen Hüftgelenksersatzes die interaktive Trennung von Femurkopf und Hüftpfanne, sowie die Festlegung des Rotationszentrums und der Neigung des Hüftgelenkes nötig [TMP$^+$94, SJB$^+$97a, DJB$^+$98, Pet99, LLH$^+$99, VLA$^+$01]. Zusätzlich werden anatomische Landmarken markiert, um ein patientenbezogenes Koordinatensystem zu bestimmen [SJB$^+$97a, DJB$^+$98] oder um die intraoperative Registrierung der präoperativen Planungsdaten mit dem realen Patientenknochen zu ermöglichen [LLH$^+$99]. Die Planung und Simulation von Umstellungsosteotomien bei Vorliegen einer Hüftdysplasie benötigt zusätzlich eine präzise Segmentierung der Kontaktfläche von Femurkopf und Acetabulum, sowie die Bestimmung von Femurschaft– und Femurhalsachse [RTE$^+$98]. Für die computerunterstützte Planung des endoprothetischen Teilersatzes des Beckens und der damit verbundenen Prothesenkonstruktion (siehe Kap. 3) ist die Segmentierung des linken und rechten Hüftbeins, des linken und rechten Femurs sowie die Markierung der Rotationszentren von kranker und/oder gesunder Hüftseite nötig. Weiterhin werden Landmarken zur Festlegung eines patientenbezogenen Koordinatensystems und Punkte auf dem Rand der gesunden Hüftpfanne benötigt (siehe Abschn. 3.4.2). Sollen weitere orthopädische Kenngrößen, wie z.B. Antetorsion oder CCD–Winkel[1], in die Planung einfließen, müssen zusätzliche Landmarken oder Strukturen markiert werden, was mit weiterem Interaktionsaufwand verbunden ist.

Zusammenfassend kann festgestellt werden, dass mit der Komplexität des orthopädischen Eingriffs auch die Anzahl der für eine virtuelle Planung benötigten Strukturen, Landmarken und Maßzahlen steigt. Bei einer manuellen oder semiautomatischen Bestimmung der benötigten anatomischen Strukturen steigt der für die Vor-

---

[1]eine Erklärung dieser Maße ist in Kap. 6 zu finden

verarbeitung der CT–Bildfolgen nötige Interaktionsaufwand mit der Anzahl der zu segmentierenden Strukturen drastisch an. So dauert die Vorverarbeitung und Planung eines herkömmlichen Hüftgelenksersatzes mit dem System ROBODOC ca. 20 Minuten [Pet99]. Demgegenüber werden beim endoprothetischen Teilersatz des Beckens allein für die notwendige Segmentierung der Knochenstrukturen mehrere Stunden benötigt [HES⁺01b]. Für die Planung von Umstellungsosteotomien ist ebenfalls ein erheblicher interaktiver Segmentierungsaufwand notwendig (siehe [RTE⁺98]).

4.1.1 Aufgaben der Vorverarbeitung

Ziel der Vorverarbeitung ist es, die für eine computergestützte Planung notwendigen Strukturen, Landmarken und Maßzahlen zu bestimmen, und gleichzeitig den damit verbundenen Aufwand für den Benutzer zu minimieren. Gesucht sind deshalb Algorithmen, welche die herkömmlichen, zeitintensiven interaktiven Vorverarbeitungsschritte *automatisieren*. Die Aufgaben solcher Algorithmen sind im einzelnen:

- **Segmentierung relevanter anatomischer Strukturen.** Neben der Abgrenzung des Knochens vom umgebenden Weichteilgewebe ist auch eine Segmentierung der verschiedenen Knochenteile nötig. Den verschiedenen Strukturen wird ein eindeutiges Label (d.h. ein bestimmter Grauwert im Labelbild) zugewiesen, welches eine anatomische Bezeichnung referenziert.

- **Bestimmung anatomischer Landmarken.** Anatomische Landmarken dienen der partiellen Formbeschreibung des Objektes. Mit ihnen sind meist orthopädische Maßzahlen, wie Distanzen oder Winkel, verbunden, und sie dienen der intraoperativen Orientierung des Arztes.

- **Bestimmung eines patientenbezogenen Koordinatensystems.** Patientenbezogene Koordinatensysteme werden benötigt, um eine von der Lage des Patienten im CT unabhängige Angabe von Winkeln und Positionen zu ermöglichen. Die intraoperative Umsetzung der Planung orientiert sich dann ebenfalls an diesem Koordinatensystem. Weiterhin wird hierdurch der Vergleich orthopädischer Maßzahlen verschiedener Patienten ermöglicht.

- **Berechnung orthopädischer Maße.** Orthopädische Maßzahlen geben dem Arzt einen Überblick über die individuelle Anatomie des Patienten. Abweichungen von Normwerten geben Hinweise auf pathologische Veränderungen und nehmen wesentlichen Einfluss auf Diagnose und Therapieplanung.

In diesem Kapitel wird ein Verfahren zur automatisierten Segmentierung von Knochenstrukturen in CT–Volumendatensätzen der Hüfte vorgestellt. Kapitel 5 beschreibt eine Methode zur automatischen Bestimmung anatomischer Landmarken, und in Kapitel 6 wird auf die automatische Berechnung orthopädischer Maßzahlen und die Bestimmung eines patientenbezogenen Koordinatensystems eingegangen.

4.1.2   Ansätze zur automatischen Segmentierung von CT–Bildfolgen

Die Planung orthopädischer Eingriffe basiert i.A. auf CT–Aufnahmen der jeweiligen Knochenstrukturen. Da sich Knochen in ihrem Grauwertbereich deutlich vom umgebenden Weichteilgewebe unterscheiden, werden oftmals schwellwertbasierte Verfahren zur Segmentierung der CT–Daten eingesetzt, wie z.b. in [MPAG97, SJB+97a, HEP+99b, LSB+97]. Fehlsegmentierungen, hervorgerufen durch Rauschen, Bildartefakte oder Kalkablagerungen in Weichteilgeweben, können mittels morphologischer Operatoren oder interaktiv entfernt werden [HEP+99b, HH92]. Die Unterscheidung *verschiedener* Knochenstrukturen ist demgegenüber ein schwieriges Problem. Da die einzelnen Knochenstrukturen sich in ihrem Aufbau kaum unterscheiden, werden sie im CT–Datensatz mit annähernd identischen Grauwertbereichen und Texturmerkmalen wiedergegeben. Deshalb wurden die o.g. Verfahren um interaktive Komponenten erweitert, um die Trennung der verschiedenen Knochenstrukturen zu ermöglichen (siehe Abschn. 3.2.1).

Automatisierte Segmentierungsansätze müssen Vorwissen über die Lage oder Form dieser Strukturen verwenden. Dies kann z.b. durch die Verwendung von Modellannahmen oder durch die Verwendung von empririsch oder statistisch gewonnenen Informationen geschehen. In dem von Beck [Bec01] implementierten Verfahren wird die kugelähnliche Form des Femurkopfes zur Segmentierung mittels einer Hough–Transformation genutzt (siehe auch Abschn. 4.5.6). Dargatz [Dar97] verwendet demgegenüber empirisch und statistisch gewonnenes Vorwissen über die Lage der Knochenstrukturen beim schichtweisen, sequentiellen Durchlauf einer CT–Bildfolge des Beckens für eine automatische Segmentierung mittels aktiver Konturmodelle. Wolsiffer [Wol00] benutzt einen ähnlichen Ansatz zur Segmentierung des Knies, wobei sie abhängig von der aktuellen Schichtposition verschiedene Segmentierungsverfahren anwendet. Sebastian et. al. [STC+98] verwenden aneinander gekoppelte aktive Konturmodelle (sog. *"coupled snakes"*) zur Beschreibung der Lage von Handknochen zueinander. Diesen Ansätzen ist gemeinsam, dass sie auf ein spezielles Problem zugeschnitten sind. Sie sind nur bedingt erweiterbar oder übertragbar auf ähnliche Problemstellungen. Einige Verfahren [STC+98, Bec01] benötigen weiterhin Benutzerinteraktion zum Festlegen einer Startkontur bzw. einer ROI. Das Verfahren von

Wolsiffer ist nicht auf Beckenstrukturen übertragbar, da ihm spezielle Annahmen zur Struktur des Kniegelenkes zugrunde liegen. Der Ansatz von Dargatz erwies sich als nicht robust genug gegenüber anatomischen Variationen.

4.1.3 Verfahren zur modellbasierten Segmentierung medizinischer Bilddaten

Neben heuristischen, auf spezielle Problemstellungen zugeschnittenen Verfahren zur modellbasierten Segmentierung existieren in der medizinischen Bildverarbeitung zwei generelle Ansätze zur Einbeziehung von a–priori Formwissen: deformierbare Kontur– bzw. Oberflächenmodelle und digitale Atlanten.

Deformierbare Modelle

Ein Überblick über die verschiedenen Ansätze bei der Verwendung deformierbarer Modelle zu Bildsegmentierung ist zu finden in [MT96, SGT98, XPP00].

Parametrische deformierbare Modelle passen sich unter Minimierung eines Energieterms bestimmten Bildmerkmalen, wie Linien oder Kanten, an [MKT88, CCCD93, MSV95, CKS97]. Der zu minimierende Energieterm repräsentiert dabei das Gleichgewicht der "inneren Energie" – der Glattheit und Stetigkeit des Modells – und der "äußeren Energie", welche den Einfluss der Bildmerkmale auf das deformierbare Modell beschreibt. A–priori Formwissen fließt bei parametrisch deformierbaren Modellen nur im Rahmen der definierten Glattheits– und Stetigkeitsbedingungen ein. Parametrische Formmodelle sind deshalb für eine automatisierte Segmentierung *verschiedener* (benachbarter) Knochenstrukturen in den CT–Daten nur unter Kodierung weiterer Eigenschaften, wie z.B. der Nachbarschaftsbeziehung von Knochen (siehe z.B. Abschn. 4.5.5 und [STC+98]), nutzbar. Ein weiterer Nachteil besteht in der Abhängigkeit dieser Verfahren von der Startkontur. Insbesondere für die Segmentierung komplizierter Strukturen (wie z.B. Femurkopf und Acetabulum) wird eine gute Initialkontur benötigt, welche i.A. manuell festgelegt wird (siehe z.B. [PTD+01]).

Die von Cootes et. al. [CT92] vorgeschlagenen *aktiven Formmodelle* benutzten umfangreiches Vorwissen über die Form des zu segmentierenden Objekts. Bei der Bestimmung von 2D–Konturen werden anhand einer Menge von Trainingsdaten ein mittlerer Konturverlauf und sogenannte "Eigenmoden", welche die Abweichungen von der mittleren Kontur beschreiben, berechnet. Durch verschiedene Gewichtungen dieser "Eigenmoden" lassen sich dann individuelle Konturverläufe darstellen. Gesucht ist derjenige Konturverlauf, welcher den Bildmerkmalen am besten entspricht.

Einen ähnlichen Ansatz präsentierten Staib and Duncan [SD92, SD96] mit den *deformierbaren Fouriermodellen*, welche auf einer Fourier–Repräsentation der Kurve oder Oberfläche basieren. A–priori Wissen über die Objektform wird dabei durch eine Wahrscheinlichkeitsverteilung auf der Menge der Fourierkoeffizienten definiert. Diese Wahrscheinlichkeitsverteilung wird anhand einer Trainigsmenge ermittelt.

Deformierbare Fourier–Modelle und insbesondere aktive Form–Modelle stellen mächtige Werkzeuge zur Ausnutzung von Formwissen bei der Segmentierung anatomischer Strukturen dar. Allerdings benötigen sie — abhängig von der Anzahl der zu schätzenden Parameter — eine sehr große Anzahl von segmentierten Trainingsdaten. Auch Weiterentwicklungen der Verfahrens konnten diesen Nachteil nicht entscheidend mindern [CT99]. Um ein statistisch aussagekräftiges, dreidimensionales Formmodell des Beckens zu generieren, wäre die Segmentierung einiger hundert CT–Datensätze nötig. Bei der Verwendung manueller Segmentierungsverfahren bedeutet dies einen erheblichen Aufwand.

Anatomische Atlanten

Anatomische Atlanten spielen eine wichtige Rolle bei der Diagnose anormaler anatomischer Veränderungen. Traditionell werden diese Atlanten in Büchern publiziert, wie z.b. von Talairach und Tournoux [TT88] oder von Schaltenbrand und Wahren [SW77]. Doch in den letzten Jahren wurden computerbasierte digitale anatomische Atlanten für verschiedene Anwendungen in der Medizin entwickelt [GBHE91, HBR+92, CPDE92, GRB93, WDZ+95, STA96, KMSM+96]. Digitale Atlanten des Hirns finden beispielsweise Anwendung bei der automatischen Segmentierung von Hirnstrukturen, der neurochirurgischen Planung oder in der Lehre.

Die grundlegende Idee bei der Anwendung digitaler Atlanten zur automatischen Segmentierung besteht in der Verwendung eines Atlasdatensatzes, in welchem neben Bildinformationen anatomische oder funktionelle Zusatzinformationen gespeichert sind. Durch eine Registrierung der Bildinformationen des Atlas mit denen des Patienten können die gespeicherten Zusatzinformationen auf den Patientendatensatz übertragen werden. Verschiedene Ansätze zur atlasbasierten Registrierung unterscheiden sich im wesentlichen hinsichtlich der Gewinnung der Atlasdaten bzw. der Zusatzinformationen und hinsichtlich des verwendeten Registrierungsansatzes.

Gee et. al. [GRB93] benutzen einen manuell segmentierten MRT–Datensatz des Kopfes als Atlas. Durch eine kantenbasierte elastische Registrierung können die segmentierten Strukturen auf einen Patientendatensatz übertragen werden. Kikinis et. al. [KMSM+96] verwenden ebenfalls einen manuell segmentierten MRT–Datensatz des Kopfes als Atlas. Zur automatische Segmentierung von Patientendatensätzen wird dabei eine finite–Elemente–basierte Registrierungsmethode benutzt

[WDZ+95]. Demgegenüber erstellten Dickhaus et. la. [DGS+00] eine digitalisierte Version des Hirnatlas von Talairach [TT88]. Die Registrierung mit den Patientendatensätzen erfolgt anhand stückweise linearer affiner Transformationen. Der von Collins et. al. [CNPE94] verwendete Atlas wurde durch Mittelung von über 300 registrierten MRT–Datensätzen des Kopfes erstellt. Dadurch konnten statistische Aussagen über die Lage der einzelnen anatomischen Strukturen und der zugehörigen Grauwerte im MRT–Bild gewonnen werden. Subsol et.al. [STA98] generierten einen Schädelatlas, welcher lediglich aus den automatisch extrahierten Extremallinien der Schädeloberfläche besteht. Die Atlas–Patienten– Registrierung erfolgt ebenfalls auf der Basis dieser Extremallinien.

Die Anwendung digitaler Atlanten für die automatische Segmentierung anatomischer Strukturen bietet folgende Vorteile:

- Neben den Bildinformationen können pixelweise beliebige Zusatzinformationen hinterlegt werden.

- Es sind keine Trainingsdaten erforderlich; es genügt ein repräsentativer Datensatz, mit welchem die Zusatzinformationen verknüpft werden.

- Änderungen oder Erweiterungen der Zusatzinformationen können leicht integriert werden.

- Der Ansatz kann prinzipiell für beliebige anatomische Strukturen angewendet werden.

- Die Übertragung auf andere anatomische Regionen ist durch die Verwendung eines entsprechenden Atlasdatensatzes unter Beibehaltung des Registrierungsverfahrens möglich.

Atlasbasierte Segmentierungsansätze ermöglichen eine automatische Segmentierung anatomischer Strukturen in Bildvolumina. Sie zeichnen sich gegenüber auf aktiven Oberflächenmodellen beruhenden Ansätzen durch eine leichtere Erweiterbarkeit und höhere Flexibilität aus. Durch Anpassungen des Atlasdatensatzes lassen sich Änderungen oder Erweiterungen der zu segmentierenden Strukturen leicht übernehmen. Zusätzlich können auch anatomische Landmarken im Atlasdatensatz markiert und automatisch auf den Patientendatensatz übertragen werden.

Der Nachteil dieses Ansatzes liegt in seiner Abhängigkeit vom Registrierungsverfahren. Die Güte des Segmentierungsergebnisses wird allein von der Güte der Registrierung bestimmt. Die dabei benötigten nicht-linearen Registrierungsverfahren sind aufwendig zu implementieren und haben lange Laufzeiten.

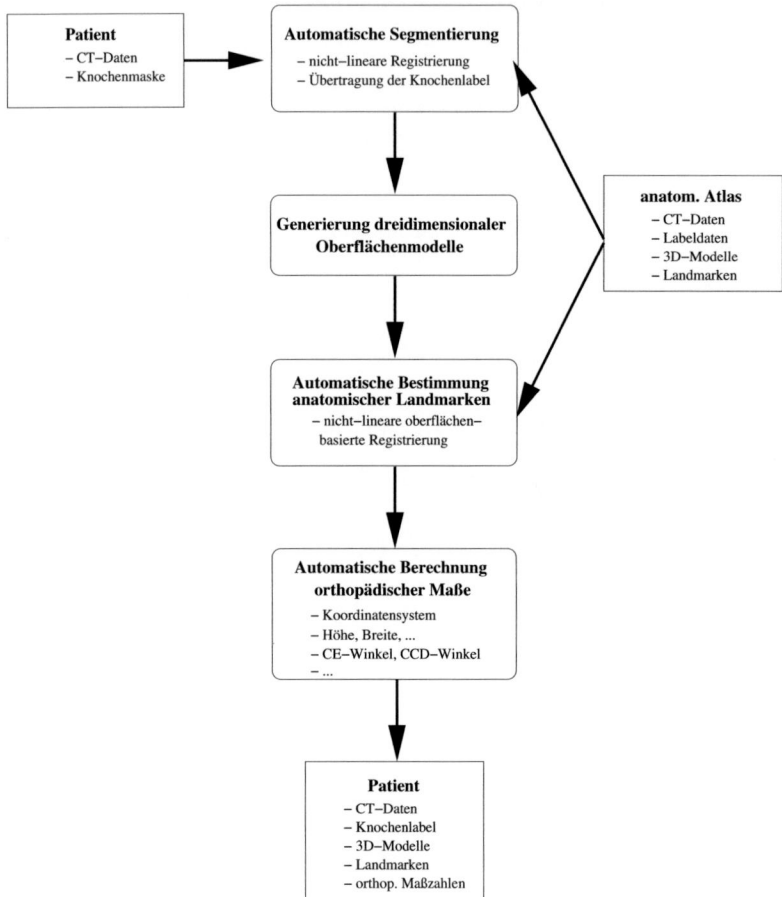

Abbildung 4.1: Ein Schema für die automatisierte Vorverarbeitung für die computergestützte Operationsplanung.

Für die computergestützte Planung von Hüftoperationen werden die 3D–Modelle der segmentierten Knochenstrukturen, die Positionen anatomischer Landmarken und verschiedene orthopädische Kenngrößen benötigt. In Abb. 4.1 sind die Schritte einer automatisierten atlasbasierten Vorverarbeitung schematisch dargestellt. Der Atlas wird dabei zur Segmentierung der Knochenstrukturen und zur Bestimmung der anatomischen Landmarken des Patienten verwendet.

In diesem Kapitel wird ein Verfahren zur automatischen, atlasbasierten Segmentierung von CT–Datensätzen der Hüfte vorgestellt. Auf die atlasbasierte Übertragung anatomischer Landmarken geht Kapitel 5 ein. Die so gewonnenen Segmentierungs– und Landmarkeninformationen werden dann zur Bestimmung orthopädischer Parameter verwendet. Die dabei angewendeten Methoden werden in Kapitel 6 beschrieben.

4.2 Generierung der anatomischen Atlanten

Für den Aufbau eines anatomischen Atlas der Hüfte stellen sich grundsätzlich die Fragen nach der *Repräsentation* und der *Gewinnung* der anatomischen Informationen. In Abschn. 4.1.3 wurden bereits verschiedene Ansätze vorgestellt. Repräsentationsformen wären z.B. Oberflächenmodelle [SL97, Dav97], Extremallinien [STA98] oder Volumendaten [GBHE91, HBR+92, GRB93, CNPE94, KMSM+96]. Der anatomische Atlas kann entweder durch eine Mittelung der Daten verschiedener Patienten [CNPE94, GCBE98, GMT01] oder anhand eines repräsentativen Datensatzes [HBR+92, KMSM+96] erstellt werden.

Da klinische CT–Aufnahmen mit jeweils spezifischen pathologischen Veränderungen des Beckens für die Gewinnung eines gemittelten Atlas ungeeignet sind, und die klinisch nicht indizierte Durchführung einer CT–Untersuchung aufgrund der Strahlenbelastung nicht vertretbar ist, wurden hier die hochaufgelösten CT–Volumen einer gesunden Frau und eines gesunden Mannes des Visible Human Data Set [Ack98] als Ausgangspunkt für den Aufbau des anatomischen Atlas der Hüfte verwendet. Da sich die geometrischen Parameter der weiblichen und männlichen Hüfte unterscheiden, wird der weibliche Visible Human Datensatz ($\mathcal{A}_F$) als Atlas für weibliche Patienten und der männliche Datensatz ($\mathcal{A}_M$) als Atlas für männliche Patienten verwendet. Die anatomische Information wird dabei als Volumendatensatz repräsentiert. Andere Repräsentationsformen, wie z.B. Oberflächenmodelle, sind ggf. daraus ableitbar.

Die beiden Atlanten $\mathcal{A}_F$ und $\mathcal{A}_M$ bestehen aus jeweils einem CT–Volumen $I_{ct} : \Omega \rightarrow W$ und einem Labeldatensatz $I_T : \Omega \rightarrow \mathcal{T}$, welcher jedem Bildpunkt einen (grauwertkodierten) anatomischen Term zuweist. Die Menge der Termini ist für beide Atlanten gleich und gegeben durch $\mathcal{T} = \{$"Hintergrund", "Weichteilgewebe", "rechtes

Hüftbein", "linkes Hüftbein", "rechter Femur", "linker Femur", "rechter Femurkopf", "linker Femurkopf", "Kreuzbein", "Steißbein"}. Für jeden Atlas wurden weiterhin Lokalisationen anatomischer Landmarken definiert.

Der weibliche Atlasdatensatz umfasst 600 Schichten bestehend aus jeweils 512×512 Pixeln, welche mit $1mm$ Schichtabstand und einer x, y–Auflösung von $0.9375mm \times 0.9375mm$ aufgenommen wurden. Der männliche Atlas besteht aus 395 Schichten a 512×512 Pixel mit einem Schichtabstand von $1mm$ und einer Auflösung von $0.9375mm \times 0.9375mm$.

In einem ersten Schritt wurde ein Volumenwachstums–Verfahren zur groben Segmentierung der Knochenstrukturen verwendet. Die Trennung der einzelnen Knochenstrukturen erfolgte mittels interaktiv platzierter Barrieren. Fälschlich segmentierte Strukturen, wie z.b. Sehnen oder Verkalkungen in Blutgefäßen, wurden mittels morphologischer Operatoren oder manuell entfernt und Lücken in den Knochenkonturen geschlossen. Abschließend wurde das Segmentierungsergebnis von einem Experten begutachtet und korrigiert.

Aus den segmentierten Daten wurden mittels des in Abschn. 3.2.2 vorgestellten Verfahrens 3D–Modelle generiert. Anschließend wurden interaktiv 26 Landmarken durch einen Mediziner auf der Oberfläche der 3D–Modelle platziert. Markierte Landmarken waren z.b. Promontorium, Spina iliaca anterior superior, Trochanter major.

In Abb. 4.2 sind die 3D–Modelle des weiblichen Atlas mit den Positionen der anatomischen Landmarken dargestellt.

4.3 Automatische Registrierung von CT–Bildfolgen des Beckens

Sei $I_{Pat} : \Omega \to W$ das CT–Volumen eines Patienten und $I_{A,ct}$ die CT–Bildfolge des korrespondierenden weiblichen oder männlichen Atlas. Gesucht ist eine nicht–lineare Transformation des Bildraumes $\phi : \Omega \to \Omega$, welche den Atlas mit dem Patienten registriert:

$$I_{Pat} \equiv_{reg} I_{A,ct} \circ \phi. \tag{4.1}$$

Die gesuchte Abbildung ϕ ist diejenige Transformation, welche einer Lokalisation x im Patientendatensatz I_{Pat} die anatomisch korrespondierende Lokalisation $\phi(x)$ im Atlasdatensatz $I_{A,ct}$ zuordnet. Der transformierte Labeldatensatz $I_T \circ \phi$ beschreibt dann eine Segmentierung des Patientendatensatzes I_{Pat}. Für die Position x im Patientendatensatz ist dabei $I_T(\phi(x))$ das zugehörige Label.

Die Qualität der Segmentierung des Patientendatensatzes hängt maßgeblich von der Genauigkeit dieser Registrierung ab. Genauigkeit heißt in diesem Zusammenhang,

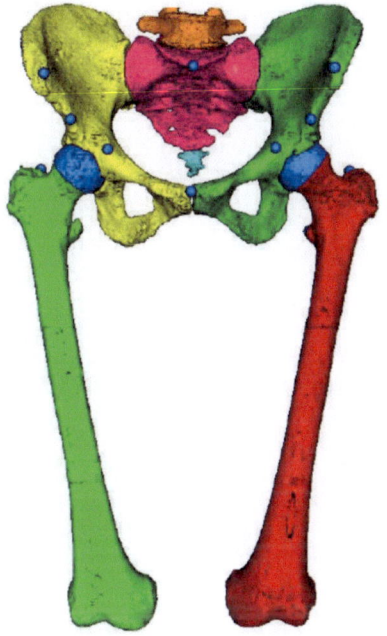

Abbildung 4.2: 3D–Modell des weiblichen Atlas. Die separierten Knochenstrukturen sind verschiedenfarbig dargestellt, und die Positionen der anatomischen Landmarken sind durch Punkte markiert.

dass anatomisch korrespondierende Voxelpositionen aufeinander abgebildet werden, wie bereits in Abschn. 3.3 erläutert wurde. Die dabei gesuchte Transformation ϕ ist hochkomplex, und es existieren verschiedene Ansätze zur Bestimmung dieser Transformation. Üblicherweise erfolgt zunächst eine affin–lineare Vorregistrierung von I_{Pat} und $I_{A,ct}$, gefolgt von einem nicht–linearen Registrierungsschritt. Rigide und affine Registrierungsverfahren wurden bereits in Abschn. 3.3 vorgestellt. Im folgenden Abschnitt werden wichtige nichtlineare Registrierungsverfahren aus dem Bereich der medizinischen Bildverarbeitung erläutert. Anschließend werden ein spezielles Verfahren, die sog. "dämonenbasierte Registrierung", sowie Anpassungen des Verfahrens für die Segmentierung von Knochenstrukturen vorgestellt und Ergebnisse präsentiert.

4.3.1   Bestehende nichtlineare Registrierungsansätze

Für die Registrierung der Daten verschiedener Patienten bzw. von Atlas und Patient ist ϕ eine nichtlineare Funktion hoher Komplexität. In der Literatur existieren verschiedene Ansätze zur automatischen Lösung des sog. *Atlas–Matching* Problems. Sie lassen sich bzgl. der Art der Repräsentation der anatomischen Objekte grob in 3 Kategorien unterteilen: *merkmalsbasierte Verfahren, kanten– bzw. oberflächenbasierte Verfahren* und *voxelbasierte Verfahren*. Für genauere Klassifikationen (und vollständigere Aufzählungen) siehe z.B. [MF93, vdEPV93, MV98, LA99].

Merkmalsbasierte Verfahren extrahieren aus den Bilddaten zunächst bestimmte Merkmale, wie z.B. die Lage und Orientierung bestimmter Objekte. Anhand dieser Merkmale erfolgt dann die Ausrichtung der Bilder. Häufig werden anatomisch markante Punkte in den zu registrierenden Bildern markiert und anhand korrespondierender Punkte eine Transformation berechnet [Boo89, RFS99]. Allerdings ist i.A. eine manuelle oder semi–automatische Detektion der Landmarken nötig (siehe z.B. [FRS99]), so dass diese Verfahren hier nicht näher betrachtet werden.

In kanten– und oberflächenbasierten Verfahren werden zunächst Objektkonturen bzw. –oberflächen in den Bildern detektiert und durch eine anschließende Registrierung dieser Kanten und Oberflächen wird die gesuchte Transformation ermittelt. Subsol, Declerck et. al. [STA95, JDA96, STA96, STA98] entwickelten einen Registrierungsansatz basierend auf markanten Kanten auf der Oberfläche des Objekts, sog. *crest lines*. Diese *crest lines* sind Punkte maximaler Krümmung auf Isointensitätsoberflächen und werden automatisch aus den Datensätzen I_R und I_S extrahiert [TG93]. Anschließend wird eine nicht–rigide Registrierung dieser Kanten durchgeführt. Durch die kompakte Linienrepräsentation des 3D–Objektes wird eine schnelle Berechnung der Registrierung ermöglicht. Die *crest lines* enthalten dabei einen großen Teil der relevanten geometrischen Information des Objektes.

Feldmar und Ayache stellen in [FA94a] eine Erweiterung des oberflächenbasierten

ICP–Algorithmus für die nicht–rigide Registrierung vor (siehe auch Abschn. 5.2.2). In [FA94c] benutzen sie zusätzlich Differentialeigenschaften der Oberflächen. Ferrant et. al. verwenden in [FMW00] ein deformierbares Oberflächenmodell zur Segmentierung eines Bildvolumens und zur Charakterisierung der Formveränderungen der biologischen Objekte.

Ein prinzipielles Problem merkmals– und oberflächenbasierter Registrierungsalgorithmen ist die Ausweitung der Punkt–zu–Punkt Korrespondenz von der Oberfläche oder Extremallinie auf das gesamte 3D–Volumen. Subsol et. al. [STA98] verwenden z.b. Thin–Plate–Splines, und Ferrant et. al. [FNM$^+$01] schlagen Finite–Elemente–Techniken vor. Unabhängig von der verwendeten Technik ist aber mit zunehmender Entfernung von den registrierten Oberflächen oder Linien mit schlechteren Registrierungsergebnissen zu rechnen. Zusätzlich ist, im Falle des von Subsol et. al. vorgeschlagenen Algorithmus, die Extraktion der *crest lines* an sich schon ein schwieriges Problem, und es muss weiterhin überprüft werden, ob die in den Extremallinien enthaltene Forminformation die Patientenanatomie mit hinreichender Genauigkeit repräsentieren kann. Bei der Verwendung oberflächenbasierter Algorithmen muss für jede der zu segmentierenden Knochenstrukturen ein Oberflächenmodell erstellt und die topologischen Beziehungen zwischen diesen Modellen aufwendig modelliert werden (siehe z.B. [FCM99] für einen Ansatz).

Alternativ haben sich voxelbasierte Verfahren etabliert. Hierbei wird diejenige Transformation ϕ gesucht, welche die lokalen Grauwertintensitätsunterschiede zwischen dem deformierten Modellbild und dem Referenzbild minimiert. Die dabei verwendeten grauwertbasierten Distanzmaße sind z.B. die Summe der quadrierten Grauwertdifferenzen, Variance of Ratio oder Mutual Information (siehe Abschn. 3.3.1).

Die Modellierung der Transformation ϕ kann z.B. durch Polynome oder Splines erfolgen, wie es z.B. von Woods et. al. [WGH$^+$98, WGSM98, SWM96] und Hartkens et. al. [HRS$^+$02] vorgeschlagen wird. Alternativ kann für jeden Bildvoxel einen Verschiebungsvektor berechnet werden. Anschließend ist eine Regularisierung des resultierenden Verschiebungsfeldes notwendig, um etwaige unrealistische Verzerrungen oder Geweberisse zu beheben.

Bajcsy und Kovacic [BK89] berechneten die Verschiebungsvektoren auf der Basis eines Korrelationsmaßes und benutzten ein linear elastisches Model zur Beschreibung der Deformationen. Christensen [CRM94, Chr94] zeigte die Unzulänglichkeit des linear elastischen Models für große Deformationen und propagierte die Verwendung eines Fluid–Ansatzes für die inter–subjekt Registrierung. Die von Christensen berichteten Rechenzeiten von mehreren Stunden auf einem MasPar Computer[2]

---

[2]In [CMGV96] wird für die Registrierung eines $128 \times 128 \times 100$–Bildvolumens eine Rechenzeit von 1,8h auf einem massiv parallelen SIMD Computer (MasPar Model MP2) mit 128×128 Prozesoren berichtet. Die Rechenzeit auf einem 150MHz MIPS–R4400 Prozessor betrug 7,4 Tage.

inspirierten Bro–Nielsen [BN97, BNG96] zur Verwendung linearer Filter zur Lösung der zugrundeliegenden partiellen Differentialgleichung. Ebenfalls durch die von Christensen berichteten langen Rechenzeiten inspiriert, entwickelte Thirion [Thi95, Thi98] die "dämonenbasierte Registrierung", auf welche in Abschn. 4.3.2 näher eingegangen wird.

Viele voxelbasierte Registrierungsansätze können in Form eines Variationsproblems ausgedrückt werden (siehe [FM02b]): Seien $I_R : \Omega \rightarrow I\!\!R$ das Referenzbild und $I_S : \Omega \rightarrow I\!\!R$ das Modellbild, mit $\Omega = [0,1]^3$. Gesucht ist die Transformation ϕ mit $I_R \equiv_{reg} I_s \circ \phi$, wobei die *anatomische Korrespondenz* durch die Minimierung eines Distanzmaßes $D(I_R, I_S \circ \phi)$ hergestellt werden soll (siehe Gl. 3.6). Für die hier betrachtete Registrierung monomodaler Daten wird dabei häufig die Summe der quadrierten Grauwertdifferenzen als Distanzmaß D verwendet:

$$D(I_R, I_S \circ \phi) = \int_\Omega \left(I_R(\boldsymbol{x}) - I_S(\phi(\boldsymbol{x})) \right)^2 \, d\boldsymbol{x}. \qquad (4.2)$$

Im Folgenden sei die gesuchte Transformation ϕ durch das *Verschiebungsfeld* $\boldsymbol{u}$ mit $\phi(\boldsymbol{x}) = \boldsymbol{x} - \boldsymbol{u}(\boldsymbol{x})$ ausgedrückt. Das Registrierungsproblem kann damit als Minimierung des folgenden Funktionals formuliert werden:

$$J(\boldsymbol{u}) = \int_\Omega \left(I_R(\boldsymbol{x}) - I_S(\boldsymbol{x} - \boldsymbol{u}(\boldsymbol{x})) \right)^2 \, d\boldsymbol{x} \, + \, \alpha S(\boldsymbol{u}) \quad \rightarrow \quad \min, \qquad (4.3)$$

S bestimmt die "Glattheit" von $\boldsymbol{u}$, und der Faktor α beschreibt die Gewichtung von Glattheit der Lösung bzgl. der Übereinstimmung der Grauwerte.

Es existieren verschiedene Möglichkeiten für die Wahl von S. Die o.g. elastischen Registrierungsansätze [BK89, CRM94] sowie [MSF01] verwenden das elastische Potential

$$S^{elastic}(\boldsymbol{u}) = \sum_{j=1}^{3} \sum_{i=1}^{3} \int_\Omega \frac{\lambda}{2} \left(\partial_i u_i \right) \left(\partial_j u_j \right) + \frac{\mu}{4} \left(\partial_j u_i + \partial_i u_j \right)^2 \qquad (4.4)$$

mit $\boldsymbol{u} = (u_1, u_2, u_3)$.

Bei den *fluidalen* Verfahren [Chr94, CRM94, BN97] wird das Verschiebungsfeld $\boldsymbol{u}$ als die zeitliche Bewegung einer visko–elastischen Flüssigkeit modelliert. Hierfür wird ein zusätzliches Geschwindigkeitsfeld $\boldsymbol{v}$ und eine künstliche Zeit t eingeführt, für welche der Zusammenhang

$$\partial_t \boldsymbol{u}(\boldsymbol{x}, t) = \boldsymbol{v}(\boldsymbol{x}, t) - \nabla \boldsymbol{u}(\boldsymbol{x}, t) \boldsymbol{v}(\boldsymbol{x}, t) \qquad (4.5)$$

gilt. Diese Verfahren können durch die Anwendung des elastischen Potentials auf das Geschwindigkeitsfeld charakterisiert werden $S^{fluid}(\boldsymbol{u}) := S^{elastic}(\boldsymbol{v})$.

Alternative Maße werden z.b. vorgeschlagen von Fischer und Modersitzki [FM01, FM02a]

$$S^{diff}(\boldsymbol{u}) = \sum_{i=1}^{3} \int_{\Omega} \|\nabla u_i\|^2 \text{oder} \tag{4.6}$$

$$S^{curv}(\boldsymbol{u}) = \sum_{i=1}^{3} \int_{\Omega} (\Delta u_i)^2, \tag{4.7}$$

wobei Gl. 4.6 einen starken Bezug zu dem im Folgenden vorgestellten dämonenbasierten Registrierungsverfahren hat (siehe [FM01, FM02b] sowie Anhang B).

Aufgrund der o.g. Probleme merkmals– und oberflächenbasierter Verfahren wird im Rahmen dieser Arbeit für die automatische Registrierung der CT–Bildfolgen von Atlas und Patient ein voxelbasiertes Verfahren verwendet. Sie bieten den Vorteil, dass für die Registrierung keine weitere Vorverarbeitung der CT–Bildfolgen, wie z.B. die Extraktion von Oberflächen oder *crest lines*, notwendig ist. Der Atlas besteht lediglich aus einem CT–Volumen und den zugehörigen Labeldaten. Es ist keine Modellierung der Objektoberflächen und ihrer topologischen Beziehungen nötig.

Mit Thirions "dämonenbasierter Registrierung" ist weiterhin ein Algorithmus mit geringen Laufzeiten und moderatem Implementierungsaufwand verfügbar, welcher bereits erfolgreich zur Lösung ähnlicher medizinischer Problemstellungen eingesetzt wurde [DTM+98, GMT01].

4.3.2 Dämonenbasierte Registrierung

Der folgende Abschnitt beschreibt das von Thirion [Thi95, Thi98] vorgeschlagene Verfahren zur "dämonenbasierten" Registrierung. Ausgangspunkt für Thirions Überlegungen waren die Limitierungen bestehender nicht–rigider voxelbasierter Registrierungsverfahren [BK89, MCAG93, CRM94], welche erstens in der Komplexität der Berechnung und zweitens in der fehlenden Motivation für die verwendeten physikalischen Modelle bestanden.

Ziel war die Entwicklung eines nicht–rigiden Registrierungsverfahrens, welches die Anpassung der 3D–Datensätze verschiedener Patienten auf einer konventionellen Workstation innerhalb weniger Minuten erlaubt.

4.3.2.1 Skizze des dämonenbasierten Registrierungsalgorithmus

Die Grundidee dieses Algorithmus ist, die Objektkonturen im Referenzbild als hemipermeable Membranen zu betrachten und das andere Bild als ein deformierbares

Modellbild, welches durch diese Membranen diffundiert. Die Dämonen werden auf den Konturen des Referenzbildes positioniert und üben auf das Modellbild Kräfte in die Normalenrichtung der Kontur aus, wobei die Orientierung dieser Kräfte von der Art des korrespondierenden Punktes im Modellbild abhängt. Ist dieser Punkt im Objektinneren lokalisiert, weist die Richtung der Kraft einwärts, und wenn der Punkt außerhalb des Objektes liegt, ist der Kraftvektor nach außen gerichtet. Auf diese Art diffundieren die inneren Punkte des Modellbildes in das Innere der Objektkontur des Referenzbildes und umgekehrt für Punkte außerhalb des Objekts. In einem iterativen Prozess führt diese Strategie zu einer Registrierung von Referenz– und Modellbild.

Thirion [Thi95] charakterisiert dieses Verfahren durch folgende Schritte:

Algorithmus 4.1 (Dämonenbasierte Registrierung 1 (Thirion))
Gegeben seien Referenzbild $I_R : \Omega \to I\!R$ und Modellbild $I_S : \Omega \to I\!R$, gesucht ist die Transformation $I_R \equiv_{reg} I_S \circ \phi$.

1. *Bestimme die Positionen der Dämonen im Referenzbild I_R.*

2. *Setze $i = 0$ und intialisiere $\phi_0(\boldsymbol{x})$ (z.B. $\phi_0 = id$).*

3. *Berechne für jede Dämonenposition $\boldsymbol{p}$ einen Kraftvektor $\boldsymbol{f}_i(\boldsymbol{p})$, abhängig von den aktuell korrespondierenden lokalen Bildintensitäten $I_R(\boldsymbol{p})$ und $I_S(\phi_i(\boldsymbol{p}))$.*

4. *Berechne aus den Kraftvektoren $\boldsymbol{f}_i$ die aktuelle Deformation $\boldsymbol{\delta}_\phi$.*

5. *Wende die aktuelle Deformation $\boldsymbol{\delta}_\phi$ an, um die Gesamttransformation $\phi_{i+1} = \phi_i \circ \boldsymbol{\delta}_\phi$ zu bestimmen.*

6. *Falls kein Abbruchkriterium erfüllt wird, setze $i = i + 1$ und gehe zu 3.*

Folgende Punkte sind in diesem Schema offen, und können — abhängig von der jeweiligen Anwendung — verschieden implementiert werden:

- die Bestimmung der Dämonenpositionen im Referenzbild,

- die Berechnung der Dämonenkräfte,

- die Bestimmung der Transformationen ϕ bzw. $\boldsymbol{\delta}_\phi$ aus den Kraftvektoren und

- das Interpolationsschema zur Berechnung von $I_S(\phi_i(\boldsymbol{p}))$.

Im Rahmen dieser Arbeit wird zur Bestimmung der Grauwerte des transformierten Modellbildes $I_S \circ \phi$ eine trilineare Interpolation durchgeführt. Die Anwendung alternativer Interpolationsschemata ist jedoch möglich (siehe [LGS99] für einen Überblick und Vergleich verschiedener Verfahren).

4.3.2.2 Positionierung der Dämonen im Referenzbild

Für medizinische Bilddaten stehen die Isointensitätsoberflächen in enger Beziehung zu den Objektgrenzen. Die Grauwertgradienten $\nabla I(x)$ stehen senkrecht auf den Isointensitätsoberflächen und können zur Modellierung der Kraftvektoren $f(p)$ der Dämonen herangezogen werden.

Für Grauwertbilder wird deshalb jedem Bildvoxel x des Referenzbildes ein Dämon zugewiesen, wenn die ·Gradientennorm $\|\nabla I_R(x)\| \neq 0$ ist. Ein Dämon an der Position p erzeugt einen Kraftvektor in Richtung $\nabla I_R(p)$, falls $I_R(p) < I_S(\phi(p))$ gilt und in Richtung $-\nabla I_R(p)$, falls $I_R(p) > I_S(\phi(p))$ gilt.
D.h. hat der Voxel $\phi(p)$ im Modellbild einen höheren Grauwert als der aktuell korrespondierende Voxel im Referenzbild, wird er in Richtung der steigenden Grauwerte im Referenzbild verschoben. Hat er einen geringeren Grauwert als der zugehörige Voxel im Referenzbild, wird er entsprechend in die Richtung kleinerer Grauwerte im Referenzbild verschoben.

Für segmentierte Bilddaten können die Objektoberflächen direkt bestimmt und die Dämonen darauf lokalisiert werden. In [Thi98] wird in diesem Fall folgendes Vorgehen vorgeschlagen: Für zwei benachbarte Voxel $I_R(x_{in}) = g_{in}$ und $I_R(x_{out}) = g_{out}$ mit $g_{in} \neq g_{out}$ bestimme die Dämonenposition $p = \frac{x_{in}+x_{out}}{2}$ und die Normalenrichtung $n = x_{in} - x_{out}$. Für die Dämonenkraft $f(p)$ gilt

$$f(p) = \begin{cases} cn, & \text{falls } I_s(\phi(p)) = g_{in} \\ -cn, & \text{falls } I_s(\phi(p)) = g_{out} \\ 0, & \text{sonst.} \end{cases} \tag{4.8}$$

Handelt es sich um Binärbilder mit den Binärwerten g_{in} und g_{out}, kann analog zu Grauwertbildern vorgegangen werden. Die Bedingung $\nabla I_R(x) \neq 0$ ist dann nur für Voxelpositionen in der Umgebung einer Objektkante erfüllt. Die Größe dieser Umgebung hängt vom jeweils verwendeten Gradientenoperator ab (siehe Abschn. A.2).

4.3.2.3 Berechnung der Dämonenkraft

Die dämonenbasierte Registrierung kann als Variante des *optischen Flusses* [HS81] interpretiert werden. Grundannahme dieses Verfahrens (wie der meisten intensitäts-basierten Registrierungsverfahren) ist, dass anatomisch korrespondierende Punkte in I_R und I_S durch identische Grauwerte repräsentiert sind[3]. Die zu registrierenden

---

[3]Diese Annahme ist allerdings oftmals für medizinische Bilddaten nicht erfüllt. In Abschn. 4.5.2 wird darauf noch einmal eingegangen.

Bilddaten werden als ein sich zeitlich veränderndes Bildvolumen $I(\boldsymbol{x}, t)$ betrachtet. Es wird angenommen, das die Bildintensität für einen einzelnen Bildpunkt konstant bleibt (die Lokalisation dieses Punktes ändert sich aber):

$$\frac{d\,I(\boldsymbol{x}, t)}{d\,t} = \frac{\partial I}{\partial x}\frac{\partial x}{\partial t} + \frac{\partial I}{\partial y}\frac{\partial y}{\partial t} + \frac{\partial I}{\partial z}\frac{\partial z}{\partial t} + \frac{\partial I}{\partial t} = 0. \tag{4.9}$$

Sei $\boldsymbol{v} = \left(\frac{\partial x}{\partial t}, \frac{\partial y}{\partial t}, \frac{\partial z}{\partial t}\right)^{\mathrm{T}}$ die zeitliche Bewegung (Geschwindigkeit) in einem Bildpunkt, dann folgt mit Gl. 4.9:

$$\nabla_x I(\boldsymbol{x}, t)\,\boldsymbol{v} = -\frac{\partial I}{\partial t} \tag{4.10a}$$

und

$$\boldsymbol{v} = -\nabla_x I(\boldsymbol{x}, t)\frac{\partial_t I(\boldsymbol{x}, t)}{\|\nabla_x I(\boldsymbol{x}, t)\|^2}, \tag{4.10b}$$

wobei $\nabla_x I(\boldsymbol{x}, t) = \left(\frac{\partial I}{\partial x}, \frac{\partial I}{\partial y}, \frac{\partial I}{\partial z}\right)^{\mathrm{T}}$ der Grauwertgradient im Bildpunkt $\boldsymbol{x}$ zum Zeitpunkt t ist. Diese Gleichung ist nicht geeignet, um $\boldsymbol{v}$ lokal zu berechnen, da die Komponenten der Bewegung rechtwinklig zum Grauwertgradienten nicht berechnet werden können (siehe [HS81]). Globale Regularisierungstechniken sind deshalb nötig, um $\boldsymbol{v}$ zu bestimmen. Bei der dämonenbasierten Registrierung besteht die Regularisierung aus einer Glättung der Verschiebungsvektoren mittels eines Gauß-filters (s. Abschn. 4.3.2.4).

In dem hier betrachteten Fall stehen lediglich zwei Aufnahmen I_R und I_S zur Verfügung, und gesucht ist die Bewegung $\boldsymbol{v}$, welche I_S an I_R anpasst. Unter der Annahme, dass I_S und I_R durch genau einen Zeitschritt voneinander getrennt sind, folgt mit $\partial_t I = I_R - I_S$ und Gl. 4.10b:

$$\boldsymbol{v} = -\nabla I_R \frac{I_R - I_S}{\|\nabla I_R\|^2} \tag{4.11}$$

für das gesuchte Bewegungsfeld. Gl. 4.11 erfüllt prinzipiell das gewünschte Verhalten für einen Dämon und könnte zur Berechnung des Kraftvektors $\boldsymbol{f}(\boldsymbol{p})$ verwendet werden. Für kleine Gradientenbeträge $\nabla I_R \to 0$ können jedoch sehr große Kraftvektoren $\boldsymbol{f}$ auftreten, wodurch ein instabiles Verhalten des Registrierungsverfahrens verursacht wird. Deshalb wird der Nenner um einen Summanden erweitert, welcher von der aktuellen Grauwertdifferenz abhängig ist (siehe [Thi95]):

$$\boldsymbol{f}(\boldsymbol{x}) = -\nabla I_R(\boldsymbol{x})\frac{I_R(\boldsymbol{x}) - I_S(\boldsymbol{\phi}(\boldsymbol{x}))}{\|\nabla I_R(\boldsymbol{x})\|^2 + \alpha^2(I_S(\boldsymbol{\phi}(\boldsymbol{x})) - I_R(\boldsymbol{x}))^2}. \tag{4.12}$$

Für kleine Gradientenbeträge ist damit $\|\boldsymbol{f}\|$ nahe 0. Zusätzlich wird der in [CPA99] vorgeschlagene Homogenisierungsfaktor α eingeführt, um den maximalen Betrag des Kraftvektors zu beschränken auf $\|\boldsymbol{f}\| \le 1/2\alpha$. Durch eine Wahl von $\alpha = 2$ erhält man somit Kraftvektoren mit einer maximalen Länge von einem Voxel.

4.3.2.4 Berechnung der Transformation aus den Dämonenkräften

Triebfeder des iterativen Registrierungsalgorithmus sind die mittels Gl. 4.12 erzeugten Kraftvektoren an den Dämonenpositionen. Wie bereits erwähnt ist es mittels Gl. 4.10b nicht möglich, die Bewegungskomponenten *senkrecht* zur Gradientenrichtung zu bestimmen, insbesondere ist auch für Punkte mit $\|\nabla I_R(\boldsymbol{x})\| = 0$ keine Bestimmung von $\boldsymbol{v}$ möglich. In der Literatur wird dies als das *Aperture–Problem* bezeichnet. Betrachtet man Transformationen mit einer geringen Anzahl von Freiheitsgraden (z.b. rigide, affin oder auch splinebasiert), können deren Parameter aus dem Kraftfeld geschätzt werden. Bei der hier verwendeten Freiform–Transformation wird jedem Voxel des Bildgitters ein Verschiebungsvektor zugewiesen. Zur Lösung des dabei auftretenden *Aperture–Problems* wird eine zusätzliche *Glattheitsbedingung* an das Vektorfeld gestellt. Diese Regularisierung hat einen weiteren Hintergrund: die Transformation soll die Topologie des Bildes erhalten, also das Entstehen von Rissen oder Verwerfungen in den Geweben vermeiden.

Dieser Regularisierungsschritt erfolgt bei elastischen und fluidalen Verfahren durch die Lösung einer partiellen Differentialgleichung, welche aus dem elastischen Energiepotential (Gl. 4.4) resultiert [BK89, Chr94, BN97, MSF01]. Die Lösung dieser PDE erfordert einen Großteil der Rechenzeit dieser Verfahren[4]. Thirion propagiert demgegenüber die Anwendung eines Gaußfilters zur Regularisierung des Transformationsfeldes. In Anhang B ist der Zusammenhang dieses Ansatzes mit dem Glattheitsterm in Gl. 4.6 erläutert. Der Glättungsschritt kann optional bei der Berechnung des aktuellen Verschiebungsfeldes $\boldsymbol{\delta}_\phi$ (*a priori smoothing*) oder des Transformationsfeldes $\boldsymbol{\phi}$ (*a posteriori smoothing*) angewendet werden. Der folgende Algorithmus beschreibt das im Rahmen dieser Arbeit implementierte Verfahren:

Algorithmus 4.2 (Dämonenbasierte Registrierung 2)
Gegeben seien Referenzbild $I_R : \Omega \to \mathbb{R}$ und Modellbild $I_S : \Omega \to \mathbb{R}$, gesucht ist die Transformation $\boldsymbol{\phi} = \boldsymbol{x} - \boldsymbol{u}(\boldsymbol{x})$.

1. *Bestimme die Menge der Dämonenpositionen $\mathcal{D} \subseteq \Omega$ mit*
   $$\mathcal{D} = \{\boldsymbol{x} \in \Omega \mid \|\nabla I_R(\boldsymbol{x})\| \neq 0\}.$$

2. *Initialisiere $i = 0$ und $\boldsymbol{u}_0(\boldsymbol{x}) = 0, \forall x \in \Omega$.*

3. *Berechne abhängig von $\boldsymbol{\phi}_i = \boldsymbol{x} - \boldsymbol{u}_i(\boldsymbol{x})$ für jede Dämonenposition $\boldsymbol{p} \in \mathcal{D}$ einen Kraftvektor $\boldsymbol{f}_i(\boldsymbol{p})$ nach Gl. 4.12.*

---

[4]Im Falle der in [CMGV96] berichteten sequentiellen Ausführung auf einem MIPS–R4400 Prozessors benötigte die Lösung der PDE ca. 86% der Rechenzeit.

4. Berechne das aktuelle Korrekturfeld

$$\boldsymbol{\delta}_\phi(\boldsymbol{x}) = \begin{cases} \boldsymbol{f}_i(\boldsymbol{x}) & \text{falls } \boldsymbol{x} \in \mathcal{D} \\ 0 & \text{sonst} \end{cases} \tag{4.13}$$

5. Berechne die aktuelle Verschiebung

$$\boldsymbol{u}_{i+1} = \boldsymbol{u}_i + (\boldsymbol{\delta}_\phi * K_{\sigma_1^2}) \quad \text{(a–priori–smoothing)} \quad \text{oder}$$
$$\boldsymbol{u}_{i+1} = (\boldsymbol{u}_i + \boldsymbol{\delta}_\phi) * K_{\sigma_2^2}, \quad \text{(a–posteriori–smoothing)}.$$

6. Falls kein Abbruchkriterium erfüllt, $i = i + 1$, gehe zu 3.

Der dämonenbasierte Registrierungsalgorithmus ermöglicht die effiziente, nicht–lineare Anpassung medizinischer Bildvolumina. Der folgende Abschnitt beschreibt die genaue Implementierung des Algorithmus und stellt erste Ergebnisse für synthetische Daten vor. Anschließend wird das Verfahren so erweitert, dass es zur Registrierung von CT–Bildfolgen der Hüfte angewendet werden kann.

4.4 Implementierung und Test des Registrierungsverfahrens

Die Implementierung der dämonenbasierten Registrierung erfolgt auf der Basis der Bildverarbeitungsbibliothek PICLIB [vJEMO02] in C++. Innerhalb dieser Bibliothek wurden Klassen zur Gradientenberechnung, Gaußfilterung, Transformation und Interpolation sowie zum Ablauf der dämonenbasierten Registrierung von 2D– und 3D–Bilddaten implementiert. Weiterhin wurden verschiedene Verfahren zur Vorverarbeitung der Bilddaten, wie z.b. schwellwertbasierte Segmentierungsverfahren, morphologische Operatoren, verschiedene Histogrammoperationen, ein anisotroper Diffusionsfilter usw., algorithmisch umgesetzt. Schnittstellen zum Bildverarbeitungssystem KHOROS [KR94, RK94][5] und zur Computergrafik– und Visualisierungsbibliothek VTK [SML98][6] ermöglichen einerseits die Einbindung der implementierten Algorithmen in die grafische Programmierumgebung Cantata [YAK95] und andererseits die Weiterverarbeitung der erzeugten Daten zu 3D–Modellen und die Einbindung in das Planungssystem VirtOPS.

---

[5]siehe auch http://www.khoral.com/khoros/
[6]siehe auch http://www.kitware.com/vtk.html

4.4.1 Implementierung der nicht–linearen Registrierung

Für die Implementierung von Algorithmus 4.2 stellt sich zunächst die Frage nach der konkreten Berechnung von ∇I_R sowie nach der verwendeten Interpolationsmethode bei der Berechnung von $I_S(\phi(x))$. Da für die dämonenbasierte Registrierung ∇I_R nur einmal berechnet werden muss, können aufwendige Verfahren verwendet werden. Hier wurde der Deriche–Filter angewendet (siehe [Der87, MDMC91] sowie Abschn. A.2). Die Bestimmung der Grauwerte von $I_S \circ \phi$ erfolgt durch lineare Interpolation.

Zur Beschleunigung des Verfahrens wurde eine Multi–Resolution–Strategie implementiert. Hierbei erfolgt zunächst die Registrierung der Bilddaten auf einer groben Auflösungsstufe und wird sukzessive verfeinert. Dieses Vorgehen bietet folgende Vorteile:

- Beschleunigung der Berechnung, da auf kleinen, niedrig aufgelösten Bildern mehr Iterationen pro Zeiteinheit durchgeführt werden können als auf hoch aufgelösten Bildern,

- Beschleunigung der Konvergenz, da für die Bewegung eines Objektes um eine feste Distanz auf grob aufgelösten Bildern weniger Iterationen benötigt werden als auf hochaufgelösten Bildern, und

- Erhöhung der Robustheit des Algorithmus, da zunächst grobe Merkmale registriert werden und erst nach und nach feinere Objektdetails.

Sei s die (Iso–)Voxelgröße von I_R und I_S, n_l die Anzahl der Auflösungsstufen und ρ der Skalierungsfaktor für jede Auflösungsstufe (typisch: $\rho = 2$), dann kann die Multi–Resolution Registrierung folgendermaßen formuliert werden:

FOR $l = n_l - 1, \cdots, 0$ DO

1. Berechne I_R^l und I_S^l aus I_R und I_S durch *Resamplen* auf die Iso–Voxelgröße $\rho^k \cdot s$ (siehe Abschn. A.3).

2. Berechne u^l aus u^{l+1} durch lineare Interpolation und Skalierung der Werte mit dem Faktor ρ.

3. Registriere I_R^l und I_S^l nach Algorithmus 4.2 unter Verwendung der Anfangsverschiebung $u_0 = u^l$.

END

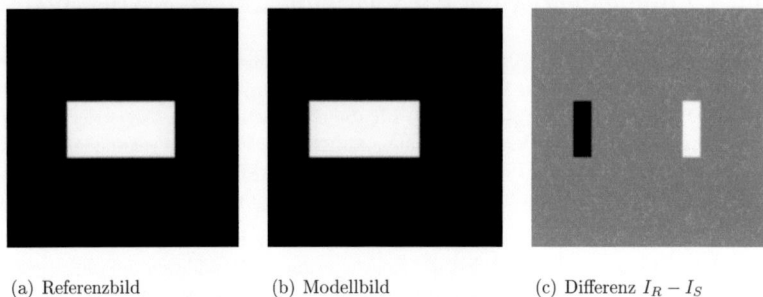

(a) Referenzbild   (b) Modellbild   (c) Differenz $I_R - I_S$

Abbildung 4.3: Synthetisches Referenz– und Modellbild für die Beispielregistrierung.
Die Bildgröße beträgt 128×128 Pixel. Die Rechtecke sind um 10 Pixel
in x–Richtung verschoben.

4.4.2   Test des Verfahrens an synthetischen Daten

Für einen ersten Test des dämonenbasierten Registrierungsverfahrens werden die
synthetisch erzeugten Bilder aus Abb. 4.3(a) und 4.3(b) registriert.

In Abb. 4.4 sind die Ergebnisse der Registrierung unter Verwendung von a–posteriori
Glättung mit verschiedenen Glättungsfaktoren σ^2 dargestellt. Die Kraftvektoren
werden nur in Bildbereichen mit Grauwertunterschieden erzeugt. Es ist zu erkennen,
dass die Varianz des Gaußfilters den Kompromiß zwischen Glätte des Transformationsfeldes und Übereinstimmung des Referenz– und Modellbildes steuert. In Abb.
4.6(a) ist der Verlauf der Anpassung von Referenz– und Modellbild und in Abb.
4.6(b) ein Glattheitsmaß für das Verrückungsfeld u angegeben (siehe Anhang B
für eine Herleitung dieses Glattheitsmaßes). Die Varianz des Gaußfilter beeinflusst
auch die Anzahl der benötigten Iterationen, so dass das Verfahren für $\sigma^2 = 1$ bereits nach ca. 150 Iterationen kaum noch Verbesserungen der Distanz $D(I_R, I_S \circ \phi)$
erzielt, während für $\sigma^2 = 5$ auch nach 250 Iterationen keine Konvergenz zu beobachten ist. Für $\sigma^2 = 1$ zeigt Abb. 4.6(b), dass in den Iterationen 100 bis 250 im
wesentlichen die Glätte des Verrückungsfeldes erhöht wurde, ohne die Anpassung
der Grauwerte zu verbessern.

Aus Abb. 4.5 und 4.7 ist zu erkennen, dass unter Verwendung der a–priori Glättung die Glätte des Verrückungsfeldes ebenfalls wesentlich durch die Varianz des
Gaußfilters bestimmt wird. Allerdings werden wesentlich höhere Varianzen benötigt, um ein hinreichend glattes Verrückungsfeld zu erhalten. Für $\sigma^2 < 20$ traten
extreme Topologieverletzungen in der resultierenden Transformation auf. Nach 250

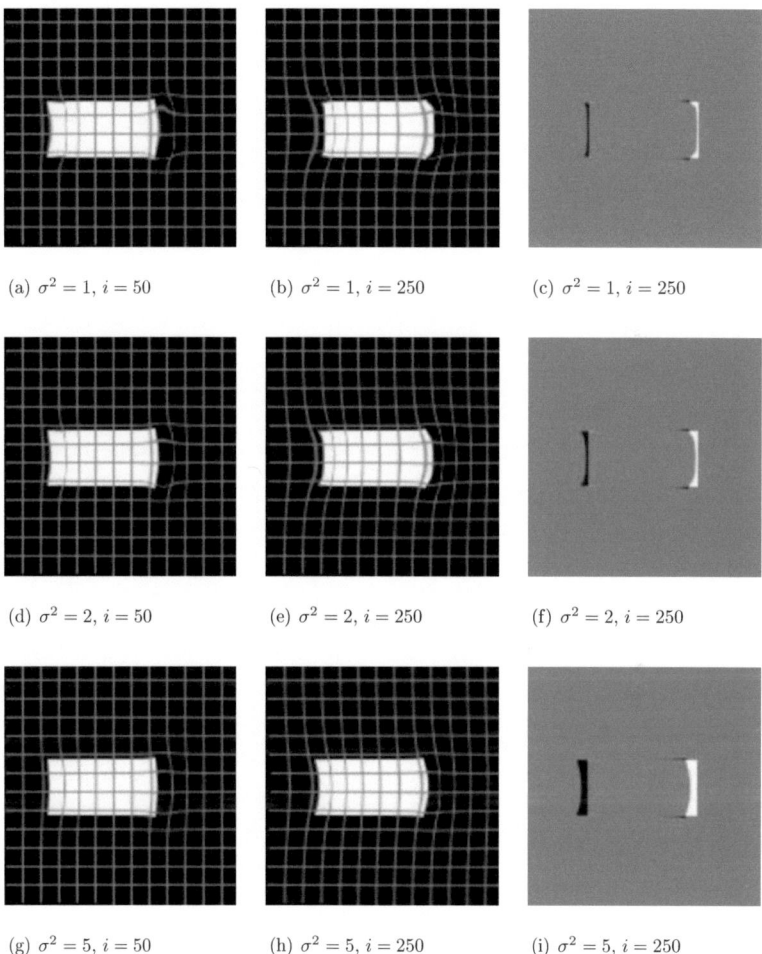

(a) $\sigma^2 = 1$, $i = 50$ (b) $\sigma^2 = 1$, $i = 250$ (c) $\sigma^2 = 1$, $i = 250$

(d) $\sigma^2 = 2$, $i = 50$ (e) $\sigma^2 = 2$, $i = 250$ (f) $\sigma^2 = 2$, $i = 250$

(g) $\sigma^2 = 5$, $i = 50$ (h) $\sigma^2 = 5$, $i = 250$ (i) $\sigma^2 = 5$, $i = 250$

Abbildung 4.4: Dämonenbasierte Registrierung der Bilder aus Abb. 4.3 mit a–posteriori Glättung für verschiedene Anzahlen von Iterationen und für verschiedene σ. Durch die Überlagerung mit einem Gitter ist die Transformation des Modellbildes dargestellt (linke und mittlere Spalte). In der rechten Spalte sind die Differenzbilder $I_R - I_S \circ \phi$ abgebildet.

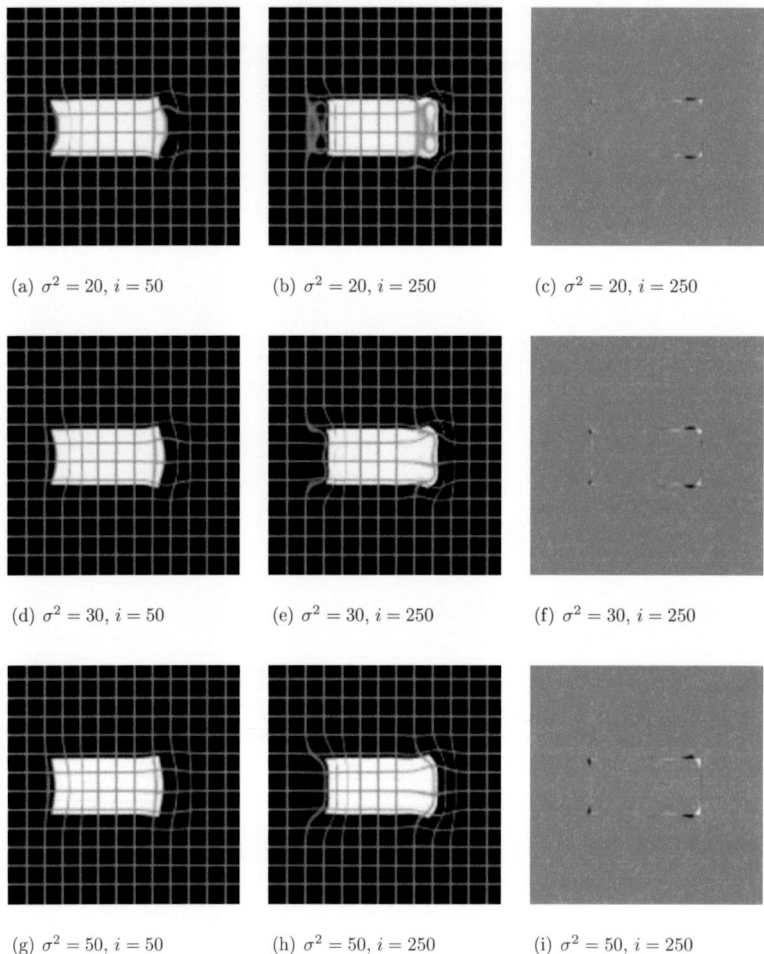

(a) $\sigma^2 = 20$, $i = 50$ (b) $\sigma^2 = 20$, $i = 250$ (c) $\sigma^2 = 20$, $i = 250$

(d) $\sigma^2 = 30$, $i = 50$ (e) $\sigma^2 = 30$, $i = 250$ (f) $\sigma^2 = 30$, $i = 250$

(g) $\sigma^2 = 50$, $i = 50$ (h) $\sigma^2 = 50$, $i = 250$ (i) $\sigma^2 = 50$, $i = 250$

Abbildung 4.5: Dämonenbasierte Registrierung der Bilder aus Abb. 4.3 mit a–priori Glättung für verschiedene Anzahlen von Iterationen und für verschiedene σ. Durch die Überlagerung mit einem Gitter ist die Transformation des Modellbildes drgestellt (linke und mittlere Spalte). In der rechten Spalte sind die Differenzbilder $I_R - I_S \circ \phi$ abgebildet.

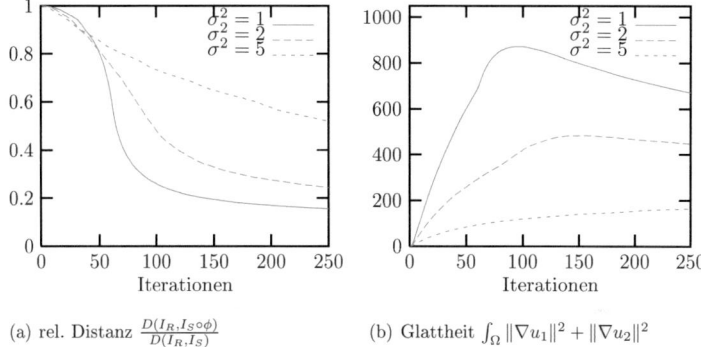

(a) rel. Distanz $\frac{D(I_R,I_S \circ \phi)}{D(I_R,I_S)}$ (b) Glattheit $\int_\Omega \|\nabla u_1\|^2 + \|\nabla u_2\|^2$

Abbildung 4.6: Verlauf der dämonenbasierte Registrierung der Bilder aus Abb. 4.3 mit a–posteriori Glättung für verschiedene σ. In (a) ist der Verlauf der Anpassung von I_S an I_R und in (b) das Maß für die Glattheit des Verschiebungsfeldes $\boldsymbol{u}(\boldsymbol{x}) = (u_1(\boldsymbol{x}), u_2(\boldsymbol{x}))^{\mathrm{T}}$ dargestellt.

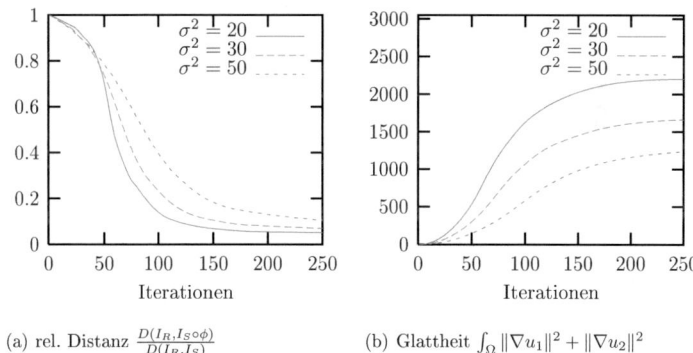

(a) rel. Distanz $\frac{D(I_R,I_S \circ \phi)}{D(I_R,I_S)}$ (b) Glattheit $\int_\Omega \|\nabla u_1\|^2 + \|\nabla u_2\|^2$

Abbildung 4.7: Verlauf der dämonenbasierte Registrierung der Bilder aus Abb. 4.3 mit a–priori Glättung für verschiedene σ. In (a) ist der Verlauf der Anpassung von I_S an I_R und in (b) das Maß für die Glattheit des Verschiebungsfeldes $\boldsymbol{u}(\boldsymbol{x}) = (u_1(\boldsymbol{x}), u_2(\boldsymbol{x}))^{\mathrm{T}}$ dargestellt.

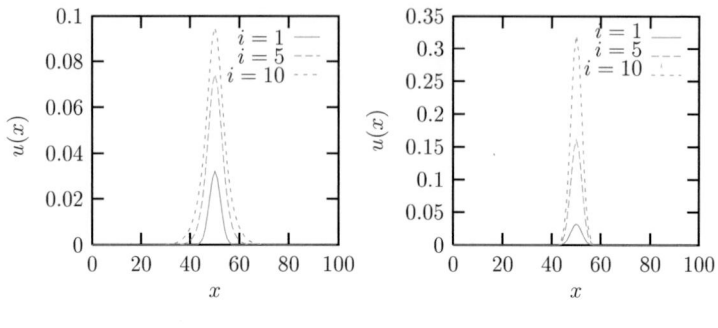

(a) a–posteriori Glättung   (b) a–priori Glättung

Abbildung 4.8: Dargestellt ist das resultierende Verrückungsfeld u für ein eindimensionales Registrierungsproblem, wenn in jeder Iteration nur an der Stelle $x = 50$ eine Dämonenkraft $f(50) = 1$ erzeugt wird. Abb. (a) zeigt $u(x)$ für $i = 1, 5, 10$ Iterationen mit a–posteriori Glättung, (b) mit a–priori Glättung ($\sigma^2 = 5$, Filterbreite 13).

Iterationen unterscheiden sich die Distanzen zwischen dem Referenzbild und dem deformierten Modellbild nicht wesentlich für verschiedene σ^2.

A–posteriori und a–priori Glättung unterscheiden sich durch das Schema der Aktualisierung des Verschiebungsfeldes (siehe auch Alg. 4.2):

$$u_{i+1} = u_i + \left(\boldsymbol{\delta}_\phi * K_{\sigma_1^2}\right), \quad \text{(a–priori–smoothing)} \tag{4.14}$$

$$u_{i+1} = (u_i + \boldsymbol{\delta}_\phi) * K_{\sigma_2^2}, \quad \text{(a–posteriori–smoothing)} . \tag{4.15}$$

In Abb. 4.8 ist der wesentlichen Unterschied zwischen a–posteriori und a–priori Glättung anhand eines eindimensionalen Registrierungsproblems demonstriert. Angenommen, in jeder Iteration würde nur an der Stelle $x = 50$ eine Dämonenkraft $f(50) = 1$ erzeugt, d.h. für das resultierende Korrekturfeld gilt $\boldsymbol{\delta}_\phi(50) = 1$ und $\boldsymbol{\delta}_\phi(x) = 0$, $\forall x \neq 50$. Bei der a–priori Glättung wird in jeder Iteration das Korrekturfeld zunächst geglättet und anschließend auf das aktuelle Verrückungsfeld addiert. Der Einflussbereich des an einer Dämonenposition p erzeugten Kraftvektors bleibt deshalb auf eine Umgebung entsprechend der Filterbreite beschränkt (siehe Abb. 4.8(b)). Liegt der zu p korrespondierende Punkt außerhalb dieses Einflussbereiches, kann keine korrekte Registrierung von Modell– und Referenzbild erfolgen. Die a–priori Glättung ist deshalb nur dann für eine Registrierung geeignet, wenn kleine Transformationen des Modellbildes notwendig sind und große Filtermasken verwendet werden.

Demgegenüber führt die a–posteriori Glättung im Verlauf des Registrierungspro-zesses zu einer allmählichen Ausweitung der an einer Dämonenposition p erzeugten Verrückung auf den gesamten Bildraum (siehe Abb. 4.8(a)). Es können deshalb auch kleine Filtermasken verwendet werden, und die Überbrückung großer Distan-zen zwischen Modell– und Referenzbild ist möglich.

Gl. 4.14 und 4.15 führen ebenfalls zu verschiedenen Konvergenzverhalten des Regi-strierungsverfahrens. Die a–posteriori Registrierung konvergiert, wenn ein Gleich-gewichtszustand zwischen Korrekturfeld δ_ϕ und Regularisierung erreicht wird. Eine vollständige Übereinstimmung von Referenz– und Modellbild ist deshalb nur unter Verwendung sehr kleiner Filtermasken erreichbar. Die a–priori Registrierung kon-vergiert, wenn das Korrekturfeld Null wird, Referenz– und Modellbild also überein-stimmen. Dies kann i.A. nur bei der Registrierung von Binärbildern erreicht werden. In Abschn. 4.4.5 wird ein Verfahren vorgestellt, welches die Vorteile der a–priori und a–posteriori Glättung kombiniert.

4.4.3   Anmerkungen zur Implementierung des Gaußfilters

Die zeitaufwendigste Operation der dämonenbasierten Registrierung ist die Faltung des Verschiebungsfeldes mit einem Gaußfilter. Deshalb muss auf eine effiziente Im-plementierung des Gaußfilters geachtet werden. Die Faltung eines n Voxel großen Bildes mit einer $m \times m \times m$ großen Filtermaske benötigt $O(m^3 \cdot n)$ Rechenopera-tionen. Unter Ausnutzung der Separierbarkeit des Gaußfilters kann dieser Aufwand auf $O(3m\,n)$ gesenkt werden. Weitere Geschwindigkeitsgewinne lassen sich durch eine *Parallelisierung* erzielen. Die einzelnen Threads greifen dabei lesend auf über-lappende Bildbereiche zu. Um Synchronisationen zwischen den einzelnen Threads zu vermeiden, ist, abhängig von der gewählten Aufteilung des Bildvolumens, eine geeignete Abarbeitungsfolge der separierten Filtermasken notwendig (siehe Abb. 4.9).

Wie bereits im letzten Abschnitt erläutert wurde, sind bei der Anwendung der a–priori Glättung sehr große Filtermasken nötig. Wells schlägt vor, den eindimensiona-len Gaußfilter durch eine mehrfache Anwendung eindimensionaler Mittelwertfilter zu approximieren [Wel86]. Dies führt zu einer effizienten Implementierung, welche ebenfalls parallelisierbar ist. Die Varianz σ^2 eines n_g–fach angewendeten Mittelwert-filters der Breite m_g beträgt

$$\sigma^2 = n_g \frac{m_g^2 - 1}{12}. \tag{4.16}$$

Für die Ausführung eines (eindimensionalen) Filters mit $n_g = 5$ und $m_g = 7$, also $\sigma^2 = 20$, benötigt das Verfahren von Wells 5 Multiplikation, 5 Additionen und 5 Subtraktionen pro Pixel. Ein (eindimensionaler) Gaußfilter mit Varianz $\sigma^2 = 20$ hat

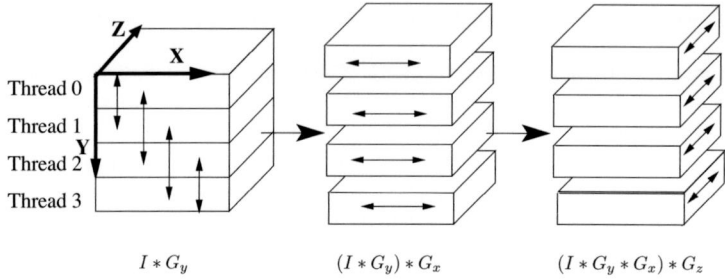

$$I * G_y \qquad\qquad (I * G_y) * G_x \qquad\qquad (I * G_y * G_x) * G_z$$

Abbildung 4.9: Für die parallele Abarbeitung eines separierten Gaußfilters ist die Reihenfolge der Anwendung der Masken in x-, y- bzw. z-Richtung abhängig von der Verteilung des Bildvolumens auf die Threads. Bei einer zeilenweisen Verteilung (wie oben dargestellt) muss zuerst die Filterung in y-Richtung angewendet werden. Die (lesenden) Zugriffe auf Bereiche ausserhalb des aktuellen Thread–Volumens erfolgen dann auf die ungefilterten Bilddaten, so dass keine Synchronisation mit anderen Threads nötig ist.

eine Filterbreite von 19 und benötigt somit 19 Multiplikationen und 19 Additionen pro Pixel.

Die Behandlung des Bildrandes während der Glättung des Verschiebungsfeldes hat einen wesentlichen Einfluss auf das Registrierungsergebnis. Liegen Teile der Filtermaske ausserhalb des Bildes, so können dort entweder Null-Werte oder der Wert des letzten Randpixels angenommen werden. Andere Techniken, wie z.B. eine periodische Fortsetzung des Bildes oder aufwendigere Extrapolationsverfahren, kommen hier nicht in Frage. Die Annahme von Null–Werten ausserhalb des Bildes korrespondiert mit den *Dirichlet Randbedingungen*

$$\forall \boldsymbol{x} \in \partial\Omega : \; u(\boldsymbol{x}) = 0, \tag{4.17}$$

während die Vervielfältigung des letzten Randpixels mit den *Neumann Randbedingungen*

$$\forall \boldsymbol{x} \in \partial\Omega : \; \nabla u(\boldsymbol{x}) = 0. \tag{4.18}$$

korrespondiert. Durch Dirichlet Randbedingungen werden die Bildränder des Referenz– und Modellbildes aufeinander abgebildet. Da die Bildvolumina verschiedene Ausschnitte des Körpers repräsentieren können, müssen hier Neumann Randbedingungen verwendet werden.

4.4.4 Abbruchkriterien

Die Anzahl der nötigen Iterationen für eine optimale Registrierung von Referenz–
und Modellbild hängt einerseits natürlich vom Bildinhalt ab, andererseits spielt auch
die Wahl von σ^2 eine Rolle. Die Festlegung einer festen Anzahl durchzuführender
Iterationen führt deshalb nicht zu guten Registrierungsergebnissen.

Als Abbruchkriterien können statt dessen dienen:

(1) der Wert der Norm des aktuellen Korrekturfeldes $\boldsymbol{\delta}_\phi$,

(2) die Größe der Änderung des Verschiebungsfeldes $\boldsymbol{u}$ in aufeinanderfolgenden
     Iterationen oder

(3) die Größe der Änderung der Distanz $D(I_R, I_R \circ \boldsymbol{\phi})$ zwischen den Bildern in
     aufeinanderfolgenden Iterationen.

Kriterium (1) kann durch einen Schwellwert c, mit $\int \|\boldsymbol{\delta}_\phi(\boldsymbol{x})\|^2 \, d\boldsymbol{x} \leq c$ als Abbruch-
kriterium, implementiert werden. Das Integral $\int \|\boldsymbol{\delta}_\phi(\boldsymbol{x})\|^2 \, d\boldsymbol{x}$ wird klein, wenn in der
aktuellen Iteration nur geringe Kräfte auf das Modellbild ausgeübt werden. Da die
Berechnung der Dämonenkräfte auf den Grauwertintensitätsunterschieden beruht
und davon ausgegangen werden muss, dass keine vollständige Übereinstimmung von
Referenz– und Modellbild erzielt werden kann, ist die Bestimmung von c schwierig
und nicht unabhängig von den zugrundeliegenden Bilddaten.

Veränderungen des Verschiebungsfeldes $\boldsymbol{u}$ müssen nicht unbedingt mit einer Verbesserung des Registrierungsergebnisses einhergehen. In Abb. 4.6(a) ist für $\sigma^2 = 1$ zu
sehen, dass nach ca. 170 Iterationen kaum noch Verbesserungen der Anpassung von
Referenz– und Modellbild erfolgen. Demgegenüber zeigt Abb. 4.6(b) auch nach 250
Iterationen deutliche Änderungen des Verschiebungsfeldes $\boldsymbol{u}$ für $\sigma^2 = 1$. Kriterium
(2) ist deshalb ebenfalls ungeeignet, den Registrierungsprozess abzubrechen.

Im Rahmen dieser Arbeit wird deshalb Kriterium (3) als Abbruchkriterium verwen-
det. Um auch kurzzeitige Verschlechterungen der Distanz $D(I_R, I_R \circ \boldsymbol{\phi})$ zuzulassen,
werden die Werte der letzten n_{stop} Iterationen bei der Bestimmung des Abbruch-
kriteriums einbezogen. An diese Werte wird eine Regressionsgerade angepasst und
die Steigung dieser Gerade ausgewertet. Algorithmisch kann dieses Verfahren folgendermaßen formuliert werden:

Algorithmus 4.3 (Abbruchkriterium)

1. Bestimme in der Iteration i die aktuelle Distanz
   $d(i) = \sum_{\boldsymbol{x} \in \mathcal{D}} \left(I_R(\boldsymbol{x}) - I_S(\boldsymbol{x} - \boldsymbol{u}_i(\boldsymbol{x})) \right)^2$

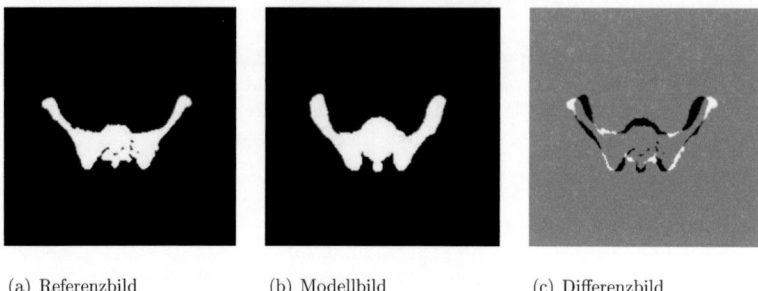

(a) Referenzbild   (b) Modellbild   (c) Differenzbild

Abbildung 4.10: Test der dämonenbasierten Registrierung an binarisierten Daten. Das Referenzbild (a) und das Modellbild (b) wurden vor dem nicht–linearen Registrierungsprozess affin registriert. In Abb. (c) ist das Differenzbild der affin vorregistrierten Bilder dargestellt. Die Ergebnisse der nicht–linearen Registrierung werden in Abb. 4.11 gezeigt.

2. *Berechne für die letzten n_{stop} Iterationen die normierten Distanzen $\hat{d}(i) = \frac{d(i)}{d_{max}}$ mit $d_{max} = \max_{\forall i} d(i)$.*

3. *Bestimme die Regressionsgerade $g(x) = ax + b$ für die Werte $\hat{d}(i - n_{stop}), \hat{d}(i - n_{stop} + 1), \ldots, \hat{d}(i)$.*

4. *Ein Abbruch erfolgt, wenn die Steigung der Regressionsgeraden über einem Schwellwert c liegt: $a \geq c$.*

Die Parameter des Verfahrens sind der Schwellwert c und die Anzahl der betrachteten Iterationen n_{stop}. Die Normierung in Schritt 2 erfolgt, um die Wahl von c unabhängig von den jeweiligen Bildwerten zu machen. Typische Werte sind $c = -0.001$ oder $c = -0.0005$ bzw. $n_{stop} = 20$.

4.4.5   Test des Verfahrens an klinischen Daten

Die Binärbilder in Abb. 4.10(a) und (b) stellen die segmentierten Knochenstrukturen zweier CT–Datensätze dar. Nach der affinen Vorregistrierung wurden eine dämonenbasierte Registrierung mit a–posteriori Glättung angewendet (siehe Abb. 4.11(a)). Die Differenz der so registrierten Bilder konnte gegenüber der Differenz der affin registrierten Bilder (Abb. 4.10(c)) um 79% reduziert werden. Um eine weitere

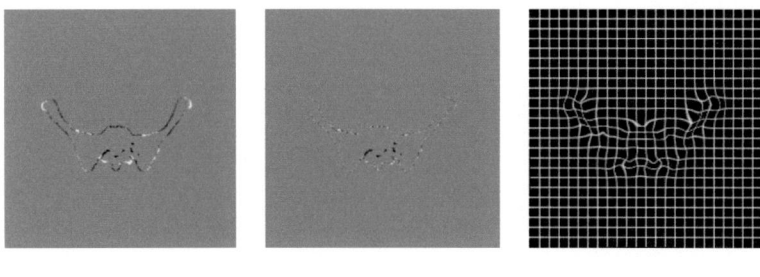

(a) Differenz, a-posteriori   (b) Differenz, a–priori   (c) Transformation

Abbildung 4.11: Ergebnis der dämonenbasierten Registrierung der Binärbilder in Abb. 4.10. (a) zeigt das Differenzbild nach einer Registrierung mit a-posteriori Glättung ($\sigma^2 = 2$). (b) zeigt das Differenzbild nach einer anschließenden Registrierung mit a–priori Glättung ($\sigma^2 = 20$). In (c) wurde die resultierende Transformation auf ein regelmäßiges Gitter angewendet.

Verbesserung des Registrierungsergebnisses zu erzielen, wurde *im Anschluß* an die Registrierung mit a–posteriori Glättung eine weitere dämonenbasierte Registrierung mit a–priori Glättung durchgeführt. Die Differenz der zunächst mit a–posteriori Glättung und anschließend mit a–priori Glättung registrierten Bilder konnte gegenüber der Differenz der affin registrierten Bilder um 90% reduziert werden. Abb. 4.11(b) und (c) zeigen das Ergebnis und Abb. 4.14(a) den Verlauf des gesamten Registrierungsprozesses. Die durch den anschließenden a–priori Schritt erzielten Verbesserungen gegenüber dem a–posteriori Verfahren sind deutlich zu erkennen.

Diese *zweistufige dämonenbasierte Registrierung* kombiniert die Vorteile beider Glättungsansätze. Zum einen erlaubt der a–posteriori Schritt die Verwendung kleiner Filtermasken und ermöglicht gleichzeitig die Überbrückung großer Distanzen unter Beibehaltung einer glatten Transformation. Zum anderen wird im a–priori Schritt die Güte der Anpassung von Modell– und Referenzbild noch einmal verbessert. Die für die a–priori Glättung typischen großen Filtermasken werden nur für die letzten Iterationen benötigt, und die in Abschn. 4.4.2 erläuterten Probleme bei der Anwendung der a–priori Glättung für große Verrückungen werden vermieden. Für die nicht–lineare Atlas–Patienten–Registrierung wird deshalb in dieser Arbeit die *zweistufige dämonenbasierte Registrierung* verwendet.

In Abb. 4.12(a) und (b) sind korrespondierende Schichten zweier CT–Datensätze des Beckens zu sehen. Aufgrund der starken Variationen im Weichteilgewebe des

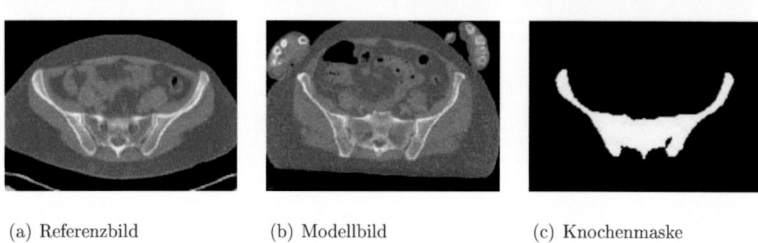

(a) Referenzbild   (b) Modellbild   (c) Knochenmaske

Abbildung 4.12: Referenz– (a) und Modellbild (b) für die zweistufige dämonenbasierten Registrierung von Grauwertbildern. (c) zeigt die automatisch generierte Knochenmaske des Referenzbildes.

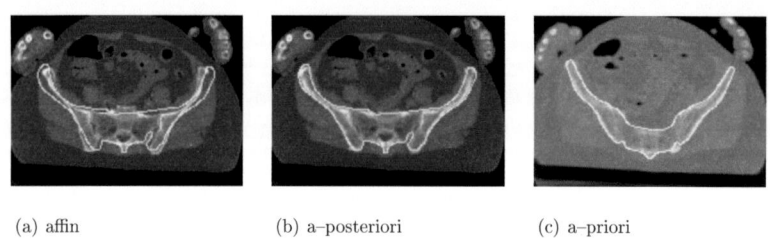

(a) affin   (b) a–posteriori   (c) a–priori

Abbildung 4.13: Ergebnis der dämonenbasierten Registrierung der Grauwertbilder in Abb. 4.12. In das deformierte Modellbild sind die Knochenkonturen des Referenzbildes eingeblendet. (a) zeigt das affin transformierte Modellbild. In (b) ist das deformierte Modellbild nach der dämonenbasierten Registrierung mit a–posteriori Glättung ($\sigma^2 = 2$) und in (c) nach dem anschließenden Registrierungsschritt mit a–priori Glättung ($\sigma^2 = 20$) dargestellt.

Beckens ist eine Registrierung dieser Bereiche nicht sinnvoll. Die Abweichungen zwischen den Bilddaten verschiedener Patienten sind in diesem Bereich nicht nur durch die anatomische Variabilität der Organe bedingt, sondern vor allem durch die aktuelle Darmfüllung und Atembewegungen des Patienten (siehe auch Abschn. 3.3). Da für die Planung orthopädische Eingriffe nur Knochenstrukturen und unmittelbar anliegende Gewebe eine Rolle spielen, kann der Registrierungsprozess auf diesen Bereich beschränkt werden. Die Triebkräfte des Registrierungsprozesses sind die an den Dämonenpositionen erzeugten Kraftvektoren. Durch die Beschränkung der Dämonenpositionen auf Knochenstrukturen und umliegende Gewebe kann der Registrierungsprozess auf die relevante Bildbereiche beschränkt werden. Hierfür wird zunächst durch eine automatische Segmentierung des Knochens mit Algorithmus 3.1 (siehe S. 40) eine Knochenmaske erzeugt. Durch eine anschließende Dilatation der Maske werden auch die den Knochen umgebenden Bildvoxel in die Maske einbezogen. Diese Maske wird dann benutzt, um die Menge der Dämonenpositionen im Referenzbild zu bestimmen:

$$\mathcal{D} = \{x \in \Omega \,|\, \|\nabla I_{R,ct}(\boldsymbol{x})\| \neq 0 \land I_{R,mask}(\boldsymbol{x}) \neq 0\}, \qquad (4.19)$$

wobei $I_{R,ct}$ der CT–Datensatz und $I_{R,mask}$ der generierte Maskendatensatz des Referenzbildes ist.

Nach einer affinen Vorregistrierung wurde auf die Bilddaten aus Abb. 4.12 das oben beschriebene zweistufige dämonenbasierte Registrierungsverfahren angewendet. Abb. 4.13 zeigt das transformierte Modellbild mit den überlagerten Knochengrenzen des Referenzbildes. In Abb. 4.14(b) ist der Verlauf des zweistufigen Registrierungsprozesses zu sehen.

Der Anstieg der Bilddistanz nach ca. 160 Iterationen ist folgendermaßen zu erklären: Das a–priori Verfahren konvergiert erst, wenn das aktuelle Korrekturfeld nahe Null ist. Bedingt durch die anatomische Variabilität der Patienten ist auch im Falle einer perfekten Registrierung keine vollständige Übereinstimmung der Grauwerte zu erzielen, so dass die berechneten Dämonenkräfte nicht Null werden. Das Aufaddieren der Korrekturfelder in jeder Iteration (siehe Gl. 4.14) führt dann zu einer Fehlregistrierung. Durch das in Abschn. 4.4.4 beschriebene Abbruchkriterium kann die Verschlechterung des Registrierungsergebnisses verhindert werden.

4.5 Evaluation des atlasbasierten Segmentierungsverfahrens

Für eine erste Evaluation der atlasbasierten Segmentierung standen die manuell segmentierten Hüft–Datensätze des weiblichen und männlichen anatomischen Atlas

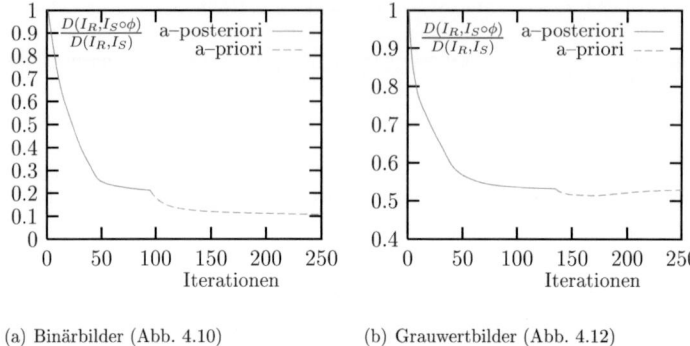

(a) Binärbilder (Abb. 4.10)   (b) Grauwertbilder (Abb. 4.12)

Abbildung 4.14: Verlauf der zweistufigen dämonenbasierten Registrierung für Binärdaten (a) und Grauwertdaten (b). Das Abbruchkriterium gemäß Alg. 4.3 würde den Registrierungsprozess für (a) nach 214 Iterationen und für (b) nach 164 Iterationen beenden.

sowie von sieben Patienten zur Verfügung. Durch einen Vergleich der manuell festgelegten Knochensegmentierungen mit den Ergebnissen des atlasbasierten Verfahrens sollte die Genauigkeit des automatischen Ansatzes überprüft werden.

Der folgende Abschnitt beschreibt zunächst den genauen Ablauf der atlasbasierten Segmentierung. Für jeden Durchlauf wurden identische Parameter verwendet, um die Automatisierbarkeit des Ansatzes zu zeigen.

4.5.1 Durchführung der automatischen atlasbasierten Segmentierung für CT–Bildfolgen des Beckens

Für eine automatische, nicht–lineare Registrierung von Bilddaten des Beckens verschiedener Patienten sind sowohl eine Vorverarbeitung der Bildfolgen als auch die in Abschnitt 4.4.5 vorgestellten Anpassungen des Registrierungsverfahrens notwendig.

Ausgangsbasis ist der CT–Datensatz $I_{\mathcal{P},ct}$ des Patienten sowie das Atlasvolumen $I_{\mathcal{A},ct}$ mit zugehörigen Labeldaten $I_{\mathcal{A},\mathcal{T}}$. Es muss sichergestellt werden, dass Atlas– und Patientendaten identische anatomische Bereiche repräsentieren und dass die Orientierungen (Schichtführungen) der CT–Aufnahmen identisch sind. Die automatische atlasbasierte Segmentierung des Patientendatensatzes und die Generierung der dreidimensionalen Oberflächenmodelle erfolgt dann in 6 Schritten:

1. **Rauschreduktion/Fensterung:** Zur Rauschreduktion wird ein anisotroper Diffusionsfilter auf die CT–Daten des Patienten und des Atlas angewendet (siehe Abschn. A.1). Hierdurch kann das Bildrauschen gesenkt werden, ohne die Objektkanten zu verwischen. Anschließend werden die Datensätze mit einem einheitlichen Fenster auf 256 Grauwerte skaliert (Window= $1000HU$, Level= $100HU$).

2. **Segmentierung des Knochens:** Durch die Anwendung eines Schwellwert-verfahrens und morphologischer Operatoren wird eine Knochenmaske $I_{\mathcal{P},mask}$ des Patienten bestimmt (siehe Alg. 3.1, S. 40). Durch Binarisierung des Label-datensatzes $I_{\mathcal{A},\mathcal{T}}$ wird eine Knochenmaske $I_{\mathcal{A},mask}$ des Atlas erzeugt werden.

3. **Affine Registrierung:** Die Datensätze $I_{\mathcal{P},ct}$ und $I_{\mathcal{P},mask}$ werden mittels linea-rer bzw. nearest–neighbour Interpolation auf eine einheitliche Iso–Voxelgröße skaliert. Die Knochenmasken $I_{\mathcal{P},mask}$ und $I_{\mathcal{A},mask}$ werden affin registriert, wo-bei der Patientendatensatz als Referenzbild verwendet wird. Die resultierende Transformation ϕ_{affin} wird auf die CT–, Masken– und Labeldaten des Atlas angewendet.

   Es existieren eine Reihe von frei verfügbaren Programmen und Bibliothe-ken zur linearen Registrierung von Bilddaten (siehe z.B. [WMC93, CW98, HRS$^+$02]). Hier wird die AIR–Toolbox von Woods et al. verwendet [WGH$^+$98, WGSM98][7]. Als Abstandsmaß wird die quadrierte Distanz der Grauwerte ver-wendet (siehe Abschn. 3.3).

4. **Nicht–lineare Registrierung:** Für die nicht-lineare, dämonenbasierte Regi-strierung von Atlas– und Patientendatensatz wird die in Abschnitt 4.4.1 erläu-terte Multi–Resolution–Strategie angewendet. Der Patientendatensatz dient dabei als Referenzbild, der affin ausgerichtete Atlasdatensatz ist das zu de-formierende Modellbild. Die groben Auflösungsstufen der Multi–Resolution–Strategie passen die Knochenmasken $I_{\mathcal{P},mask}$ und $I_{\mathcal{A},mask}$ mittels der in Ab-schn. 4.4.5 vorgestellten *zweistufigen dämonenbasierten Registrierung* aneinander an. Dies führt zu einer schnellen und robusten Angleichung der Kno-chen*oberflächen*.

   Um auch eine gute Ausrichtung *innerer* Knochenstrukturen bzw. der Grenz-flächen zwischen den Knochen zu ermöglichen sowie um tolerant gegenüber Fehlern der schwellwertbasierten Segmentierung zu sein, werden auf der fein-sten Auflösungsstufe die gefilterten und gefensterten CT–Datensätze regi-striert.

   Aufgrund der starken Variationen im Weichteilgewebe des Beckens ist eine korrekte Registrierung des gesamten Beckenbereichs nicht möglich. Deshalb

---

[7]siehe auch `http://bishopw.loni.ucla.edu/AIR3/`

wird der Registrierungsprozess auf Knochen und umliegende Bereiche beschränkt. Hierfür werden die Dämonenpositionen im Referenzbild $I_{\mathcal{P},ct}$ durch eine Maske $I_{\mathcal{P},dil}$ entsprechend Gl. 4.19 restringiert. Diese Maske wird durch die Dilatation der Knochenmaske gewonnen:

$$I_{\mathcal{P},dil} = I_{\mathcal{P},mask} \oplus E.$$

Die Größe des Strukturelements E bestimmt die Größe des bei der Registrierung zu berücksichtigenden Bereiches um den Knochen herum. Für die Registrierung der CT–Daten des Beckens werden kugelförmige Strukturelemente mit einem Durchmesser von $10mm$ verwendet.

Ergebnis des nicht–linearen Registrierungsprozesses ist die Transformation ϕ_{demon}, welche die Anpassung des affin registrierten Atlasdatensatzes an den Patientendatensatz beschreibt.

5. **Automatische Übertragung der Atlaslabel:** Die Atlas–Information wird mittels einer nearest–neighbour Strategie auf den Patientendatensatz übertragen. Basierend auf der Schwellwertsegmentierung der Knochenstrukturen des Patienten $I_{\mathcal{P},mask}$ wird jedem Knochenvoxel das Label der nächstgelegenen Knochenstruktur im transformierten Atlas zugewiesen. Knochenvoxel des Patienten ohne korrespondierendes Atlaslabel werden somit der nächstliegenden Knochenstruktur zugewiesen.

6. **Generierung dreidimensionaler Oberflächenmodelle:** Für jede segmentierte Knochenstruktur des Patienten wird ein dreidimensionales Oberflächenmodell mittels des in Abschn. 3.2.2 und Gl. 3.3 beschriebenen Verfahrens generiert. Anschließend wird die Anzahl der generierten Dreiecke mittels des in [SZL92] vorgeschlagenen Algorithmus verringert und eine Glättung der Oberfläche durchgeführt (siehe [SML98]).

Die atlasbasierte Segmentierung wurde auf einer SGI Origin 2000 mit vier MIPS R10000 195MHz Prozessoren und 1.2 Gigabyte Hauptspeicher durchgeführt. Aus Laufzeit– und Speicherplatzgründen wurde für die lineare und nicht–lineare Registrierung in Schritt 3 und 4 des Segmentierungsverfahrens eine Iso–Voxelgröße von $2 \times 2 \times 2mm^3$ benutzt.

4.5.2   Atlas – Atlas Registrierung

Für eine erste Evaluation wurde die automatische Segmentierung auf die CT–Daten der anatomischen Atlanten der Hüfte angewendet. Dabei diente zunächst der weibliche Datensatz als Atlas. Die CT–Bildfolgen der Visible Human Daten wurden

miteinander registriert und die Labels des weiblichen Atlasdatensatzes auf das CT–
Volumen des männlichen Atlas übertragen. Das Ergebnis der automatischen Segmentierung wurde anschließend mit der manuellen Segmentierung verglichen. Nach
der affinen Registrierung wurden 92.4% der Knochenvoxel des männlichen Atlas
das richtige Label zugewiesen. Durch die anschließende nicht–lineare Registrierung
konnte diese Zahl auf 98.9% der Knochenvoxel erhöht werden. In Abb. 4.15 ist die
Deformation der weiblichen Hüfte im Verlauf des nicht–linearen Registrierungsprozesses visualisiert. Der weibliche Beckenknochen (weiter Beckenring, breite Hüftknochen) nimmt allmählich die Form des männlichen Beckens an (enger Beckenring,
schmale Hüftknochen). Abb. 4.16 stellt eine Schicht des männlichen CT–Volumens
mit überlagerten Konturen des weiblichen Atlasdatensatzes dar. Nach der nicht–
linearen Registrierung stimmen die Konturen des transformierten Atlasdatensatzes
weitgehend mit den Außenkonturen der Knochen im CT–Datensatz überein.

Anschließend wurde eine weitere Atlas–Atlas Registrierung durchgeführt, bei welcher der männliche Datensatz als Atlas und der weibliche als zu segmentierender
Patientendatensatz diente. Der Anteil der korrekt gelabelten Knochenvoxel konnte
von 94.6% nach der affinen Registrierung auf 98.7% nach der nicht–linearen Registrierung verbessert werden. In Abb. 4.17 ist der Abstand der Oberfläche des
weiblichen Atlasdatensatzes zur Oberfläche des männlichen Atlas nach der affinen
und dämonenbasierten Registrierung dargestellt. Während nach der affinen Registrierung noch weite Bereiche einen Abstand größer $5mm$ aufweisen, liegen nach der
dämonenbasierten Registrierung die Abstände größtenteils unter $2mm$. Allerdings
sind auch nach der dämonenbasierten Registrierung in den Bereichen der Symphyse und der Darmbeinvorsprünge größere Abstände zwischen den Oberflächen zu
erkennen.

Durch Variationen der anatomischen Details, Partialvolumeneffekte und variierende
Grauwertintensitäten (z.B. durch unterschiedliche Verkalkungen der Knochen) ent-
stehen Ungenauigkeiten bei der nicht–linearen Registrierung. Weiterhin führt die
Glattheitsbedingung des Verschiebungsfeldes zu einem Kompromiß zwischen der
Anpassung der Grauwerte und der Gleichmäßigkeit lokaler Verschiebungen. Fehler
bei der Registrierung der CT–Daten führen zu falsch gelabelten Knochenvoxeln in
den Grenzbereichen benachbarter Strukturen, wie z.B. im Iliosakralgelenk und im
Hüftgelenk (siehe Abb. 4.18).

4.5.3   Atlas – Patienten Registrierung

Die automatische atlasbasierte Segmentierung wurde auf sieben klinische Patientendatensätze angewendet. Hierbei handelte es sich entweder um Patienten mit einem
Tumorbefall der Hüfte (Patient A, B, C, D und F) oder um Patienten, welche an einer Hüftdysplasie leiden (Patient E und G). Die Bildvolumina hatten eine Auflösung

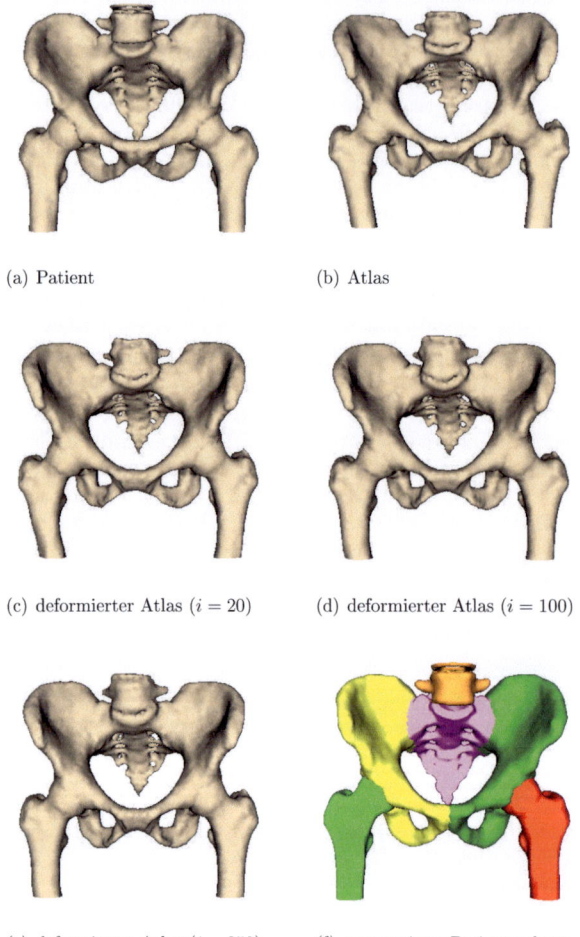

(a) Patient

(b) Atlas

(c) deformierter Atlas ($i = 20$)

(d) deformierter Atlas ($i = 100$)

(e) deformierter Atlas ($i = 250$)

(f) segmentierte Patientendaten

Abbildung 4.15: Automatische Segmentierung der Knochenstrukturen eines männlichen Patientendatensatzes (a) durch Registrierung mit dem weiblichen Atlasdatensatz (b). Abb. (c) - (e) Deformation der Knochenstrukturen des weiblichen Atlasdatensatzes im Verlauf des nicht–linearen Registrierungsprozesses. Abb. (f) segmentierte Knochenstrukturen des Patientendatensatzes.

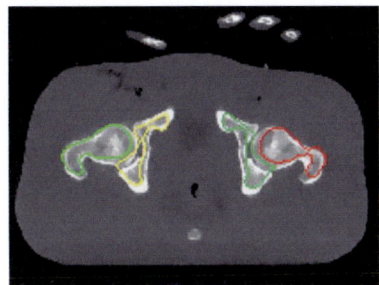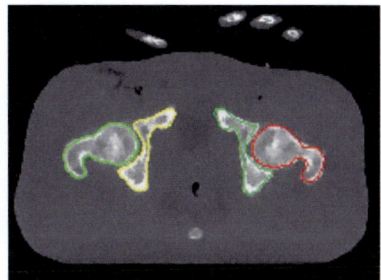

(a) affine Transformation   (b) nicht–lineare Transformation

Abbildung 4.16: Ein Schichtbild des männlichen Atlasdatensatzes mit überlagerten
Konturen des weiblichen Atlasdatensatzes nach der affinen (a) und der
nicht–linearen (b) Registrierung der CT–Daten.

von $0.59mm$ bis $0.82mm$ in $x-$ und y–Richtung und eine Schichtdicke von $4mm$.
Für jeden der Patientendatensätze wurde das in Abschn. 4.5.1 beschriebene Segmentierungsverfahren angewendet. Zusätzlich wurden die Knochenstrukturen durch
einen Mediziner manuell segmentiert. Die Ergebnisse des atlasbasierten Verfahrens
wurden dann mit den manuellen Segmentierungsergebnissen verglichen. In Tabelle
4.1 ist für jeden Patienten der prozentuale Anteil der automatisch segmentierten
Knochenvoxel angegeben, für welche das richtige Label bestimmt wurde. Trotz der
großen Schichtdicke dieser Datensätze und den damit einhergehenden Partialvolumeneffekten konnten durchschnittlich ca. 98% der Knochenvoxel den richtigen
anatomischen Strukturen zugewiesen werden.

Das hier vorgestellte atlasbasierte Verfahren ermöglicht eine weitgehend automatische Segmentierung der Patientendatensätze für die virtuelle Planung von Hüftoperationen. Bedingt durch pathologische Veränderungen der Hüfte und durch Partialvolumeneffekte ist jedoch in Teilbereichen, wie z.B. im Bereich des Hüftgelenks,
eine manuelle Korrektur des Segmentierungsergebnisses notwendig. Der damit ver-
bundene zeitliche Aufwand ist aber dennoch deutlich geringer als bei dem bisher
angewendeten Segmentierungsansatz (siehe Abschn. 3.2.1). In Abb. 4.19 sind in
CT–Schichtbilder zweier Patienten die Konturen der Knochenstrukturen des registrierten Atlas eingeblendet. Für Patient A (Abb. 4.19(a)) konnte eine gute Übereinstimmung von Atlas– und Patientendatensatz erzielt werden. Abweichungen der
überlagerten Konturen des registrierten Atlas von der Außenkante des Patientenknochens sind vorwiegend an Knochenvorsprüngen zu sehen. Diese Fehlregistrie-

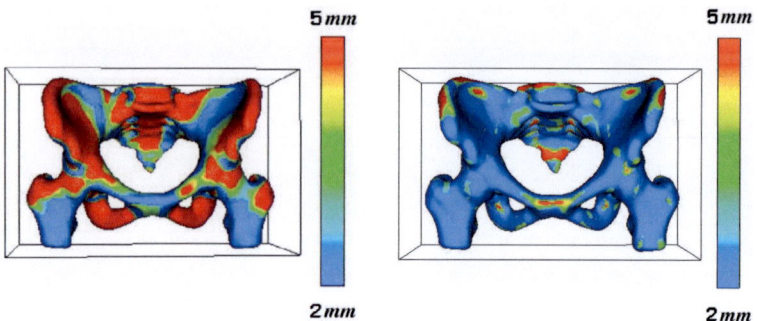

(a) Distanz nach affiner Registrierung   (b) Distanz nach dämonenbasierter Registrierung

Abbildung 4.17: Visualisierung der Anpassung der Oberflächen von Patient und Atlas nach affiner (a) und dämonenbasierter (b) Registrierung. Für jeden Punkt auf der Oberfläche des Patientenknochen wurde der Abstand zum nächsten Punkt auf der Knochenoberfläche des Atlas bestimmt und farbkodiert dargestellt.

rungen werden durch die Glattheitsbedingung des nicht–linearen Registrierungsprozesses verursacht. Durch die verwendete nearest–neighbour Strategie wird den betroffenen Knochenvoxeln jedoch das korrekte Knochenlabel zugeordnet. Das relativ schlechte Registrierungsergebnis für Patient B (siehe Tab. 4.1) ist durch eine weitreichende, tumorbedingte Zerstörung des Hüftgelenks begründet. Der Femurkopf wurde dadurch aus seiner physiologisch korrekten Position verschoben. Die dem Registrierungsprozess zugrundeliegende Transformation kann diese Bewegung nicht abbilden, deshalb ist eine erhebliche Fehlregistrierung in diesem Bereich zu beobachten. Die gesunde Hüftseite bleibt hiervon unbeeinflusst und konnte durch das atlasbasierte Verfahren korrekt segmentiert werden.

Die hohe Schichtdicke von $4mm$ der hier betrachteten Patientendaten führt insbesondere im cranialen Bereich des Hüftgelenks zu Partialvolumeneffekten, die das Registrierungsergebnis negativ beeinflussen. In Abb. 4.20(a) und (b) ist der Ausschnitt eines CT–Schichtbildes und ein sagittaler Schnitt durch das Hüftgelenk eines Patienten dargestellt. Die Partialvolumeneffekte führen zu verwaschenen Objektgrenzen, und selbst die manuelle Festlegung der Grenzfläche zwischen Acetabulum und Femurkopf ist schwierig. Demgegenüber ist bei einer Schichtdicke von $1mm$ der Gelenkspalt zwischen Femurkopf und Acetabulum deutlich zu erkennen (siehe Abb.

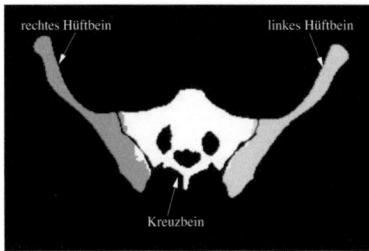 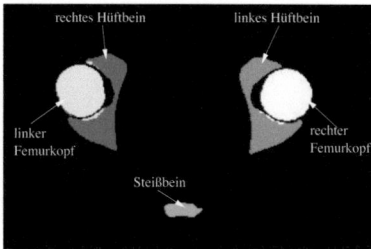

(a) Iliosakralgelenk   (b) Hüftgelenk

Abbildung 4.18: Dargestellt sind zwei Schichten des automatisch gelabelten Atlasdatensatzes aus dem Bereich des Iliosakralgelenkes (a) und des Hüftgelenkes
(b). Die Knochenstrukturen wurden richtig erkannt. Einzelne falsch
gelabelte Knochenvoxel befinden sich im Grenzbereich benachbarter
Strukturen.

4.20(c)). Für Patientendatensätze mit einer Schichtdicke von ca. $1mm$ ist deshalb
mit besseren Registrierungsergebnissen zu rechnen. In einem ersten Test für einen
weiteren Patientendatensatz mit einer Voxelauflösung[10] von $0.78 \times 0.78 \times 0.8mm^3$
konnte diese Vermutung bestätigt werden. Durch die automatische atlasbasierte
Registrierung wurden $98,9\%$ der Knochenvoxel das korrekte Label zugewiesen, und
im Bereich der cranialen Hüftpfanne war eine deutliche Verbesserung des Segmentierungsergebnisses gegenüber den Patientendatensätzen mit einer Schichtdicke von
$4mm$ zu beobachten.

4.5.4 Diskussion

Das in diesem Kapitel vorgestellte atlasbasierte Segmentierungsverfahren ermöglicht eine weitgehend automatische Erkennung der Knochenstrukturen in CT–
Datensätzen der Hüfte. Für die atlasbasierte Segmentierung der in Tab. 4.1 genannten Patientendaten wurden auf einem $4\times$ MIPS R10000 195MHz System zwischen 50 und 85 Minuten pro Patientendatensatz benötigt. Die dabei notwendigen
Schritte können ohne Benutzerinteraktion durchgeführt werden. Anschließend ist
eine interaktive Kontrolle und Verbesserung der Segmentierungsergebnisse erforderlich. Die automatische Generierung der virtuellen 3D–Modelle der segmentierten

---

[10]Aus Speicherplatzgründen wurde der Datensatz vor der Registrierung linear auf eine Voxelgröße von $2 \times 2 \times 2mm^3$ skaliert.

Patient	richtig gelabelte Voxel	
	nach affiner Registrierung	nach nicht–linearer Registrierung
Patient A	95.2%	98.4%
Patient B	92.6%	95.2%
Patient C	97.8%	98.1%
Patient D	95.0%	97.8%
Patient E	98.9%	98.9%
Patient F	97.6%	98.6%
Patient G	97.7%	98.4%

Tabelle 4.1: Ergebnis der atlasbasierten Segmentierung für sieben Patientendatensätze. Es wird prozentual angegeben, wievielen der Knochenvoxel nach einer affinen und nicht–linearen Registrierung das korrekte Label zugewiesen wurde.[9].

Knochenstrukturen benötigt ca. 15 Minuten. Die Evaluation des Verfahrens zeigte vielversprechende Ergebnisse und demonstrierte eine deutliche Reduktion des Zeitaufwandes für den Arzt gegenüber dem in Abschnitt 3.2 beschriebenen Verfahren.

Pathologische Veränderungen der Hüfte, wie sie z.b. durch Tumoren oder auch dysplastische Veränderungen der Hüfte verursacht werden, können in einem anatomischen Atlas nicht abgebildet werden. Für pathologisch stark veränderte Hüftregionen ist deshalb eine interaktive Segmentierung nötig. Weiterhin treten, bedingt durch individuell variierende anatomische Details und Partialvolumeneffekte, Segmentierungsfehler in den Grenzbereichen benachbarter Strukturen auf, welche aktuell eine manuelle Nachbearbeitung des Segmentierungsergebnisses erfordern. Insbesondere in der Region des Femurkopfes kann die für die Planung von Hüftoperationen benötigte hohe Segmentierungsgenauigkeit häufig nicht erreicht werden. Die Segmentierungsfehler sind einerseits durch Ungenauigkeiten bei der Registrierung von Atlas– und Patientendaten bedingt. Andererseits führt auch die schwellwertbasierte Erzeugung der Knochenmaske $I_{\mathcal{P},mask}$ des Patientendatensatzes zu falsch segmentierten Knochenvoxeln. In Abb. 4.21(a) ist ein CT–Schichtbild mit den überlagerten Konturen der manuell segmentierten Knochenstrukturen dargestellt. Der Gelenkspalt zwischen Femurkopf und Acetabulum ist deutlich zu erkennen. Die Knochenmaske wird durch eine Schwellwertoperation, die Anwendung morphologischer Operatoren und das Füllen von Knocheninnenräumen erzeugt (siehe Abschn. 3.2.1 und 3.3). Hierbei kann nicht zwischen Markräumen im Inneren der Knochen und Gelenkspalten unterschieden werden (siehe Abb. 4.21(b) und (c)), so dass falsch positiv segmentierte Knochenvoxel entstehen (Abb. 4.21(d)). Durch die nearest–neighbour Strategie bei der Übertragung der Atlaslabel werden diese falsch positiv segmentierten Knochenvoxel einer der beiden benachbarten Strukturen zugerechnet.

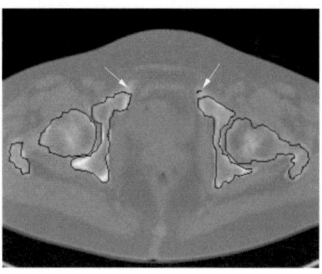 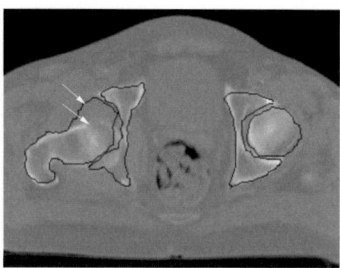

(a) Patient A   (b) Patient B

Abbildung 4.19: Es sind die CT–Schichtbilder zweier Patienten mit den überlagerten
Konturen der Knochenstrukturen des registrierten Atlas dargestellt.
(a) Für Patient A konnte eine sehr gute Übereinstimmung von Atlas–
und Patientendatensatz erzielt werden. Abweichungen befinden sich
vorwiegend an Knochenvorsprüngen (durch Pfeile angedeutet). (b) Für
Patient B wurde die rechte Hüftseite aufgrund einer tumorbedingten
Zerstörung des Hüftgelenks nicht korrekt segmentiert. Die Pfeile markieren eine Position auf der Kontur des registrierten Atlasknochens und
die korrespondierende Position auf dem Femurknochen des Patienten.

Gesucht sind deshalb Nachbearbeitungsalgorithmen, welche eine automatische Verbesserung der Segmentierungsergebnisse ermöglichen. Durch die atlasbasierte Registrierung werden dabei initiale Objektgrenzen vorgegeben. Dies ermöglicht die
Entwicklung und Anwendung von Algorithmen, welche auf bestimmte Problem-
bereiche spezialisiert sind und Vorwissen über die Lage der zu segmentierenden
Objekte verwenden. In den folgenden Abschnitten werden beispielhaft zwei Ansätze
für solche Nachbearbeitungsalgorithmen vorgeschlagen. Der erste Ansatz verwendet
aktive Konturmodelle (sog. *Snakes*), um die exakte Lokalisation der Objektaußen-
kanten zu ermitteln. Die Ergebnisse der atlasbasierten Segmentierung dienen dabei
der Bestimmung der Startkonturen. Anschließend wird ein Verfahren vorgestellt,
welches mittels einer Hough–Transformation versucht, den Femurkopf durch eine
Kugel zu approximieren. Der Suchbereich für diese Kugel kann dabei anhand der
Ergebnisse der atlasbasierten Segmentierung auf einen sehr engen Bereich eingeschränkt werden.

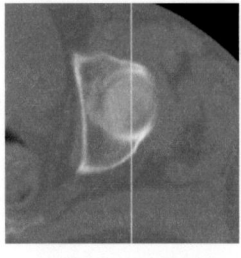 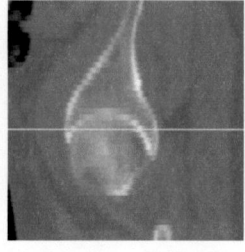 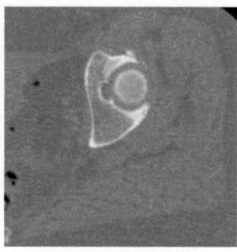

(a) axiale Ansicht(Schicht-dicke $4mm$) (b) sagittale Ansicht (Schichtdicke $4mm$) (c) axiale Ansicht(Schicht-dicke $1mm$)

Abbildung 4.20: Partialvolumeneffekte in CT–Schichtaufnahmen. Bedingt durch Partialvolumeneffekte ist eine Trennung von Femurkopf und Acetabulum in axialen Schichtbildern (a) schwierig. In der sagittalen Ansicht (b) ist die hohe Schichtdicke deutlich zu erkennen. Die Position der jeweils anderen Ansicht ist durch eine gelbe Linie gekennzeichnet. In Abb. (c) ist im Gegensatz das Schnittbild eines CT–Datensatzes mit $1mm$ Schichtabstand dargestellt.

4.5.5 Verbesserung des Segmentierungsergebnisses mit aktiven Konturen

Aktive Konturmodelle werden im Bereich der medizinischen Bildverarbeitung zur Segmentierung anatomischer Strukturen in 2D– und 3D–Bilddaten [MKT88, TM91, SHD01] und zur Verfolgung bewegter Objekte in zeitlichen Bildfolgen [SvKC93, SD96, SPS$^+$97] eingesetzt. Sie werden darüber hinaus zur Modellierung von Gewebestrukturen in anatomischen Atlanten [Dav97, SL97] und zur Registrierung von Bilddaten mit dem Ziel einer standardisierten geometrischen Repräsentation der darin enthaltenen Bildobjekte [LS95, Dav98] eingesetzt. Einen Überblick über Anwendungen aktiver Konturmodelle in der medizinischen Bildverarbeitung geben McInerney und Terzopoulos in [MT96].

Die Verwendung aktiver Konturmodelle zur Segmentierung von Bildobjekten wurde erstmalig in [MKT87] vorgeschlagen. Aktive Konturmodelle können als flexible Gummiringe interpretiert werden, welche durch Minimierung eines Energiefunktionals an die Bildmerkmale angepasst werden. Dieser Energieterm besteht aus der Summe einer *internen Energie*, welche die physikalischen Eigenschaften des aktiven Konturmodells modelliert, und einer *externen Energie*, welche den Einfluss der

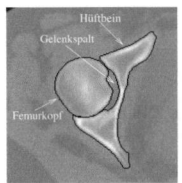 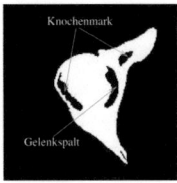 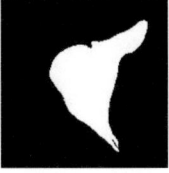 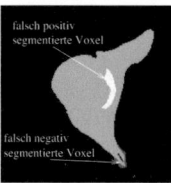

| (a) CT–Schicht und Kontur | (b) Schwellwert $c = 100\text{HU}$ | (c) Knochenmaske | (d) Segmentierungsfehler |

Abbildung 4.21: Segmentierungsfehler bei der automatischen Bestimmung der Knochenmaske mit Alg. 3.1 (siehe Abschn. 3.3). In Abb. (a) ist ein CT–Schichtbild mit den überlagerten Außenkonturen des manuell segmentierten Femurkopfes und Hüftbeins dargestellt. Abb. (b) zeigt das Ergebnis einer Schwellwertoperation und Abb. (c) die automatisch erzeugte Knochenmaske für dieses CT–Schichtbild. Der angewendete Algorithmus 3.1 kennzeichnet fälschlich auch den Gelenkspalt als Knochen (Abb. (d)).

Bildmerkmale (z.B. Grauwertgradienten) auf das Konturmodell beschreibt:

$$E_{snake}(\boldsymbol{v}) = \int E_{int}(\boldsymbol{v}(s)) + E_{ext}(\boldsymbol{v}(s))\,ds \quad \to \quad \min. \tag{4.20}$$

Durch ein iteratives Optimierungsverfahren soll die Kontur $\boldsymbol{v}(s) = (x(s), y(s))^{\mathrm{T}}$ bestimmt werden, welche $E_{snake}(\boldsymbol{v}(s))$ minimiert. Der Energieterm E_{snake} soll dabei so gewählt werden, dass sich das aktive Konturmodell an die Außenkonturen der Bildobjekte anpasst.

Wesentliche Modelleigenschaften für die Berandung biologischer Objekte sind die Stetigkeit, Geschlossenheit und Glattheit der gesuchten Objektkontur. Diese Eigenschaften können durch die interne Energie wie folgt modelliert werden:

$$E_{int}(\boldsymbol{v}(s)) = \underbrace{\alpha \left| \frac{d\boldsymbol{v}(s)}{ds} \right|^2}_{Stetigkeitsterm} + \underbrace{(1 - \alpha) \left| \frac{d^2\boldsymbol{v}(s)}{d^2 s} \right|^2}_{Glattheitsterm}. \tag{4.21}$$

Der Faktor α ($0 \leq \alpha \leq 1$) bestimmt dabei, wie die Glattheit gegenüber der Stetigkeit und Geschlossenheit der Kontur gewichtet wird. Ansätze zur Berechnung von Gl. 4.21 für diskrete Konturen sind z.B. gegeben in [Han00].

Die externe Energie modelliert den Einfluss der Bildinformation auf den Konturfindungsprozess. Soll das aktive Konturmodell an Objektkanten angepasst werden, kann die externe Energie durch den negativen lokalen Gradientenbetrag beschrieben werden:

$$E_{ext}(\boldsymbol{v}(s)) = -\omega_{ext}\left|\nabla I(\boldsymbol{v}(s))\right|^2. \tag{4.22}$$

Hierdurch werden Kantenpixel, welche sich durch einen hohen Gradientenbetrag auszeichnen, im Rahmen des Optimierungsprozesses bevorzugt als Konturpunkte $\boldsymbol{v}(s)$ ausgewählt. Die Gewichtung ω_{ext} bestimmt dabei den Anteil, mit dem diese Energie in das Optimierungskriterium einfließt und muss abhängig von dem zugrundeliegenden Bildmaterial bestimmt werden. Der Gradient des Bildes $\nabla I(\boldsymbol{x})$ kann durch Faltung mit einem der in Abschn. A.2 genannten Kantenoperatoren bestimmt werden.

Um die Anpassung des aktiven Konturmodells an Objekt*außen*kanten zu bevorzugen, kann statt des Gradientenbetrages in Gl. 4.22 der Grauwertgradient bezüglich der Normalenrichtung der aktuellen Kontur bestimmt werden:

$$E_{ext}(\boldsymbol{v}(s)) = \omega_{ext}\frac{\partial I(\boldsymbol{v}(s))}{\partial \boldsymbol{n}(s)}. \tag{4.23}$$

$\boldsymbol{n}(s)$ beschreibt dabei die nach außen gerichtete Normale der Kontur im Punkt $\boldsymbol{v}(s)$. Die externe Energie E_{ext} nach Gl. 4.23 ist negativ für dunkel–hell Übergänge vom Äußeren zum Inneren des Objekts und positiv für hell–dunkel Übergänge. Hierdurch wird die Anpassung an die Außenkanten benachbarter Objekte und an die Kante im Übergang vom Knochenmark zur Kortikalis im Inneren des Knochens vermieden.

In den CT–Schichtbildfolgen sollen insbesondere die Grenzflächen benachbarter Knochenstrukturen genau segmentiert werden. Hierfür wird jede Knochenstruktur durch ein aktives Konturmodell approximiert. Um Überschneidungen der verschiedenen Konturen zu vermeiden, wird ein weiterer Energieterm E_{rel} eingeführt, welcher den Einfluss benachbarter Konturen modelliert. Dem von Kass et. al. [MKT87] eingeführten Konzept der *volcanoes* folgend werden abstoßende Kräfte zwischen den Konturen verwendet. Die Knoten $\boldsymbol{\nu}_1, \ldots, \boldsymbol{\nu}_{n_v}$ der (diskret abgetasteten) anderen Konturen im Bild üben Kräfte auf die aktuell betrachtete Kontur aus:

$$E_{rel}(\boldsymbol{v}(s)) = \sum_{i=1}^{n_v} \omega_{rel}(|\boldsymbol{v}(s) - \boldsymbol{\nu}_i|) f_{rel}(|\boldsymbol{v}(s) - \boldsymbol{\nu}_i|). \tag{4.24}$$

Dieser Energieterm wird zusätzlich in das Energiefunktional Gl. 4.20 des Konturmodells einbezogen. Gesucht ist diejenige Kontur $\boldsymbol{v}$ mit

$$E_{snake}(\boldsymbol{v}) = \int E_{int}(\boldsymbol{v}(s)) + E_{ext}(\boldsymbol{v}(s)) + E_{rel}(\boldsymbol{v}(s))\,ds \rightarrow \min. \tag{4.25}$$

Der Betrag der Kraft f_{rel} wird hier als Hyperbelfunktion modelliert (siehe auch [SPS+97]):

$$f_{rel}(x) = k \cdot \frac{l_f}{l_f + x} \quad \text{mit } k, l_f > 0. \tag{4.26}$$

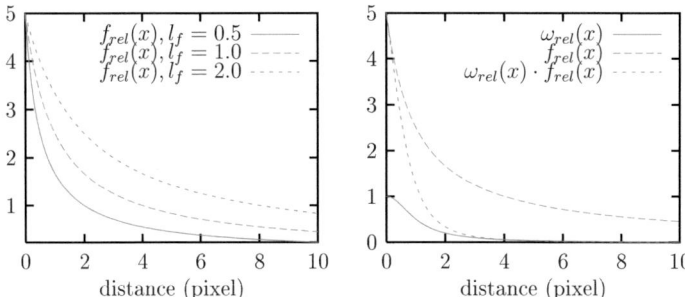

Abbildung 4.22: Modellierung der abstoßenden Kräfte zwischen Konturen durch die Energie E_{rel}. Links ist der Verlauf der abstoßenden Kräfte in Abhängigkeit von der Distanz zwischen den Knoten verschiedener Konturen für verschiedene Parameter l_f dargestellt ($k = 5$). Rechts ist das Produkt $\omega_{rel}(x) \cdot f_{rel}(x)$, welches die Energie E_{rel} modelliert, dargestellt ($l_f = l_w = 1, k = 5$). E_{rel} wächst sehr schnell für kleine Distanzen und ist für große Distanzen nahe Null.

Der Parameter l_f bestimmt die Steilheit der Funktion und die Geschwindigkeit der Konvergenz gegen Null. k definiert die maximale Kraft für $x = 0$. Die Gewichtung ω_{rel} wird ebenfalls abhängig vom Abstand des Konturpunktes zum Knoten der anderen Kontur bestimmt durch:

$$\omega_{rel}(x) = \frac{l_w}{l_w + x^2} \quad \text{mit } l_w > 0. \tag{4.27}$$

In Abb. 4.22 ist links der Verlauf der Funktion f_{rel} für verschiedene Parameter l_f dargestellt. Der rechte Graph in Abb. 4.22 zeigt das Multiplikationsergebnis der Gewichtung ω_{rel} und der Kraftfunktion f_{rel}. Mit abnehmender Distanz zwischen zwei Konturpunkten steigt dieser Wert signifikant an.
Die Parameter k, l_f und l_w müssen an die konkrete Anwendung und die verwendeten Bilddaten angepasst werden.

Die Anpassung des aktiven Konturmodells an die Objektkanten geschieht in einem iterativen Prozess, beginnend mit einer vorgegebenen Startkontur. Für die Segmentierung der Knochenstrukturen der Hüfte sind die Startkonturen durch das Ergebnis der atlasbasierten Segmentierung gegeben. Aus dem gegebenen Labelbild werden die Außenkonturen der einzelnen Strukturen extrahiert und als diskrete Folgen von Knoten dargestellt (siehe Abb. 4.23(a) und (b)).
Die Minimierung des Funktionals in Gl. 4.25 erfolgt durch eine iterative Greedy–

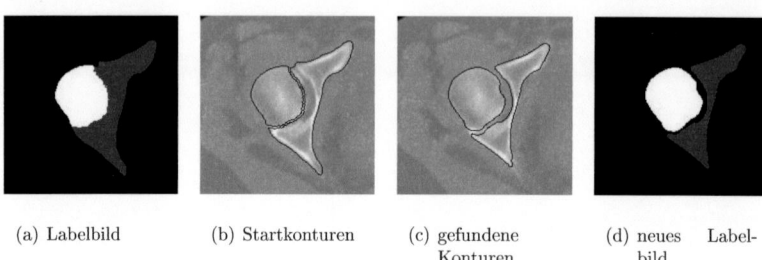

(a) Labelbild   (b) Startkonturen   (c) gefundene   (d) neues   Label-
                                                      Konturen   bild

Abbildung 4.23: Verbesserung der Ergebnisse der atlasbasierten Segmentierung mittels
aktiver Konturmodelle. Aus dem Labelbild der atlasbasierten Segmentierung (a) werden die Startkonturen der aktiven Konturmodelle gewonnen (b). In einem iterativen Prozess werden die Konturen an die
lokalen Bildmerkmale angepasst (c) und ein neues Labelbild erzeugt
(d).

Strategie. Für jeden Konturknoten $\boldsymbol{\nu}$ wird ein Suchbereich $\mathcal{N}(\boldsymbol{\nu})$ bestimmt, innerhalb dessen die optimale neue Knotenposition $\hat{\boldsymbol{\nu}}$ bestimmt wird:

$$\hat{\boldsymbol{\nu}} = \arg \min_{\boldsymbol{\nu} \in \mathcal{N}(\boldsymbol{\nu})} \left(E_{int}(\hat{\boldsymbol{\nu}}) + E_{ext}(\hat{\boldsymbol{\nu}}) + E_{rel}(\hat{\boldsymbol{\nu}}) \right). \tag{4.28}$$

Im Rahmen dieser Arbeit wird die externe Energie nach Gl. 4.23 berechnet und die
Suche erfolgt entlang der Normalen $\boldsymbol{n}$ der Kontur im Punkt $\boldsymbol{\nu}$, d.h. es werden alle
Pixel auf einer Strecke der Länge l, welche senkrecht zur Kontur verläuft und im
Punkt $\boldsymbol{\nu}$ zentriert ist, betrachtet (siehe auch [Dar97]). Der Algorithmus terminiert,
wenn in einem Iterationsschritt für keine Kontur eine Reduzierung der Energie
E_{snake} erzielt werden konnte.

In Abb. 4.23 ist der Ablauf der Nachverarbeitung des Ergebnisses der atlasbasierten Segmentierung mittels aktiver Konturmodelle dargestellt. Zunächst werden die
Startkonturen der Knochenstrukturen aus dem Labelbild extrahiert (Abb. 4.23(a)
und (b)). In Abb. 4.23(b) ist zu erkennen, dass der Gelenkspalt zwischen Femurkopf
und Acetabulum nicht korrekt segmentiert wurde. Die Anwendung des iterativen
Optimierungsprozesses führt zu einer Anpassung der Konturmodelle an die Kno-
chenaußenkanten. In Abb. 4.23(c) ist das Ergebnis der Kontursuche dargestellt. Der
Gelenkspalt konnte korrekt segmentiert werden. Aus den gewonnen Konturen kann
ein neues Labelbild generiert werden (Abb. 4.23(d)).

Ein wesentlicher Nachteil aktiver Konturmodelle liegt in der notwendigen Vorgabe
adäquater Startkonturen. In den meisten medizinischen Anwendungen wird deshalb

die interaktive Eingabe dieser Konturen benötigt, was bei einer großen Anzahl von zu segmentierenden Strukturen oder von Schichtbildern pro Datensatz zu einem hohen Zeitaufwand des Benutzers führt. Durch die hier vorgeschlagene Verwendung des Ergebnisses der atlasbasierten Segmentierung kann diese Benutzerinteraktion vermieden werden, und die automatisch generierten Startkonturen sind bereits sehr gut an die zu segmentierenden Objekte angepasst.

Ein Problem ist die Bestimmung geeigneter Parameter der Konturmodelle. Die Größe der Suchumgebung bei der Greedy–Optimierung, die Gewichtungen α und ω_{ext} sowie die Parameter der abstoßenden Kräfte zwischen den Konturen k, l_f und l_w haben entscheidenden Einfluss auf das Segmentierungsergebnis. In dieser Arbeit wurden diese Werte empirisch ermittelt. Eine automatische Optimierung der Parameter wäre aber für einen Einsatz dieses Verfahrens in der klinischen Routine notwendig.

Voraussetzung für gute Segmentierungsergebnisse bei der Anwendung aktiver Konturmodelle ist das Vorliegen ausgeprägter Objektkanten. Durch Partialvolumeneffekte sind bei CT–Datensätzen mit hohen Schichtdicken ($> 2mm$) im Bereich des Pfannendaches die Außenkonturen des Femurkopfes und der Hüftpfanne nicht zu erkennen (siehe Abb. 4.20(a)). In diesem Bereich ist deshalb die Anwendung aktiver Konturmodelle nicht möglich.

4.5.6 Segmentierung des Femurkopfes mittels Hough–Transformation

Die Hough–Transformation wurde 1962 von P. V. C. Hough vorgestellt [Hou62]. Ihr Ziel ist es, mathematisch geschlossen beschreibbare geometrische Objekte, wie z.B. Geraden, Kreise oder Kugeln, in einem Bild– oder Volumendatensatz zu finden.

Die geometrischen Objekte werden durch Gleichungen mit n_ρ Parametern definiert. Die Hough–Transformation soll diejenigen Parameterwerte bestimmen, welche das gesuchte Objekt im Bild beschreiben. Hierzu muss zunächst eine Vorverarbeitung des Bildes erfolgen, indem z.B. durch einen Kantenoperator die Kanten der Bildobjekte extrahiert werden. Anschließend werden für jeden Kantenpixel die Parameter aller Objekte bestimmt, auf denen es liegen könnte. Wird so mit allen Kantenpixeln verfahren, werden bestimmte Objekte selten genannt und andere häufiger. Die Hough–Transformation bildet damit das Bild auf eine Häufigkeitsverteilung über die Parameterwerte ab.

Bei der Segmentierung des Femurkopfes soll dessen Kugelförmigkeit ausgenutzt werden. Die Hough–Transformation soll diejenige Kugel bestimmen, welche die Oberfläche des Femurkopfes möglichst genau beschreibt.

Eine Kugel wird durch den Mittelpunkt (x_0, y_0, z_0) und den Radius r beschrieben.

Die Punkte auf der Kugeloberfläche können durch

$$
\begin{pmatrix} x \\ y \\ z \end{pmatrix} = \begin{pmatrix} x_0 + r \cos\phi \sin\theta \\ y_0 + r \sin\phi \sin\theta \\ z_0 + r \cos\theta \end{pmatrix}, \quad \begin{array}{l} 0 \le \theta < 2\pi \\ 0 \le \phi < \pi \end{array} \tag{4.29}
$$

ermittelt werden. Für einen festen Radius r können durch Variation der Parameter θ und ϕ die Mittelpunkte aller Kugeln bestimmt werden, auf deren Oberfläche der Punkt (x, y, z) liegt:

$$
\begin{pmatrix} x_0 \\ y_0 \\ z_0 \end{pmatrix} = \begin{pmatrix} x - r \cos\phi \sin\theta \\ y - r \sin\phi \sin\theta \\ z - r \cos\theta \end{pmatrix}. \tag{4.30}
$$

Die Hough–Transformation wird in zwei Schritten durchgeführt:

1. **Aufbau des Hough–Akkumulators:** Hierfür werden die Parameterbereiche für x_0, y_0, z_0 und r diskretisiert und ein 4–dimensionaler Häufigkeitszähler, der sog. Hough–Akkumulator, angelegt. Die Einträge in diesem Hough–Akkumulator geben an, wie häufig diese Parameterkombination durch einen Pixel bestätigt wurde.

   Für jeden Kantenvoxel (x, y, z) im Bild wird dazu berechnet, auf welchen Kugeloberflächen er liegen kann. Durch Iteration über den Radius r, mit $r_{min} \le r \le r_{max}$, sowie über die Winkel θ und ϕ (mit $0 \le \theta < 2\pi$ und $0 \le \phi < \pi$) werden die Mittelpunkte der Kugeln durch Gl. 4.30 bestimmt. Der Akkumulator wird jeweils an den so bestimmten Positionen (x_0, y_0, z_0, r) erhöht.

2. **Auswertung des Hough–Akkumulators:** Zur Auswertung des Hough–Akkumulators sind verschiedene Strategien anwendbar. In einfachen Fällen reicht die Bestimmung des maximalen Eintrags. Die zugehörigen Parameterwerte ergeben dann das gesuchte Objekt.

   Oftmals ist vorher eine Normierung der Akkumulatoreinträge notwendig, da z.B. bei der Suche nach Kugeln größere Kugeln durch mehr Pixel bestätigt werden als kleinere Kugeln. Hier ist eine Normierung abhängig vom Radius der Kugel vorzunehmen.

   In vielen Fällen erschweren Bildstörungen, wie z.B. Rauschen, sowie Diskretisierungs– und Rundungsfehler die Auswertung des Akkumulators. Deshalb werden oftmals Verfahren der Clusteranalyse zur Auswertung des Hough–Akkumulators angewendet.

Durch die Ergebnisse der atlasbasierten Segmentierung kann der Suchbereich für die Kugel stark eingeschränkt werden. Dies bedeutet einerseits, dass nur ein Ausschnitt

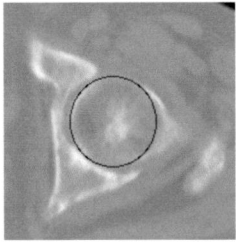
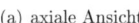
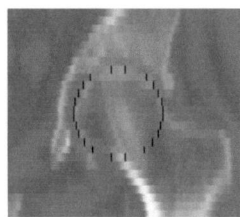

(a) axiale Ansicht   (b) sagittale Ansicht

Abbildung 4.24: Ergebnis der Kugeldetektion durch eine Hough–Transformation. Für einen CT–Datenvolumen wurde mittels einer Hough–Transformation der Femurkopf durch eine Kugel approximiert. Dargestellt ist eine axiale (a) und eine sagittale (b) Ansicht des Datenvolumens mit eingezeichneter Kugel.

des Bildvolumens betrachtet werden muss. Andererseits kann auch die Größe des Hough–Akkumulators wesentlich reduziert werden, da die Wertebereiche der Kugelparameter stark eingegrenzt werden können. Hierdurch kann die hohe Laufzeit dieses Verfahrens entscheidend reduziert werden. In Abb. 4.24 ist das Ergebnis einer Hough–Transformation dargestellt.

Die aktuelle Implementierung wertet den Hough–Akkumulator mittels einer einfachen Maximumsstrategie aus. Diese liefert nicht immer das korrekte Ergebnis. Einerseits entspricht die Form des Femurkopfes nicht genau einer Kugel, so dass nicht alle Kantenpixel den Eintrag der selben Kugel erhöhen. Andererseits verhindern Partialvolumeneffekte in Teilbereichen des Hüftgelenks die Bestimmung der korrekten Objektkanten. Details der aktuellen Implementierung und eine Evaluation des Verfahrens sind zu finden in [Bec01].

In zukünftigen Arbeiten soll durch einen Clusteranalyseansatz die Auswertung des Hough–Akkumulators verbessert werden. Hierbei können durch die Gruppierung von Einträgen des Akkumulators verschiedene Kugeln zusammengefasst und daraus eine mittlere approximierende Kugel gebildet werden.

Kapitel 5

Atlasbasierte Erkennung anatomischer Landmarken

Anatomische Landmarken haben eine weitreichende Bedeutung in vielen Bereichen der Medizin. Sie dienen der Diagnosefindung, Therapieplanung und der intraoperativen Orientierung des Arztes. Insbesondere für die Morphologie, die Untersuchung der Gestalt biologischer Organe, haben sie grundlegende Bedeutung. Dieses Kapitel beschäftigt sich mit der automatischen Detektion anatomischer Landmarken, welche für die Planung und Durchführung orthopädischer Eingriffe benötigt werden. Es wird ein Verfahren präsentiert, welches auf der Basis dreidimensionaler Oberflächenmodelle von Knochenstrukturen eine robuste und genaue Bestimmung der Landmarkenpositionen ermöglicht. Hierbei werden die Landmarken einmalig für einen anatomischen Atlas festgelegt und anschließend automatisch auf die Knochenmodelle verschiedener Patienten übertragen. Dieses Verfahren ermöglicht einerseits eine hohe Flexibilität bzgl. Anzahl und Positionierung der gewünschten Landmarken im Atlasdatensatz und sichert gleichzeitig eine hohe Genauigkeit und Reproduzierbarkeit bei der automatischen Lokalisierung der Landmarken im Patientendatensatz.

5.1 Einleitung

Fred L. Bookstein [Boo91a] definiert *Punktlandmarken* als Lokalisationen, welche sowohl Namen (wie z.B. 'Nasenspitze' oder 'Augenwinkel') als auch kartesische Koordinaten haben. Die Namen dienen der Herstellung der biologischen Korrespondenz (Homologie) zwischen variierenden Organformen. Landmarken haben somit nicht nur ihre eigene Lokalisation, sondern *dieselbe* Lokalisation in den individuellen Organismen. Der Mediziner benutzt Landmarken, indem er in einem mentalen

Prozess anatomische Lokalisationen von einer Musteranatomie auf die individuelle Patientenanatomie überträgt und die relative Lage dieser Patientenlokalisationen zueinander mit Normwerten vergleicht. Diese Normwerte können z.b. durch statistisch ermittelte Distanzen oder Winkel gegeben sein, oder es handelt sich um komplexere Lagebeziehungen resultierend aus dem Erfahrungsschatz des Arztes. Diese aus den Landmarkenlokalisationen abgeleiteten Größen werden als *Maßzahlen* oder *Kenngrößen* bezeichnet.

5.1.1   Bedeutung von Landmarken für die orthopädische Diagnostik und Therapieplanung

Aufgrund der mechanischen Funktion der Knochen spielen Distanzen und Winkel eine entscheidende Rolle in der Orthopädie. Die Berechnung dieser Maßzahlen beruht wesentlich auf anatomischen Landmarken. Landmarken haben somit in der Orthopädie eine wesentliche Bedeutung für die Bestimmung, Erhaltung oder Wiederherstellung der mechanischen Funktionalität und Belastbarkeit der untersuchten Knochenstruktur. Für die Planung des in Kapitel 3 beschriebenen endoprothetischen Teilersatzes des Beckens müssen zunächst die Körperachsen des Patienten bestimmt werden. Für die Definition dieses patientenbezogenen Koordinatensystems müssen Landmarken auf der Oberfläche der Hüftknochen festgelegt werden. Verschiedene anatomische Winkel, wie z.b. die Antetorsion des Femurs, werden ebenfalls auf der Basis von Landmarken berechnet. Auf die konkrete Berechnung orthopädischer Maßzahlen und die genaue Verwendung der Landmarkeninformationen geht Kapitel 6 ein.

Anatomische Landmarken dienen weiterhin der Orientierung des Arztes während des Planungsprozesses und während der Durchführung der Operation. Der Vergleich relativer Positionen bzgl. anatomisch markanter Punkte ermöglicht dem Arzt die korrekte Umsetzung der geplanten Schnittführung und die korrekte Positionierung der Endoprothese. Werden Navigationssysteme zur Unterstützung des chirurgischen Eingriffs verwendet, dienen Landmarken häufig auch der intraoperativen Registrierung, also dem Abgleich zwischen realem Koordinatensystem im OP und dem bei der virtuellen Planung verwendeten Koordinatensystem.

In Abb. 5.1 sind wichtige anatomische Landmarken auf der Oberfläche des Beckenknochens dargestellt. Diese Landmarken liegen entweder an Lokalisationen mit funktioneller Bedeutung, wie z.b. Muskel– oder Sehnenansätzen, oder an Lokalisationen die leicht zu ertasten bzw. zu sehen sind, wie z.b. im Falle des Darmbeinstachels (*spina iliaca anterior superior*).

Ziel dieses Kapitels ist es, ein Verfahren zu entwickeln, welches die automatische Bestimmung dieser Landmarken ermöglicht.

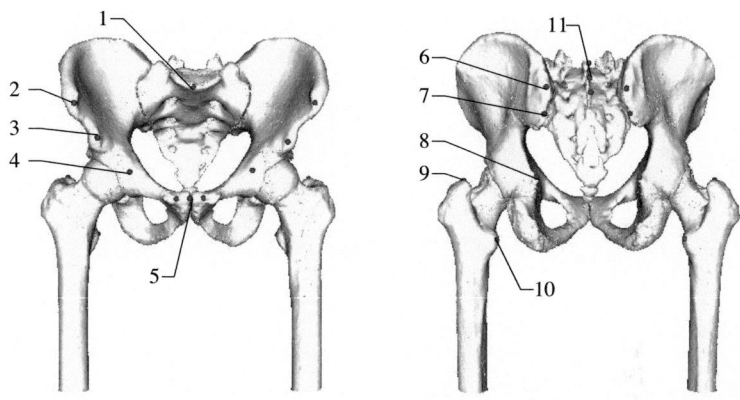

Abbildung 5.1: Frontale und dorsale Ansicht der Beckenknochen mit anatomischen Landmarken (1–*Promontorium*, 2–*Spina iliaca anterior superior*, 3–*Spina iliaca anterior inferior*, 4–*Eminentia iliopubica*, 5–*Symphyse*, 6–*Spina iliaca posterior superior*, 7–*Spina iliaca posterior inferior*, 8–*Spina ischiadica*, 9–*Trochanter major*, 10–*Trochanter minor*, 11–*Crista sacralis*).

5.1.2 Ansätze zur Bestimmung von Landmarken

In zahlreichen Anwendungen erfolgt die Extraktion der Landmarken manuell (siehe z.b. [Boo91b, EDC+91, HHC+91, SJB+97b]). Diese Vorgehensweise ist nur dann mit einem akzeptablen Zeitaufwand des Arztes verbunden, wenn die Anzahl der Landmarken gering ist. Um die optimale virtuelle Planung eines Beckenteilersatzes zu ermöglichen, werden bis zu 20 Landmarken benötigt, was zu einer erheblichen zeitlichen Belastung des Arztes führt.

Weiterhin ist die manuelle Festlegung der Landmarken subjektiv und ungenau. In Abb. 5.2 ist das Ergebnis der manuellen Bestimmung der *Spina iliaca anterior superior* und *Spina iliaca anterior inferior* für drei verschiedene Patienten von *einem* Mediziner abgebildet. Die Abweichungen in der Festlegung der Landmarkenpositionen (Rand oder Mitte der Fläche) von Patient zu Patient ist deutlich zu erkennen.

Die medizinische und morphometrische Bedeutung anatomischer Landmarken einerseits und die Problematik der manuellen Festlegung (Reproduzierbarkeit und Zeitaufwand) andererseits inspirierte die Entwicklung automatischer und semi–automatischer Verfahren zur Landmarkendetektion. Ein Großteil dieser Verfah-

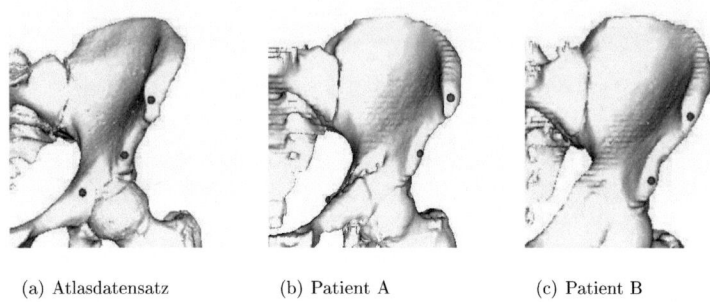

(a) Atlasdatensatz   (b) Patient A   (c) Patient B

Abbildung 5.2: Position der von einem Mediziner manuell bestimmten Landmarken *spina iliaca anterior superior* und *spina iliaca anterior inferior* für drei verschiedene Datensätze.

ren beruht auf der Detektion markanter Punkte in tomographischen Bildvolumen. Durch ein automatisches Verfahren werden diese markanten Punkte als Kandidaten für Landmarken bestimmt, anschließend wählt der Arzt manuell den passendsten dieser Kandidaten aus (siehe z.B. [FRS99]). Hierdurch kann der Zeitaufwand und die Reproduzierbarkeit der Landmarkenbestimmung deutlich verbessert werden. Die automatische Bestimmung der markanten Punkte erfolgt z.B. durch die Berechnung eines Eckenmaßes auf der Grundlage der Differentialeigenschaften der medizinischen Grauwertbilder [KR82, RG93, Thi96b, Roh97], oder durch die Berechnung der Punkte maximaler Krümmung auf der Oberfläche bereits segmentierter Objekte [TC89, FF94, THS99]. Andere Ansätze beruhen auf der Anpassung deformierbarer Oberflächenmodelle an die lokale Bildstruktur [FRS01].

Den hier genannten Ansätzen ist gemeinsam, dass sie Landmarken als Punkte definieren, welche anhand ihrer besonderen geometrischen Eigenschaften in einer lokalen Umgebung eindeutig bestimmbar sind. Diese geometrischen Eigenschaften werden durch die Wahl der angewendeten Differentialoperatoren bzw. durch die Eigenschaften des deformierbaren Oberflächenmodells spezifiziert. Für orthopädisch relevante Landmarken ist die Definition solcher Eigenschaften schwierig. Dies ist einerseits dadurch begründet, dass die Landmarken oftmals auf Ansatzpunkten von Muskeln oder Sehnen liegen, welche nicht punktförmig, sondern flächig sind. Die konkrete Wahl der Landmarkenposition liegt dadurch im subjektiven Ermessen des Arztes. "Rand der Fläche" oder "Mitte der Fläche" sind z.B. im Falle der spina iliaca anterior superior mögliche Definitionen (siehe Abb. 5.2). Andererseits führen individuelle Variationen der Patientenanatomie, z.B. aufgrund verstärkter Verkal-

kung von Sehnenansätzen, u. U. zu einer Verschiebung der Extremalpunkte oder
Krümmungsmaxima.

Versuchsweise wurden die in [Roh97] vorgestellten Differentialoperatoren auf CT–
Bildfolgen des Beckens angewendet. Ziel war die semi–automatische Bestimmung
der in Abb. 5.1 dargestellten Landmarken. Das Verfahren lieferte aber nur ungenügende Ergebnisse, da einige Landmarken nicht detektiert werden konnten. Für eine
Reihe weiterer Landmarken wich die Lokalisation der detektierten Extremalpunkte
z.t. erheblich von der intuitiven Position dieser Landmarke ab. Gesucht ist deshalb
ein Verfahren, welches die automatische Detektion von Landmarken ermöglicht, deren Lokalisation nicht mit Extremalpunkten des Bildes übereinstimmt. Die Idee
des in diesem Kapitel präsentierten Ansatzes ist es, die Landmarkenpositionen für
einen anatomischen Atlas zu spezifizieren und anschließend auf die Patientendaten
zu übertragen.

5.2 Übertragung der Landmarken von einem ana-tomischen Atlas

In Kapitel 4 wurden ein anatomischer Atlas der Hüfte sowie Verfahren zur automatischen Übertragung der Atlasinformationen auf Patientendaten vorgestellt. Der
männliche und der weibliche Atlasdatensatz bestehen jeweils aus einem segmentierten CT–Volumen, den Oberflächenmodellen der Knochenstrukturen der Hüfte und
den Positionen anatomischer Landmarken. Dieser Abschnitt beschreibt ein Verfahren, welches die automatische Übertragung der Landmarkenpositionen des Atlas
auf eine Patientenanatomie ermöglicht.

5.2.1 Bestimmung initialer Landmarkenpositionen durch ein grauwertbasiertes Registrierungsverfahren

Das in Kap. 4 vorgestellte Verfahren zur Übertragung von Atlasinformationen auf
Patientendaten basiert auf einer nicht–linearen Registrierung der Grauwertbildvo-
lumina des Patienten und des Atlas. Dabei wird eine Transformation ϕ bestimmt,
welche einer Koordinate x im Patientendatensatz I_P den anatomisch korrespondierende Punkt $\phi(x)$ im Atlasdatensatz I_A zuordnet. Für die beiden in Abschn.
4.2 beschriebenen männlichen und weiblichen Atlanten wurden jeweils 26 anato-
mische Landmarken festgelegt. Sei $\mathcal{L}_A = \{l_{A,1}, \ldots, l_{A,n_\mathcal{L}}\}$ die Menge der (manuell
festgelegten) anatomischen Landmarken eines Atlas. Die zu den Atlaslandmarken

korrespondierenden Positionen im Patientendatensatz können dann berechnet werden durch:

$$\hat{l}_{Pat,i} = \phi^{-1}\left(l_{\mathcal{A},i}\right), \ i = 1, \dots n_{\mathcal{L}}. \tag{5.1}$$

Diese Vorgehensweise bietet folgende Vorteile gegenüber den oben beschriebenen manuellen und semi–automatischen Verfahren:

- Das Verfahren arbeitet vollkommen automatisch.

- Es können *beliebige* Landmarkenpositionen festgelegt werden. Die Positionierung ist nicht auf Punkte maximaler Krümmung oder Extrempunkte beschränkt, und die geometrischen Eigenschaften der Landmarken müssen nicht spezifiziert werden.

- Die Position der Landmarken kann verändert werden, und neue Landmarken können leicht hinzugefügt werden. Die Änderungen müssen lediglich einmal im Atlasdatensatz durchgeführt werden. Im Extremfall kann sogar jeder Arzt seine eigene Menge von Landmarken definieren.

Die in Gl. 5.1 verwendete Inverse der Transformation ϕ ist durch das verwendete Registrierungsverfahren nicht gegeben. Sie wird punktweise durch ein Newton–Raphson Verfahren bestimmt [PTVF92].

Durch fehlende Grauwertkorrespondenzen zwischen den Bilddaten und durch die geforderte Glattheitsbedingung der Transformation ϕ kommt es zu Fehlern bei der Registrierung (siehe auch Abschn. 4.4.5 und 4.5.2). Diese Registrierungsfehler wirken sich insbesondere auf die Übertragung der Landmarken aus. So ist nicht gewährleistet, dass $\phi^{-1}(l_{\mathcal{A},i})$ auf der Oberfläche des Patientenknochens liegt. Als die zu $l_{\mathcal{A},i}$ korrespondierende Patientenlandmarke $\hat{l}_{Pat,i}$ wird deshalb der zu $\phi^{-1}(l_{\mathcal{A},i})$ am nächsten benachbarte Oberflächenpunkt definiert.

Um die Genauigkeit der automatisch bestimmten Positionen $\hat{l}_{Pat,i}$ zu evaluieren, wurden für 5 Patientendatensätze die Landmarkenpositionen manuell definiert. Bei dem Vergleich der automatisch bestimmten Landmarken $\hat{l}_{Pat,i}$ mit den manuell festgelegten Landmarken wurde eine mittlere Abweichung von $4mm$ festgestellt. Die maximale Differenz betrug ca. $10mm$. Diese erzielte Lokalisationsgenauigkeit ist für die Berechnung orthopädischer Maßzahlen und die darauf beruhende Operationsplanung nicht ausreichend. Es werden deshalb Verfahren benötigt, welche die Landmarken mit einer höheren Genauigkeit bestimmen. Hierfür wird in den nächsten Abschnitten ein oberflächenbasiertes Registrierungsverfahren vorgestellt, welches eine robuste und präzise Lokalisation der Landmarken erlaubt. Die durch die grauwertbasierte Registrierung gefundenen Positionen dienen dabei als initiale Schätzung der Landmarkenlokalisationen.

5.2.2 Oberflächenbasierte Registrierung zur Übertragung anatomischer Landmarken

Die Ungenauigkeiten der grauwertbasierten Atlas–Patienten Registrierung führen zu einer mangelhaften Lokalisation der anatomischen Landmarken. Um eine präzise Detektion der Landmarken auf dem Hüftknochen zu ermöglichen, wird hier ein oberflächenbasiertes Registrierungsverfahren vorgeschlagen. Aus den segmentierten CT–Daten des Patienten und des Atlas werden mittels des Marching Cubes Algorithmus Oberflächenmodelle der Knochenstruktuen der Hüfte gewonnen (siehe Abschn. 4.5.1). Diese triangulierten Oberflächenmodelle haben die in Definition 3.1 (S. 46) genannten Eigenschaften.

Für eine gegebene Atlaslandmarke $l_{\mathcal{A}}$ auf einer triangulierten Oberfläche $O_{\mathcal{A}} = (\mathcal{P}_{\mathcal{A}}, \mathcal{T}_{\mathcal{A}})$ ist die (anatomisch) korrespondierende Position l_{Pat} auf der Oberfläche $O_{Pat} = (\mathcal{P}_{Pat}, \mathcal{T}_{Pat})$ gesucht. Das hier beschriebene Verfahren zur präzisen Detektion der gesuchten Landmarke l_{Pat} beruht auf der Anpassung der Atlasoberfläche an die Patientenoberfläche in einer lokalen Umgebung der Landmarke. Die durch das grauwertbasierte Registrierungsverfahren bestimmte initiale Landmarkenposition $\hat{l}_{Pat}$ dient dabei der Einschränkung des Suchbereiches auf der Patientenoberfläche. Das Verfahren kann folgendermaßen algorithmisch beschrieben werden:

Algorithmus 5.1 (Korrektur der Landmarkenposition)
Gegeben seien die triangulierte Oberflächenbeschreibung eines Patienten $O_{Pat} = (\mathcal{P}_{Pat}, \mathcal{T}_{Pat})$ und eines Atlas $O_{\mathcal{A}} = (\mathcal{P}_{\mathcal{A}}, \mathcal{T}_{\mathcal{A}})$ sowie zwei Punkte $\hat{l}_{Pat}$ und $l_{\mathcal{A}}$. Bezeichne $c(T)$ den Schwerpunkt eines Dreiecks T.

1. Sei $l_{Pat}^0 = \hat{l}_{Pat}$ und $k = 0$.

2. Bestimme für einen Radius r die Dreiecksmengen

$$\tilde{\mathcal{T}}_{Pat} = \left\{ T_j \in \mathcal{T}_{Pat} \mid \|c(T_j) - l_{Pat}^k\| < r + \delta \right\} \; und$$
$$\tilde{\mathcal{T}}_{\mathcal{A}} = \left\{ T_j \in \mathcal{T}_{\mathcal{A}} \mid \|c(T_j) - l_{\mathcal{A}}\| < r \right\},$$

sowie die zugehörigen Oberflächenmodelle $\tilde{O}_{Pat} = (\tilde{\mathcal{P}}_{Pat}, \tilde{\mathcal{T}}_{Pat})$ und $\tilde{O}_{\mathcal{A}}(\tilde{\mathcal{P}}_{\mathcal{A}}, \tilde{\mathcal{T}}_{\mathcal{A}})$, welche den lokalen Ausschnitt der Patienten– bzw. Atlasoberfläche beschreiben.

3. Berechne eine affine Transformation φ_1^k zur Registrierung von $\tilde{O}_{Pat}$ und $\tilde{O}_{\mathcal{A}}$.

4. Führe eine nicht–lineare Registrierung der affin ausgerichteten Oberflächen durch, ermittle die nicht–lineare Transformation φ_2^k.

    5. Bestimme die neue Landmarkenposition $l_{Pat}^{k+1} = (\varphi_2^k \circ \varphi_1^k)(l_{\mathcal{A}})$.

    6. Falls kein Abbruchkriterium erfüllt: $k = k + 1$, gehe zu 2.

In Iteration k bezeichnet l_{Pat}^k die aktuelle Schätzung der Patientenlandmarke. Eine lokale Umgebung dieser Landmarke wird mit einer lokalen Umgebung der Atlaslandmarke zunächst affin und anschließend nicht-linear registriert. Aus dem Ergebnis dieser Registrierung wird die neue Position der Patientenlandmarke gewonnen. Der Ausschnitt $\tilde{O}_A$ der Atlasoberfläche spezifiziert dabei die Form der Knochenoberfläche in einer lokalen Umgebung der Landmarke. Durch die Registrierung dieses Ausschnitts mit der Patientenoberfläche wird derjenige Bereich des Patientenknochens gesucht, welcher eine ähnliche Form hat.

Ein wesentlicher Parameter des Verfahrens ist der gewählte Radius r, welcher die Größe der betrachteten lokalen Umgebung festlegt. Wird er zu klein gewählt, können die charakteristischen Eigenschaften der Umgebung einer Landmarke nicht erfasst werden, wird er zu groß gewählt, kann aufgrund der patientenspezifischen Variationen nur ein ungenügendes Registrierungsergebnis erreicht werden. Um die Robustheit des Verfahrens zu erhöhen, kann r abhängig von der aktuellen Iteration k gewählt werden, so dass zunächst eine grobe Ausrichtung mit einem großen Radius r^0 erfolgt und anschließend der Radius sukzessive verkleinert wird. Der Parameter δ stellt sicher, dass für jeden Punkt des Ausschnittes $\tilde{O}_A$ der Atlasoberfläche ein korrespondierender Punkt auf $\tilde{O}_{Pat}$ existiert. Für die in Abb. 5.1 dargestellten Landmarken wurde der Radius r empirisch ermittelt (siehe Abschn. 5.4). Es wurde $\delta = 10mm$ fest gewählt. Als Abbruchkriterium erwies sich eine feste Anzahl von drei Iterationen als ausreichend.

Für die Umsetzung des Verfahrens werden ein affiner und ein nicht–linearer oberflächenbasierter Registrierungsalgorithmus benötigt, welche in den folgenden Abschnitten erläutert werden.

5.2.3   Implementierung der affinen Registrierung von Oberflächen

Einer der weitverbreitetsten oberflächenbasierten Registrierungsalgorithmen ist der *Iterative–Closest–Point–Algorithmus*:

Algorithmus 5.2 (Iterative–Closest–Point) *Gegeben seien eine Referenzoberfläche O_R und eine Menge von Punkten $\mathcal{P}_S = \{p_1, \ldots, p_{n_S}\}$, welche auf einer Modelloberfläche O_S liegen.*

    1. Sei $\mathcal{P}_0 = \mathcal{P}_S$, $k = 0$, ϕ_{ges} ist die Identität.

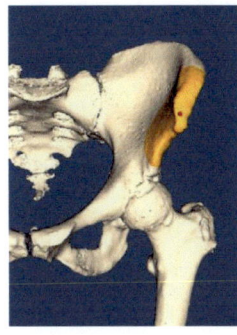
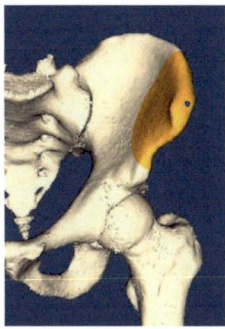
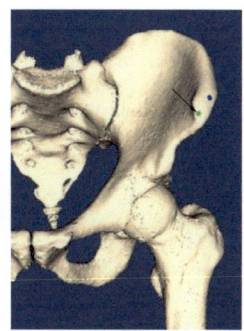

(a) lokaler Ausschnitt des
Atlas mit Landmarke

(b) lokaler   Ausschnitt
um   die   initiale
Patientenlandmarke

(c) initiale und korrigierte
Landmarke (Pfeil)

Abbildung 5.3: Prinzip der atlasbasierten Landmarkendetektion. Die Oberflächenausschnitte des Atlas (a) und des Patienten (b) werden miteinander registriert und die Position der Atlaslandmarke auf die Patientenoberfläche übertragen (c).

2. **Bestimmung von Punktkorrespondenzen:** *Finde für alle Punkte $p_{i,k} \in \mathcal{P}_k$ den nächsten Punkt $q_{i,k}$ auf der Referenzoberfläche O_R.*

3. **Berechnung der Transformation:** *Bestimme die affine Transformation ϕ_k, mit*

$$\phi_k = \arg\min_{\phi \in \mathcal{T}} \sum_{i=1}^{n_S} \|q_{i,k} - \phi(p_{i,k})\|^2 \qquad (5.2)$$

und die Gesamttransformation $\phi_{ges} := \phi_{ges} \circ \phi_k$.

4. **Transformation der Modelloberfläche:**

$$\mathcal{P}_{k+1} = \{\phi_k(p_{i,k}), i = 1 \ldots, n_S\}.$$

5. **Konvergenz?** *Terminiere, falls ein Abbruchkriterium erfüllt ist, sonst setze $k = k + 1$ und gehe zu 2.*

Die Bestimmung des nächsten Punktes in Schritt 2 kann für beliebige Oberflächenrepräsentationen erfolgen: Polygone, Punktwolken, Splineoberflächen, implizite Funktionen [BM92]. Im Rahmen dieser Arbeit erfolgt die effiziente Bestimmung der gesuchten Punktes q_i auf der triangulierten Referenzoberfläche durch eine Separierung des Suchraumes mittels *kd-trees* [PS85]. Für die Berechnung der affinen Transformation gemäß Gl. 5.2 wird das von Horn [Hor87] vorgeschlagene Verfahren verwendet. Genauere Erläuterungen zum ICP–Algorithmus und Erweiterungen dieses Verfahrens sind zu finden in [BM92, Zha92, FA94b, FA94c, FDMA97].

Bei der Übertragung der Landmarken von der Atlas– auf die Patientenoberfläche entspricht die Modelloberfläche O_S dem lokalen Ausschnitt der Atlasoberfläche $\tilde{O}_A$ und die Referenzoberfläche O_R dem korrespondierende Ausschnitt $\tilde{O}_{Pat}$. Beide Oberflächen liegen als Dreiecksmengen vor. Die Eckpunkte der Dreiecke der Atlasoberfläche $\tilde{O}_A$ bilden die Menge $\mathcal{P}_S$ der Punkte auf der Modelloberfläche.

Das Ergebnis der nachfolgenden nicht–linearen Registrierung hängt wesentlich von einer akkuraten affinen Ausrichtung der Oberflächen ab. Um die Robustheit der affinen Registrierung zu erhöhen, wird zunächst eine rigide Vorregistrierung durchgeführt und anschließend die affine Tranformation bestimmt. In beiden Schritten wird der ICP–Algorithmus verwendet.

5.2.4   Nicht–lineare Registrierung von Oberflächen

Affine Transformationen sind nicht geeignet, die anatomischen Variationen der Knochenoberflächen abzubilden. Deshalb wird in Alg. 5.1 in Schritt 4 ein nicht–lineares oberflächenbasiertes Registrierungsverfahren benutzt. Ziel ist es, punktweise anatomische Korrespondenzen zwischen den Oberflächenausschnitten herzustellen, wobei davon ausgegangen wird, dass beide Oberflächen identische anatomische Objekte (oder Objektteile) repräsentieren.

Nicht–lineare oberflächenbasierte Registrierungsverfahren wurden z.B. vorgestellt von [FA94a, SL94, AN01]. Feldmar und Ayache [FA94a] berechnen *lokal* affine Transformationen für jeden Oberflächenpunkt p_i durch die gewichtete Summierung rigider Transformationsparameter in einer Nachbarschaft um p_i. Szeliski und Lavallée [SL94] modellieren die nicht–lineare Transformation durch *octree splines* und benutzen eine Levenberg–Marquardt Optimierungstechnik, um die optimalen Transformationsparameter zu bestimmen.

Die von Andresen und Nielsen [AN01] propagierte *surface–constrained diffusion* hat einen gewissen Bezug zur dämonenbasierten Registrierung. Das Verfahren besteht im wesentlichen aus der iterativen Wiederholung der Schritte "Bestimmung von Punktkorrespondenzen", "Ableitung eines Verschiebungsfeldes" und "Glättung des Verschiebungsfeldes", bis ein Gleichgewichtszustand erreicht ist.

Für parametrische Oberflächenbeschreibungen $s : \Theta \to I\!\!R^3$:

$$s(u,v) = \begin{pmatrix} x(u,v) \\ y(u,v) \\ z(u,v) \end{pmatrix}, \quad (u,v) \in \Theta \subseteq I\!\!R^2, \tag{5.3}$$

ist die *surface–constrained diffusion* des Verschiebungsfeldes $u : I\!\!R^3 \to I\!\!R^3$ von der Oberfläche $s_1 : I\!\!R^2 \to I\!\!R^3$ auf die Oberfläche $s_2 : I\!\!R^2 \to I\!\!R^3$ gegeben durch (siehe [AN01]):

$$\partial_t u = \begin{cases} \Delta u - n_{s_2} \dfrac{n_{s_2} \cdot \Delta u}{\|n_{s_2}\|^2} & \text{falls } x \in s_1 & (5.4a) \\[2ex] \Delta u & \text{falls } x \notin s_1, & (5.4b) \end{cases}$$

wobei n_{s_2} die Oberflächennormale von s_2 an der Stelle $x + u(x)$ ist. Der in Gl. 5.4a angewandte Term

$$x - n \frac{n \cdot x}{\|n\|^2}$$

beschreibt die Projektion eines Vektors x auf die Tangentialebene senkrecht zu n. Die Veränderungen des Verschiebungsfeldes u für Punkte $x \in s_1$ finden deshalb nur entlang der Oberfläche s_2 statt. Die gesuchte nicht–lineare Abbildung $\varphi = x + u(x)$ ergibt sich aus der Lösung von Gl. 5.4 für $\partial_t u = 0$.

Die *surface–constrained diffusion* ist invariant gegenüber Rotation, Translation und uniformer Skalierung von Modell– und Referenzoberfläche. Die resultierende Abbildung φ ist – mit Ausnahme an den Objektoberflächen – glatt. Sie ist generell nicht differenzierbar über die Oberflächen hinweg, aber entlang glatter Oberflächen [AN01].

Dieses Verfahren wurde als nicht–linearer Registrierungsschritt für die Landmarkenfindung in dieser Arbeit implementiert. In Abb. 5.4 ist der prinzipielle Ablauf dargestellt. Die genaue Implementierung der einzelnen Schritte ist wie folgt:

- *Bestimmung eines initialen Verschiebungsfeldes.* Für die Punkte der affin vorregistrierten Atlasoberfläche wird der jeweils nächste Punkt auf der Patientenoberfläche bestimmt. Aus den resultierenden Verschiebungsvektoren $u(x_i)$, $i = 1, \ldots, n$ wird durch eine adaptive normalisierte Gaußinterpolation ein vollständiges Verschiebungsfeld bestimmt:

$$u_k(x) = \frac{\sum_{i=1}^n w_i(x)\, u_k(x_i)}{\sum_{i=1}^n w_i(x)}, \text{ mit } w_i(x) = e^{-\frac{(x-x_i)^2}{2\varsigma(x)}} \ (k = 1, 2, 3).$$

Der Glättungsparameter $\varsigma(x)$ wird abhängig von der Distanz zum nächsten gegebenen Verschiebungsvektor gewählt: $\varsigma(x) = \min_i |x - x_i|$. Erläuterungen dieser und weiterer Interpolationsstrategien sind zu finden in [NA98].

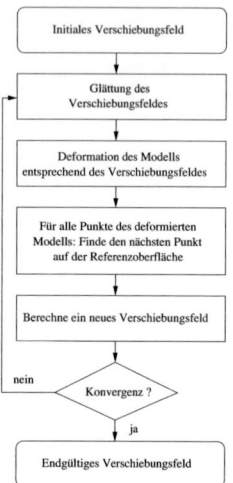

Abbildung 5.4: Ablauf der *surface constrained diffusion* (nach [AN01]).

- *Glättung des Verschiebungsfeldes.* Das aktuelle Verschiebungsfeld u wird mittels eines Gaußfilters geglättet. Der Glättungsparameter σ ist der einzige Parameter des Verfahrens.

- *Deformation des Modells.* Die Punkte $p_i \in \tilde{\mathcal{P}}_A$ der Oberfläche des Atlas werden entsprechend des geglätteten Verschiebungsfeldes transformiert.

- *Projektion auf die Referenzoberfläche.* Durch die Gaußglättung des Verschiebungsfeldes ist nicht mehr gewährleistet, dass die Oberflächenpunkte des Atlas auf die Oberfläche des Patienten abgebildet werden. Die deformierten Oberflächenpunkte p_i' werden entlang ihres Normalenvektors auf die Referenzoberfläche $\tilde{O}_{Pat}$ projeziert. Alternativ kann p_i' auch auf seinen räumlich nächsten Nachbarn auf $\tilde{O}_{Pat}$ projeziert werden[1].

- *Berechnung eines neuen Verschiebungsfeldes.* Entsprechend der resultierenden Punktkorrespondenzen werden die aktuellen Werte des Verschiebungsfeldes an den Stellen p_i verändert.

---

[1]Für die hier betrachteten Oberflächen erzielten beide Methoden ähnlich gute Ergebnisse. Die Projektion entlang der Normalenvektoren schlägt jedoch in bestimmten Fällen fehl und ist rechenintensiver.

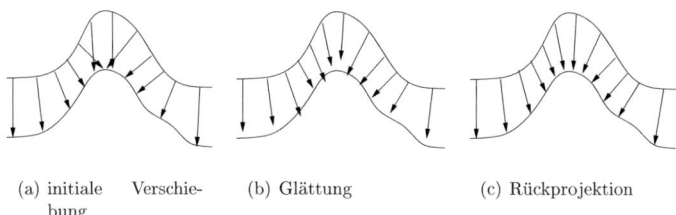

(a) initiale Verschiebung (b) Glättung (c) Rückprojektion

Abbildung 5.5: Schematische Darstellung der Arbeitsweise der oberflächenbasierten Diffusion. Das initiale Verschiebungsfeld (Pfeile in Bild (a)) wird geglättet. Einige der Verschiebungsvektoren bilden nicht mehr auf die Referenzoberfläche ab (b) und müssen auf wieder auf die Oberfläche projeziert werden (c). Diese Schritte werden wiederholt, bis das Verfahren konvergiert. Durch die (wiederholte) Glättung und Rückprojektion des Verschiebungsfeldes werden Überschneidungen von Verschiebungsvektoren (siehe (a)) entfernt.

- *Konvergenz.* Die Diffusion wird gestoppt, wenn

$$\sum_{p_i} \|u^k(p_i) - u^{k-1}(p_i)\|^2 \le \epsilon, \text{ gilt,} \tag{5.5}$$

wobei u^k das Verschiebungsfeld in der k–ten Iteration und ϵ ein benutzerdefinierter Schwellwert ist. Allerdings wurde bei der hier verwendeten Implementierung stattdessen eine feste Anzahl von Iterationen verwendet. 10 Iterationen lieferten zufriedenstellende Ergebnisse.

Der Parameter σ bestimmt die Schrittweite der zeitlichen Diskretisierung von Gl. 5.4. Wird er zu groß gewählt, wird das Verschiebungsfeld zu stark geglättet, bevor die Rückprojektion auf die Oberfläche erfolgt. Eine ungenügende Anpassung der Oberflächen ist die Folge. Durch eine Verkleinerung von σ wird die Anzahl der benötigten Iterationen erhöht.

5.3 Einbeziehung von Differentialeigenschaften bei der oberflächenbasierten Registrierung

Die Differentialeigenschaften der Oberflächen anatomischer Strukturen enthalten wichtige Informationen über die Lokalisationen von Landmarken oder von anderen

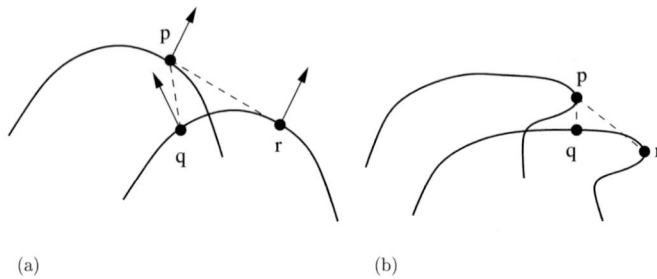

(a)　　　　　　　　　　　(b)

Abbildung 5.6: Verbesserte Bestimmung korrespondierender Punkte durch Einbeziehung von Normalenvektoren (a) und von Krümmungsinformationen (b). q ist der räumliche nächste Nachbar von p und wird zunächst als korrespondierender Punkt angenommen. r wird als korrespondierender Punkt erkannt, wenn die Normalenvektoren (a) bzw. die Krümmungseigenschaften (b) berücksichtigt werden.

anatomisch relevanten Merkmalen. Bei der oberflächenbasierten Registrierung kann die Einbeziehung von Normalenvektoren und Krümmungsmaßen zu verbesserten Ergebnissen führen, da die lokale Orientierung und die Form der Oberfläche wichtige Hinweise zur Identifikation korrespondierender Punkte geben (siehe Abb. 5.6). Die in Abschn. 5.2.3 und 5.2.4 vorgestellten Verfahren sollen deshalb so erweitert werden, dass korrespondierende Oberflächenpunkte nicht nur anhand der euklidischen Punktabstände, sondern auch unter Berücksichtigung der lokalen Orientierung und Krümmung bestimmt werden.

In einigen Arbeiten werden bereits Informationen, welche aus den Ableitungen erster, zweiter und evtl. dritter Ordnung gewonnen werden, bei der Registrierung von Oberflächen verwendet. Thirion [Thi94] und Subsol et. al. [STA98] nutzen Extremalpunkte und –linien auf den Objektoberflächen zur Registrierung medizinischer Bildvolumina. Die Extraktion dieser Merkmale erfolgt auf der Basis der differentialgeometrischen Eigenschaften des zugrundliegenden Grauwertvolumens [TG93]. Die Ansätze von Feldmar und Ayache [FA94c] sowie der Ansatz von Overhoff et. al. [OME99] verwenden für die Registrierung die gewichteten euklidischen Abstände und Differentialeigenschaften der Oberflächenpunkte. Overhoff et. al. berechnen die benötigten Normalenvektoren und Krümmungsinformationen auf der Basis von Splineapproximationen der Objekte. Die Registrierung erfolgt dann durch die Bestimmung einer bijektiven Abbildung zwischen den Parameterräumen der Splineoberflächen.

Die Ausgangsbasis für die Bestimmung der anatomischen Landmarken sind triangulierte Oberflächenmodelle der Knochenstrukturen der Hüfte. Für diese 3D–Modelle müssen zunächst die gewünschten Differentialeigenschaften berechnet werden. Anschließend sind Modifikationen der in Abschn. 5.2.3 und 5.2.4 vorgestellten Algorithmen nötig, um diese Informationen bei der Registrierung zu berücksichtigen.

5.3.1 Berechnung von Differentialeigenschaften diskreter Oberflächen

Im Rahmen dieser Arbeit sollen bei der Registrierung Differentialeigenschaften erster und zweiter Ordnung einbezogen werden.

Sei $s(u, v)$ eine vektorwertige Funktion, welche eine Oberfläche im $I\!\!R^3$ beschreibt (siehe Abschn. 5.2.4). Der Normalenvektor n von s im Punkt x steht senkrecht auf der Tangentialebene der Oberfläche in diesem Punkt und beschreibt somit die lokale Orientierung der Oberfläche. Er kann als Vektorprodukt

$$n = \frac{s_u \times s_v}{|s_u \times s_v|} \tag{5.6}$$

berechnet werden. Für eine triangulierte Oberfläche O entspricht der Normalenvektor eines Oberflächenpunktes $x \in O$ der Normalen des Dreiecks, falls der Punkt innerhalb eines Dreiecks liegt. Für Punkte auf Kanten oder für Eckpunkte von Dreiecken kann der Normalenvektor als normiertes arithmetisches Mittel der Normalen der benachbarten Dreiecke berechnet werden [SML98].

Schneidet man die Oberfläche s im Punkt x mit einer Normalenschnittebene E, d.h. einer Ebene, die den Normalenvektor n enthält, so erhält man eine Kurve, welche auf der Oberfläche s durch den Punkt x verläuft. Für diese Kurve kann die Normalenkrümmung κ_t im Punkt x bestimmt werden. Wird die Normalenschnittebene E um den Normalenvektor gedreht, ändert sich κ_t i. a. . κ_t ist periodisch und hat maximal zwei Extremwerte, die *Hauptkrümmungen* κ_1 und κ_2. Zwischen den Hauptkrümmungen und den Normalenkrümmungen besteht der Zusammenhang:

$$\kappa_t = \kappa_1 \cos \phi + \kappa_2 \sin \phi, \tag{5.7}$$

wobei ϕ der Drehwinkel der zu κ_t gehörenden Normalenschnittebene E gegen die Ebene mit der Hauptkrümmung κ_1 ist.

Die *Gaußsche Krümmung* ist das Produkt der Hauptkrümmungen

$$\kappa_g = \kappa_1 \kappa_2 \tag{5.8a}$$

und die *mittlere Krümmung* ist das arithmetische Mittel der Hauptkrümmungen

$$\bar{\kappa} = \frac{1}{2}(\kappa_1 + \kappa_2). \tag{5.8b}$$

Diese Krümmungsmaße beschreiben wichtige geometrische Eigenschaften der Oberfläche. Sie können z.b. der Identifikation von Sattelpunkten oder Extremalpunkten dienen und haben grundlegende Bedeutung bei der Konstruktion von Minimalflächen. Die Gaußsche Krümmung ist biegungsinvariant und ist mithin ein intrinsisches Maß der Fläche.

Für Oberflächen, welche durch vektorwertige Funktionen beschrieben werden, können die o.g. Differentialeigenschaften durch Ableitungen bzgl. des zugrundeliegenden Parameterraums (u, v) bestimmt werden. Die Knochen des Patienten und des Atlas liegen als diskrete triangulierte Oberflächenmodelle vor (siehe Definition 3.1 in Abschn. 3.4.1). Die Bestimmung eines (u, v)–Parameterraumes ist für triangulierte 3D–Modelle möglich (siehe z.b. [BGK95, Mas97]), und durch eine anschließende Oberflächenapproximation, z.b. mittels Splinefunktionen, können vektorwertige Funktionen zur Beschreibung der anatomischen Objekte erzeugt werden. Erfahrungen mit diesem Ansatz zeigten jedoch, dass die Verfahren extrem rechenaufwendig sind und die erzielte Approximationsgüte z.T. gering ist (siehe z.b. [Mas97, Ehr97, OME99]).

Es existiert eine Reihe weiterer Ansätze zur Berechnung der Differentialeigenschaften triangulierter Oberflächenmodelle. Monga und Benayoun [MB95] schlagen die Berechnung der Differentialeigenschaften von Isointensitätsoberflächen auf der Basis des zugrundeliegenden Grauwertvolumens vor. Andere Ansätze (siehe z.b. [Ham93]) passen lokal eine stetige Oberflächenfunktion $s(u, v)$ an die Dreiecksoberfläche an, und berechnen die Differentialeigenschaften dieser Funktion. In dieser Arbeit werden stattdessen Ansätze verwendet, welche direkt die Oberflächendreiecke zur Berechnung von Krümmungsinformationen benutzen. Eine Übersicht über verschiedene andere Ansätze ist z.b. zu finden in [CW00]. Einführungen in die Differentialgeometrie von Oberflächen werden beispielsweise in [dC76] und [Bra81] gegeben. Grundlegende Fakten über die Geometrie triangulierter Oberflächen sind zu finden in [AZ67] und [Res93].

Sei O ein trianguliertes Oberflächenmodell mit Knotenmenge $\mathcal{P}$ und Dreiecksmenge $\mathcal{T}$. Um eine korrekte Berechnung der Differentialeigenschaften zu ermöglichen, werden an O folgende Anforderungen gestellt:

(A1) die Dreiecke sind konsistent orientiert und zwar so, dass die Normale der Oberflächendreiecke nach außen zeigt,

(A2) alle Dreiecke sind ähnlich groß, und lange, spitze Dreiecke werden möglichst vermieden,

(A3) die Oberfläche wird geglättet, um Unregelmäßigkeiten zu vermeiden, welche nicht biologischen Ursprungs sind.

In der Computergrafik–Bibliothek VTK [SML98] oder auch im Programm Surface Evolver [Bra92] stehen verschiedene Algorithmen zur Verfügung, um die Anforderungen (A1) und (A2) sicherzustellen. Es erwies sich jedoch als schwierig, automatische Algorithmen zu entwickeln, welche geeignet sind, Bedingung (A3) für Oberflächenmodelle sicherzustellen, die aus Bilddaten extrahiert wurden (z.b. mittels des Marching Cubes Algorithmus). In Abschn. 5.3.1.2 und 5.3.1.3 wird auf dieses Problem noch einmal eingegangen.

5.3.1.1 Berechnung der Gaußschen und mittleren Krümmung für triangulierte Oberflächenmodelle

Die Krümmungen einer triangulierten Oberfläche sind für alle Punkte Null außer für Eckpunkte der Dreiecke oder für Punkte auf Dreieckskanten. Die folgenden Betrachtungen beschränken sich auf die Eckpunkte. Seien $T_1, \ldots, T_{n_p}$ die Dreiecke, welche den Knoten $p \in \mathcal{P}$ als gemeinsamen Eckpunkt haben. Für das Dreieck T_i sei $\theta_i(p)$ der innere Winkel am Eckpunkt p. Der *totale Winkel des Knotens* p sei definiert als

$$\theta(p) = \sum_{i=1}^{n_p} \theta_i(p). \tag{5.9}$$

Die Dreieckseckpunkte können anhand des Vorzeichens des Winkelübertrags $2\pi - \theta(p)$ klassifiziere werden: Ein Punkt p heißt *flach*, falls $2\pi - \theta(p) = 0$, *elliptisch*, falls $2\pi - \theta(p) > 0$, und *hyperbolisch*, falls $2\pi - \theta(p) < 0$ gilt (siehe Abb. 5.7). Diese Eigenschaft korrespondiert mit einer fundamentalen Eigenschaft der Gauß–Krümmung, für welche ebenfalls mittels $\kappa_g = 0$, $\kappa_g < 0$ und $\kappa_g > 0$ eine Unterscheidung in *flach*, *elliptisch* und *hyperbolisch* möglich ist.

Griffin [Gri94], Castellano Smith [Smi99], Polthier und Schmies [KS98] und Desbrun et. al. [DMSB00] leiten auf der Basis des totalen Winkels aus Gl. 5.9 verschiedene Definitionen der Gaußschen Krümmung im Punkt p ab. Im Rahmen dieser Arbeit wurde die Definition von Desbrun et. al. verwendet[2]:

$$\kappa_g(p) = \frac{2\pi - \sum_{i=1}^{n_p} \theta_i(p)}{\frac{1}{3} \sum_{i=1}^{n_p} \mathcal{F}(T_i)}. \tag{5.10}$$

$\mathcal{F}(T_i)$ bezeichnet den Flächeninhalt des Dreiecks T_i. Die Herleitung dieser Formel beruht auf dem Gauß–Bonnet Theorem und ist detailliert in [DMSB00] beschrieben.

---

[2]Das Verfahren wurde von P. G. Batchelor (http://www-ipg.umds.ac.uk/p.batchelor/) implementiert.

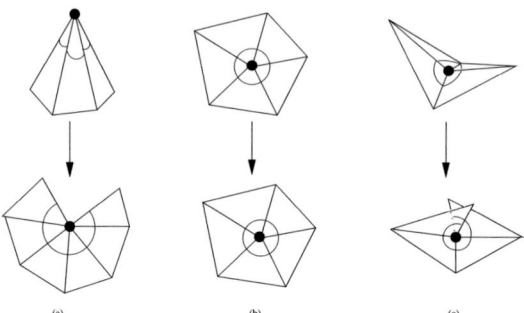

Abbildung 5.7: Klassifikation von Dreieckseckpunkten anhand des Vorzeichens von $2\pi - \theta(\boldsymbol{p})$ (oben) und ihre Entfaltung in der Ebene (unten). (a) *elliptischer* Punkt mit $2\pi - \theta(\boldsymbol{p}) > 0$, (b) *flacher* Punkt mit $2\pi - \theta(\boldsymbol{p}) = 0$ und (c) *hyperbolischer* Punkt mit $2\pi - \theta(\boldsymbol{p}) < 0$.

Ausgehend von verschiedenen grundlegenden Zusammenhängen der Differential-geometrie leiten sowohl Pinkall und Polthier [PP93] als auch Desbrun et. al. [DMSB99, DMSB00] Gl. 5.11 als Formel zur Berechnung der mittleren Krümmung triangulierter Oberflächen her:

$$\bar{\kappa}(\boldsymbol{p}) = \frac{1}{4\mathcal{F}_{\boldsymbol{p}}} \sum_{j \in N(\boldsymbol{p})} (\cot \alpha_j + \cot \beta_j) \|\boldsymbol{q}_j - \boldsymbol{p}\|. \tag{5.11}$$

$\mathcal{F}_{\boldsymbol{p}}$ ist dabei die Summe der Flächen der Dreiecke, welche $\boldsymbol{p}$ als gemeinsamen Eck-punkt haben, $N(\boldsymbol{p})$ ist die Nachbarschaft von $\boldsymbol{p}$ und α_j und β_j sind die zwei Winkel gegenüber der Kante $\overline{\boldsymbol{pq}_j}$ in den zwei Dreiecken, welche $\overline{\boldsymbol{pq}_j}$ als gemeinsame Kante haben (siehe Abb. 5.8).

In Gl. 5.8a und 5.8b wurde der Zusammenhang der mittleren Krümmung und Gauß–Krümmung mit den Hauptkrümmungen dargestellt. Durch Gl. 5.10 und 5.11 ist die Berechnung von κ_g und $\bar{\kappa}$ für triangulierter Oberflächen möglich, und man kann die diskreten Hauptkrümmungen herleiten als:

$$\kappa_1(\boldsymbol{p}) = \bar{\kappa}(\boldsymbol{p}) + \sqrt{\bar{\kappa}^2(\boldsymbol{p}) - \kappa_g(\boldsymbol{p})} \tag{5.12a}$$

$$\kappa_2(\boldsymbol{p}) = \bar{\kappa}(\boldsymbol{p}) - \sqrt{\bar{\kappa}^2(\boldsymbol{p}) - \kappa_g(\boldsymbol{p})}. \tag{5.12b}$$

Um numerische Probleme zu vermeiden, muss sichergestellt werden, dass $\bar{\kappa}^2$ größer als κ_g ist, sonst setze man $\sqrt{\bar{\kappa}^2 - \kappa_g} = 0$.

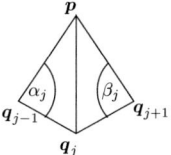

Abbildung 5.8: Die Abbildung verdeutlicht einen Summanden der Gl. 5.11. Die Winkel α_j und β_j liegen gegenüber der Kante $\overline{pq_j}$ in den zwei angrenzenden Dreiecken.

5.3.1.2 Ergebnisse der Krümmungsberechnung

In einer ersten Evaluation soll untersucht werden, ob die vorgestellten Verfahren geeignet sind, die Krümmung der triangulierten Knochenoberflächen zu berechnen. Die diskrete Gaußkrümmung und die diskrete mittlere Krümmung wurden zunächst für triangulierte Oberflächenmodelle einfacher geometrischer Strukturen berechnet. In Abb. 5.9 sind die Ergebnisse für einen Würfel und einen Torus farbkodiert dargestellt. Die berechnete Gaußkrümmung ist positiv für elliptische Punkte (die Ecken des Würfels), negativ für hyperbolische Punkte (das Innere des Torus) und 0 für flache Regionen (die Flächen des Würfels). Für parabolische Punkte (die Kanten des Würfels) ist sie ebenfalls 0, da hier für die Hauptkrümmung $\kappa_2 = 0$ gilt. Die mittlere Krümmung ist positiv für elliptische und parabolische Punkte und nahe 0 für hyperbolische Punkte. Diese Ergebnisse stimmen qualitativ mit den theoretischen Eigenschaften der mittleren und gaußschen Krümmung überein.

In einem zweiten Schritt wurden die diskreten Krümmungsmaße auf eine Serie von Oberflächenmodellen angewendet, welche aus diskreten Bilddaten gewonnen wurden. Hierfür wurden Kugeln mit einem Radius $1mm$ als binäres Bildobjekt in 3D–Bildvolumina mit verschiedenen Auflösungsstufen repräsentiert. Durch die Glättung mit einem Gaußfilter wurden gleichmäßige Grauwertübergänge zwischen Bildvordergrund und Bildhintergrund erzeugt. Der Glättungsparameter σ^2 wurde dabei an die jeweilige Bildauflösung angepasst. Anschließend wurden mittels des Marching Cubes Algorithmus 3D Oberflächenmodelle der Kugeln gewonnen. Durch die vorangegangene Glättung der Bilddaten wurden typische Artefakte, welche bei der Generierung von Oberflächen aus binären Bilddaten auftreten, vermieden. Anschließend wurden für die Oberflächenpunkte der generierten Kugelmodelle die Gaußsche und mittlere Krümmung nach Gl. 5.10 bzw. 5.11 berechnet. Theoretisch gilt für jeden Oberflächenpunkt p einer Kugel mit Radius 1 $\kappa_g(p) = 1$ und $\bar{\kappa}(p) = 1$. In Tabelle 5.1 ist der mittlere, minimale und maximale Krümmungswert sowie die Standardabweichung der Krümmungswerte für die Kugeln in verschiedenen Auflösungen angegeben. Mit steigender Auflösung des zugrundeliegenden Bildvolumens divergieren die berechne-

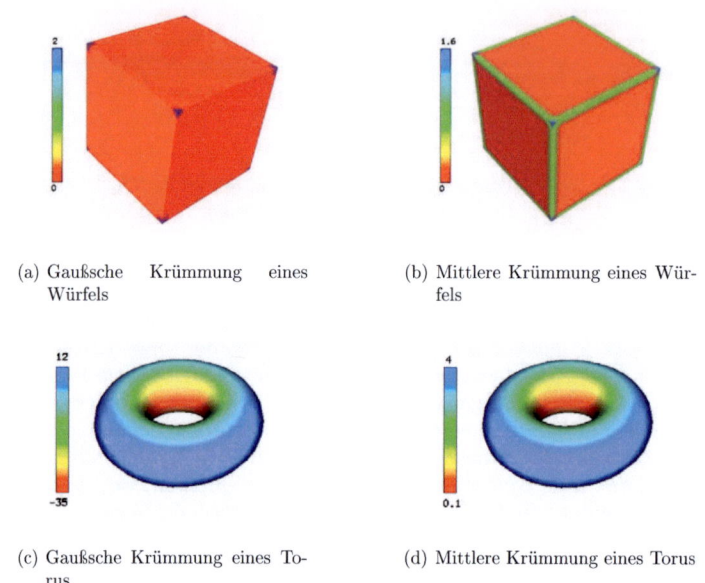

(a) Gaußsche Krümmung eines Würfels

(b) Mittlere Krümmung eines Würfels

(c) Gaußsche Krümmung eines Torus

(d) Mittlere Krümmung eines Torus

Abbildung 5.9: Für die triangulierten Oberflächenmodelle eines Würfels und eines Torus wurden die diskrete Gaußkrümmung und die diskrete mittlere Krümmung nach Gl. 5.10 und 5.11 berechnet. In Abb. (a) bis (d) sind die Ergebnisse farbkodiert dargestellt.

ten Krümmungswerte zunehmend von den theoretischen Werten. Diese Abweichungen sind durch die diskrete Struktur der Bilddaten bedingt, aus welchen die Oberflächen generiert wurden. Quantitative Analysen der diskreten Krümmungsmaße aus Gl. 5.10 und 5.11 sind ebenfalls zu finden in [Smi99] und [DMSB00]. Desbrun et. al. stellen eine hohe Übereinstimmung der theoretischen Krümmungswerte und der berechneten Krümmungswerte für analytisch konstruierte Oberflächenmodelle fest (siehe [DMSB00]). Castellano Smith kommt demgegenüber zu dem Schluss, dass die diskreten Krümmungsmaße nur dann für Oberflächenmodelle, welche aus Bilddaten extrahiert wurden, angewendet werden können, wenn eine geeignete Nachverarbeitung dieser Oberflächenmodelle erfolgt [Smi99].

In Abb. 5.10(a) und (c) ist ein Oberflächenmodell des linken Hüftbeins dargestellt. Das 3D–Modell wurde mittels des Marching Cubes Algorithmus aus einem CT–

Bildgröße / Voxelgröße	Gaußsche Krümmung κ_g				mittlere Krümmung $\bar{\kappa}$			
	Mittel	StdAbw.	min	max	Mittel	StdAbw.	min	max
$30 \times 30 \times 30$ / $0.1mm^3$	1.22	30.9	-0.10	4.68	1.18	0.56	0.13	3.48
$50 \times 50 \times 50$ / $0.06mm^3$	1.23	76.3	-0.46	9.10	1.12	0.64	-0.87	4.51
$100 \times 100 \times 100$ / $0.03mm^3$	1.33	431.5	-4.84	26.5	1.10	2.21	-9.22	9.35
$150 \times 150 \times 150$ / $0.02mm^3$	1.94	1804.6	-19.7	112.9	1.17	4.18	-18.6	27.1
$200 \times 200 \times 200$ / $0.015mm^3$	3.02	6068.3	-56.3	350.1	1.11	7.37	-34.8	34.8
$250 \times 250 \times 250$ / $0.012mm^3$	5.12	15725.8	-135.3	649.8	1.24	6.13	-31.5	36.3

Tabelle 5.1: Schätzung der Gaußschen und mittleren Krümmung für 3D–Modelle einer Kugel, welche aus Bildvolumina mit verschiedenen Auflösungen gewonnen wurden. Dargestellt, sind jeweils der mittlere, minimale und maximale berechnete Krümmungswert sowie die Standardabweichung der Krümmungswerte. Für Bildvolumina mit einer hohen Auflösung ergibt sich einer erhebliche Differenz zwischen berechneten und theoretischen Krümmungswerten (siehe auch Tab. 5.2).

Datensatz mit einer Auflösung von $0.9375 \times 0.9375 \times 1mm^3$ gewonnen. Die berechneten Krümmungswerte für κ_g und $\bar{\kappa}$ sind farbkodiert dargestellt. Kleine Unregelmäßigkeiten der Oberflächen führen zu starken lokalen Schwankungen der berechneten Krümmungswerte. Durch eine geeignete Nachverarbeitung der Oberflächenmodelle können die Ergebnisse der Krümmungsberechnung deutlich verbessert werden (siehe Abb. 5.10(b) und (d)).

5.3.1.3 Glättung diskreter Oberflächenmodelle.

Im letzten Abschnitt wurde ein Test der in Abschn. 5.3.1.1 diskutierten Krümmungsmaße für triangulierte Oberflächenmodelle durchgeführt. Die Ergebnisse zeigen, dass für glatte analytische Oberflächen, welche anhand ihrer parametrischen Gleichungen konstruiert wurden, die entwickelten Schätzer durchaus das gewünschte Verhalten aufweisen. Wendet man die Krümmungsmaße jedoch auf Oberflächenmodelle an, welche aus diskreten Bilddaten erzeugt wurden, ergeben sich erhebliche Abweichungen von den theoretischen Krümmungswerten. In diesem Abschnitt werden deshalb Techniken zur Glättung der triangulierten Oberfläche und zur Glättung der berechneten Krümmungswerte entlang der Oberfläche vorgestellt. Diese

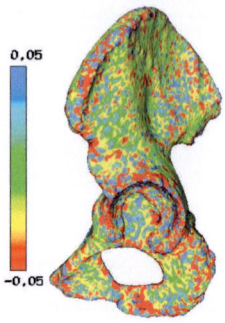

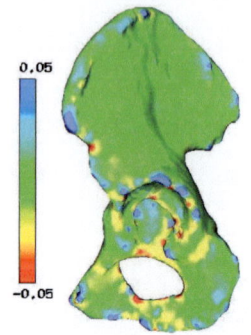

(a) κ_g einer ungeglätteten Oberfläche   (b) κ_g einer geglätteten Oberfläche

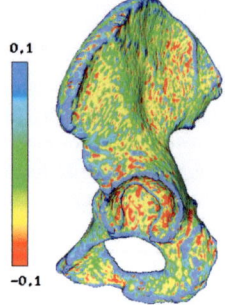

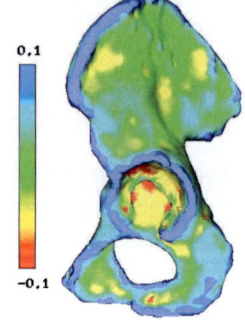

(c) $\bar{\kappa}$ einer ungeglätteten Oberfläche   (d) $\bar{\kappa}$ einer geglätteten Oberfläche

Abbildung 5.10: Diskrete Gauß–Krümmung κ_g und diskrete mittlere Krümmung $\bar{\kappa}$ einer ungeglätteten und geglätteten Oberfläche. Kleine Unregelmäßigkeiten der triangulierten Oberflächen führen zu Artefakten bei der Bestimmung der diskreten Krümmungen (a) und (c). Um aussagekräftige Ergebnisse zu erhalten, ist eine Glättung der Oberfläche erforderlich (b) und (d).

Techniken erlauben unter gewissen Voraussetzungen die Anwendung der diskreten Krümmungsmaße auf die aus Bilddaten generierten Oberflächenmodelle.

Zur Glättung triangulierter Oberflächenmodelle existieren verschiedene Ansätze aus dem Bereich der Computergrafik, welche i.a. auf einer sukzessiven Verschiebung der Dreieckseckpunkte entsprechend der Position ihrer Nachbarknoten beruhen (siehe z.B. [Tau95, SML98, Tau00]). Hier wurde in einem ersten Schritt die in [SZL92] propagierte Dreiecksreduktion auf die Oberflächenmodelle angewendet, und anschließend erfolgte eine Glättung der Oberfläche mit dem in [SML98] vorgeschlagenen iterativen Verfahren.

Die Position eines Dreiecksknotens $\boldsymbol{p}_i$ wird dabei entsprechend der Position der Nachbarknoten $\boldsymbol{p}_j$ wie folgt verschoben:

$$\boldsymbol{p}_i^{k+1} = \boldsymbol{p}_i^k + \lambda \sum_{j \in \mathcal{N}(i)} (\boldsymbol{p}_i^k - \boldsymbol{p}_j^k). \tag{5.13}$$

$\mathcal{N}(i)$ bezeichnet die Nachbarschaft des i–ten Knotens und $\boldsymbol{p}_i^k$ die Position des i–ten Knotens in der k–ten Iteration des Verfahrens. λ ist ein benutzerdefinierter Gewichtungsfaktor, welcher die Stärke der Glättung pro Iteration bestimmt. Anschließend wurden für das geglättete Oberflächenmodell die Krümmungen berechnet. Die Krümmungsberechnung nach Gl. 5.10 und 5.11 beruht auf einer kleinen lokalen Nachbarschaft. Um Schätzungen der Oberflächenkrümmung zu erhalten, welche einen gleichmäßigeren Verlauf entlang der Oberfläche haben, werden die berechneten Krümmungswerte geglättet[3]. Für die mittlere Krümmung $\bar{\kappa}_i$ des Knotens $\boldsymbol{p}_i$ wird das iterative Verfahren

$$\bar{\kappa}_i^{k+1} = \frac{1}{|\mathcal{N}(i)| + 1} \left(\bar{\kappa}_i^k + \sum_{j \in \mathcal{N}(i)} (\bar{\kappa}_i^k - \bar{\kappa}_j^k) \right) \tag{5.14}$$

verwendet. Die Glättung der Gauß–Krümmung erfolgt analog, wobei jedoch auf die Gewichtung der Nachbarknoten entsprechend der Größe zugehöriger Dreiecksflächen geachtet werden muss, um das Gauß–Bonnet–Theorem weiterhin zu erfüllen (siehe [Smi99] für Details).

In Abb. 5.10(b) und (d) sind die Ergebnisse der Krümmungsberechnung für ein geglättetes Oberflächenmodell dargestellt. Elliptische Oberflächenbereiche ($\kappa_g > 0$) sind deutlich von hyperbolischen ($\kappa_g < 0$) und flachen ($\kappa_g \approx 0$) Bereichen zu unterscheiden. Die mittlere Krümmung erlaubt die Unterscheidung von Kanten und flachen Regionen.

---

[3]Die Glättung der Krümmungswerte wurde in Abb. 5.10(a) und (c) bereits angewendet, so dass die dargestellten Unterschiede zu Abb. 5.10(b) und (d) allein auf den Unregelmäßigkeiten der Oberflächenmodelle beruhen.

Um die Vergleichbarkeit der berechneten Krümmungen für Atlas– und Patientenoberfläche zu gewährleisten, muss die Detailgetreue beider Oberflächenmodelle vergleichbar sein, d.h. sie müssen identisch "glatt" sein. Für eine fest vorgegebene Anzahl von Iterationen und einen festen Gewichtungsfaktor λ werden die Ergebnisse der Glättungsalgorithmen wesentlich durch die Größe der Dreiecke des 3D–Modells beeinflusst. Da sich die Auflösungen der CT–Datensätze der Patienten signifikant unterscheiden können, ist die Größe der generierten Dreiecke u.U. sehr unterschiedlich. Die automatische Generierung adäquat geglätteter Oberflächenmodelle ist dann schwierig. Ein möglicher Ansatz wäre z.B. die Festlegung empirisch bestimmter Werte für λ und die Anzahl der Iterationen pro CT–Auflösung.

Für gleichmäßig geglättete Oberflächenmodelle konnten durch die Einbeziehung der diskreten Krümmungen κ_g und $\bar{\kappa}$ deutlich verbesserte Registrierungsergebnisse erzielt werden. Problematisch ist jedoch die automatische Generierung solcher adäquat geglätteter Modelle. Dies motiviert die Verwendung eines Krümmungsmaßes, welches weitgehend von der Auflösung des zugrundeliegenden CT–Datensatzes und der Glattheit des Oberflächenmodells unabhängig ist. Im folgenden Abschnitt wird ein solches Krümmungsmaß vorgestellt.

5.3.2 Ein momentenbasiertes Maß der Oberflächenkrümmung

Die im letzten Abschnitt geschilderte Problematik der automatischen Generierung adäquat glatter Oberflächenmodelle motiviert die Suche nach alternativen Maßen für die lokalen Krümmungseigenschaften der Oberfläche. Wesentliche Anforderungen an diese Maße sind die weitgehende Unabhängigkeit von der Dreiecksauflösung und die Toleranz gegenüber kleinen Unregelmäßigkeiten der Oberfläche.

Motiviert durch die Arbeit von Clarenz et. al. [CDR02] wird im folgenden ein Ansatz zur Bestimmung lokaler Krümmungseigenschaften auf der Basis der 0–ten Momente der Oberfläche vorgestellt.

Für einen Punkt x der Oberfläche O sei $S_\epsilon(x)$ der Schwerpunkt der lokalen Umgebung $O \cap S(x, \epsilon)$ von x. $S(x, \epsilon)$ ist dabei eine Kugel mit Zentrum x und Radius ϵ. Der Parameter ϵ beeinflusst die Größe der betrachteten lokalen Umgebung und kann als Skalenparameter betrachtet werden. Clarenz et. al. zeigen in [CDR02], dass der Wert der normalisierten Differenz

$$d_\epsilon(x) = \frac{1}{\epsilon^2} \|S_\epsilon(x) - x\| \qquad (5.15)$$

als Indikator für das Auftreten einer Kante in der ϵ–Umgebung von x betrachtet werden kann. Für flache Bereiche der Oberfläche stimmt der Schwerpunkt der Um-

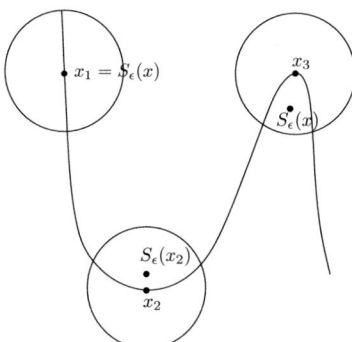

Abbildung 5.11: Analyse der Krümmungseigenschaften einer Kurve mittels der 0–ten Momente in einer lokalen Umgebung. In x_1 ist die Kurve flach, so dass der Schwerpunkt der ϵ–Umgebung mit x_1 übereinstimmt und $d_\epsilon(x_1) = 0$ ist. In x_2 und x_3 ist die Kurve verschieden stark gekrümmt und es gilt $0 < d_\epsilon(x_2) < d_\epsilon(x_3)$.

gebung mit x überein. Im Bereich von Kanten verschiebt sich der Schwerpunkt entsprechend der Ausprägung der Kante (siehe Abb. 5.11).

Die Berechnung des Schwerpunktes einer Menge von Dreiecken geschieht durch die gewichtete Mittelung der Schwerpunkte der Dreiecke:

$$S_\epsilon(x) = \frac{1}{|O \cap \mathcal{S}(x,\epsilon)|} \sum_{T \in O \cap \mathcal{S}(x,\epsilon)} c(T)\mathcal{F}(T), \qquad (5.16)$$

$c(T)$ bezeichnet den Schwerpunkt und $\mathcal{F}(T)$ den Flächeninhalt des Dreiecks. $|O \cap \mathcal{S}(x,\epsilon)|$ sei die Anzahl der Dreiecke in der ϵ–Umgebung von x. Um eine effiziente Berechnung des vorgeschlagenen Krümmungsmaßes zu ermöglichen, wird ein Dreieck T als zur Region $O \cap \mathcal{S}(x,\epsilon)$ gehörend betrachtet, falls $c(T) \in O \cap \mathcal{S}(x,\epsilon)$ gilt. Eine bessere Approximation der ϵ–Umgebung erhält man, wenn die Oberfläche O mit einer implizit definierten Kugel $\mathcal{S}(x,\epsilon)$ geschnitten wird (siehe Abschn. 3.4.1, Alg. 3.2). Der Rechenaufwand dieses Vorgehens ist aber um ein Vielfaches höher.

Die momentenbasierte Krümmungsanalyse (Gl. 5.15) wurde auf Oberflächenmodelle von Knochen verschiedener Patienten mit verschiedenen Auflösungen der zugrundeliegenden CT–Daten angewendet. Es wurde für jedes Dreieckszentrum $c(T)$ die Distanz $d_\epsilon(c(T))$ berechnet, farbkodiert dargestellt und visuell überprüft. Im Gegensatz zu den in Abschn. 5.3.1 vorgestellten diskreten Krümmungsmaßen, zeigte das Verfahren bessere Ergebnisse hinsichtlich der geforderten Unabhängigkeit

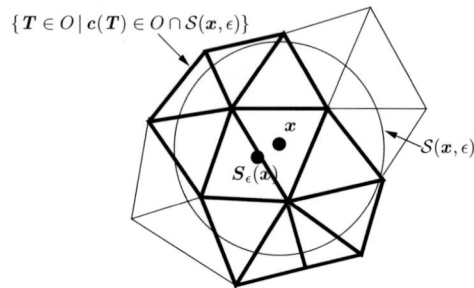

Abbildung 5.12: Dargestellt ist ein Ausschnitt der Oberfläche O. Die kugelförmige Umgebung $\mathcal{S}(x, \epsilon)$ wird durch die Menge der Dreiecke $\{T \in O \mid c(T) \in O \cap \mathcal{S}(x, \epsilon)\}$ approximiert (hervorgehobene Dreiecke). Durch die schlechte Approximation der kugelförmigen Umgebung eines Oberflächenpunktes gilt $\|S_\epsilon(x) - x\| > 0$. Hierdurch wird auch für flache Oberflächenbereiche eine Krümmung indiziert.

von der Dreiecksauflösung und der Toleranz gegenüber kleinen Unregelmäßigkeiten der Oberfläche. Der Parameter ϵ steuert dabei die Größe der betrachteten lokalen Umgebung und beschreibt damit den Kompromiß zwischen der Toleranz gegenüber kleinen Unregelmäßigkeiten der Oberfläche und der Genauigkeit der Approximation der lokalen Krümmung. Wird ϵ zu klein gewählt, haben lokale Unregelmäßigkeiten großen Einfluss auf die Krümmungswerte. Wird ϵ zu groß gewählt, haben auch entfernte Kanten Einfluss auf den Krümmungswert im Punkt x. Für $\epsilon = 3 \ldots 5mm$ wurden für Knochenoberflächen des Beckens gute Ergebnisse erzielt. In ersten Tests wurde jedoch eine geringe Abhängigkeit des Verfahrens von den verwendeten Dreiecksgrößen und der Glattheit der Oberflächen festgestellt. Insbesondere in flachen Oberflächenbereichen beeinflussen kleine, z.B. durch Rauschen verursachte, Unregelmäßigkeiten die Position des Schwerpunktes, so dass $d_\epsilon > 0$ gilt. Zum anderen schwindet mit zunehmender Größe der Dreiecke die Approximationsgüte der $\epsilon-$Umgebung, was ebenfalls zu einer Verschiebung des berechneten Schwerpunktes führen kann (siehe Abb. 5.12). Für flache Oberflächenbereiche wird in beiden Fällen der Schwerpunkt *entlang* der Oberfläche verschoben. Weiterhin ermöglicht die momentenbasierte Krümmung d_ϵ nur eine Unterscheidung gekrümmter und flacher Oberflächenbereiche, eine Unterscheidung konkaver und konvexer Krümmungen ist nicht möglich.

Hier wird deshalb folgende Erweiterung dieses Verfahrens vorgeschlagen. Statt der euklidischen Distanz des Schwerpunktes $S_\epsilon(x)$ zu x wird die Distanz des Schwer-

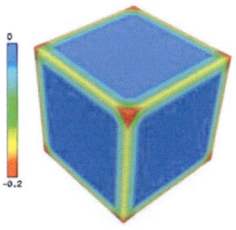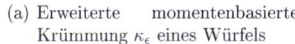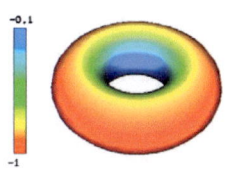

(a) Erweiterte   momentenbasierte   (b) Erweiterte   momentenbasierte
Krümmung κ_ϵ eines Würfels   Krümmung κ_ϵ eines Torus

Abbildung 5.13: Für die triangulierten Oberflächenmodelle eines Würfels und eines Torus wurden die erweiterte momentenbasierte Krümmung nach Gl. 5.17
berechnet und farbkodiert dargestellt.

punktes zur Tangentialebene der Oberfläche im Punkt x berechnet:

$$\kappa_\epsilon(x) = \frac{1}{\epsilon} \left(n(x) \cdot (S_\epsilon(x) - x) \right). \tag{5.17}$$

$n(x)$ ist dabei die nach außen gerichtete Normale der Oberfläche O im Punkt
x. Verschiebungen des Schwerpunktes entlang dieser Tangentialebene bleiben im
Krümmungsmaß κ_ϵ unberücksichtigt. Gl. 5.17 hat gegenüber Gl. 5.15 weiterhin den
Vorteil, dass κ_ϵ vorzeichenbehaftet ist, wodurch zusätzlich die Unterscheidung kon-
vexer ($\kappa_\epsilon < 0$) und konkaver ($\kappa_\epsilon > 0$) Oberflächenpunkte möglich ist.

Abb. 5.13 zeigt eine farbkodierte Darstellung des Krümmungsmaßes κ_ϵ für einen
Würfel und einen Torus. Die momentenbasierte Krümmung κ_ϵ ist negativ für el-
liptische und parabolische Punkte, nahe 0 für hyperbolische Punkte, und für flache
Oberflächenbereiche gilt $\kappa_\epsilon = 0$ (siehe auch Abb. 5.14).

Für eine quantitative Evaluation des Krümmungsmaßes wurde κ_ϵ für Oberflächenmodelle einer Kugel mit einem Radius von $1mm$ berechnet, welche mittels des
Marching Cubes Algorithmus aus Bildvolumina verschiedener Auflösungsstufen gewonnen wurden (siehe Abschn. 5.3.1.2). In Tab. 5.2 ist der mittlere, minimale und
maximale Krümmungswert für die Kugeln in verschiedenen Auflösungen angegeben.
Für Bildgößen mit weniger als $50 \times 50 \times 50$ Voxeln lagen zu wenige Dreiecke innerhalb der ϵ–Umgebung der Oberflächenpunkte. Sonst erwies sich das vorgeschlagene
Krümmungsmaß als sehr robust gegenüber der Bildauflösung.

In Abb. 5.14 sind die berechneten Krümmungen κ_ϵ für ein Oberflächenmodell des
linken Hüftbeins farbkodiert dargestellt, welche mittels des Marching Cubes Algo-

Bildgröße / Voxelgröße	Momentenbasierte Krümmung κ_ϵ			
	Mittel	StdAbw.	min	max
$30 \times 30 \times 30$ / $0.1mm^3$	-0.20	0.06	-0.46	-0.05
$50 \times 50 \times 50$ / $0.06mm^3$	-0.26	0.03	-0.42	-0.16
$100 \times 100 \times 100$ / $0.03mm^3$	-0.25	0.05	-0.43	-0.08
$150 \times 150 \times 150$ / $0.02mm^3$	-0.25	0.06	-0.43	-0.04
$200 \times 200 \times 200$ / $0.015mm^3$	-0.25	0.05	-0.43	-0.02
$250 \times 250 \times 250$ / $0.012mm^3$	-0.25	0.05	-0.46	-0.04

Tabelle 5.2: Berechnung des momentenbasierten Krümmungsmaßes κ_ϵ ($\epsilon = 0.075mm$) für Oberflächenmodelle einer Kugel mit einem Radius von $1mm$, welche aus Bildvolumina mit verschiedenen Auflösungen gewonnen wurden. Dargestellt, sind jeweils der mittlere, minimale und maximale berechnete Krümmungswert sowie die Standardabweichung der Krümmungswerte. Die berechneten Krümmungswerte sind nahezu unabhängig von der zugrundeliegenden Bildauflösung (siehe auch Tab. 5.1).

rithmus aus CT–Daten des Beckens extrahiert wurden. Abb. 5.14(a) zeigt die berechneten Werte für das 3D–Modell vor Anwendung der Dreiecksdezimierung und Glättung (siehe Abschn. 5.3.1.3). Abb. 5.14(b) zeigt die Werte nach Anwendung dieser Verfahren. Es wurden nahezu identische Krümmungswerte berechnet. In Abb. 5.10 sind die diskrete Gaußsche und mittlere Krümmung für diese Oberflächenmodelle dargestellt. Im Gegensatz zu dem hier vorgestellten momentenbasierten Krümmungsansatz weisen die diskrete Gaußsche Krümmung κ_g und die diskrete mittlere Krümmung $\bar{\kappa}$ eine erhebliche Abhängigkeit von der Rauhigkeit der Oberfläche und der Größe der Oberflächendreiecke auf.

5.3.3 Einbeziehung von Differentialeigenschaften in die oberflächenbasierte Registrierung

Die berechneten differentialgeometrischen Eigenschaften der Oberflächen sollen bei der Registrierung berücksichtigt werden. Gesucht ist deshalb ein geeignetes Maß zur Quantifizierung der Punktkorrespondenzen unter Berücksichtigung der berechneten Normalenvektoren und Krümmungsmaße.

Der wesentliche Schritt des affinen und des nicht–linearen Registrierungsverfahrens ist die Bestimmung korrespondierender Punkte auf der Referenz– und der Modelloberfläche. Die in Abschn. 5.2.3 und 5.2.4 beschriebenen Verfahren benutzen hierfür einen auf der euklidischen Distanz der Oberflächenpunkte beruhenden nearest–neighbour Ansatz. Stattdessen sollen hier neben den euklidischen Abständen auch die Normalenvektoren und Krümmungswerte einbezogen werden. Um eine effizien-

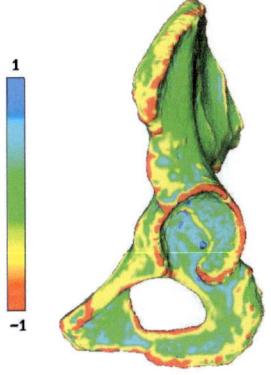 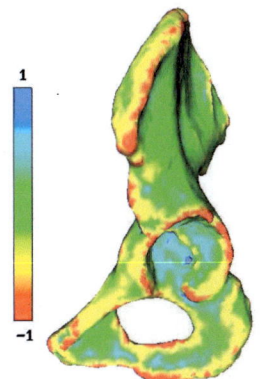

(a) κ_ϵ einer ungeglätteten Ober-   (b) κ_ϵ einer geglätteten Oberflä-
fläche   che

Abbildung 5.14: Erweiterte momentenbasierte Krümmung $\kappa_\epsilon(\epsilon = 5mm)$ einer ungeglätteten (a) und geglätteten (b) diskreten Oberfläche. Die Oberflächen in (a) und (b) unterscheiden sich sowohl hinsichtlich ihrer Rauhigkeit als auch in der Größe der Dreiecke. Die farbkodierte Darstellung zeigt die weitgehende Unabhängigkeit des präsentierten Krümmungsmaßes κ_ϵ von diesen Einflüssen (vgl. auch Abb. 5.10).

te Bestimmung der korrespondierenden Oberflächenpunkte zu ermöglichen, werden sowohl die Modelloberfläche O_S als auch die Referenzoberfläche O_R als Punktemengen $\mathcal{P}_S = \{p_i \mid i = 1, \ldots, n_S\}$ und $\mathcal{P}_R = \{q_j \mid j = 1, \ldots, n_R\}$ repräsentiert. In jedem Schritt der iterativen Registrierungsverfahren wird für jeden Punkt $p_i \in \mathcal{P}_S$ der Punkt $q_i \in \mathcal{P}_R$ gesucht, welcher einen minimalen Abstand zu p_i hat:

$$q_i = \arg \min_{q \in \mathcal{P}_R} D(p_i, q). \tag{5.18}$$

Das dabei verwendete Distanzmaß $D(\cdot, \cdot)$ soll die Differentialeigenschaften der Oberflächen mit einbeziehen. In [FA94c] und [OME99] wird die Distanz zweier Oberflächenpunkte $p_i \in O_S$ und $q_j \in O_R$ anhand der gewichteten Distanzen der Punktkoordinaten $\Delta p_{ij} = p_i - q_j$, der Oberflächennormalen $\Delta n_{ij} = n(p_i) - n(q_j)$ und der

Hauptkrümmungen $\Delta \boldsymbol{\kappa}_{ij} = \begin{pmatrix} \kappa_1(\boldsymbol{p}_i) - \kappa_1(\boldsymbol{q}_j) \\ \kappa_2(\boldsymbol{p}_i) - \kappa_2(\boldsymbol{q}_j) \end{pmatrix}$ berechnet:

$$D^{diff}(\boldsymbol{p}_i, \boldsymbol{q}_i) = \Delta \boldsymbol{p}_{ij}^{\mathrm{T}} \begin{pmatrix} \alpha_1 & 0 & 0 \\ 0 & \alpha_2 & 0 \\ 0 & 0 & \alpha_3 \end{pmatrix} \Delta \boldsymbol{p}_{ij} + \Delta \boldsymbol{n}_{ij}^{\mathrm{T}} \begin{pmatrix} \beta_1 & 0 & 0 \\ 0 & \beta_2 & 0 \\ 0 & 0 & \beta_3 \end{pmatrix} \Delta \boldsymbol{n}_{ij}$$

$$+ \Delta \boldsymbol{\kappa}_{ij}^{\mathrm{T}} \begin{pmatrix} \gamma_1 & 0 \\ 0 & \gamma_2 \end{pmatrix} \Delta \boldsymbol{\kappa}_{ij}. \tag{5.19}$$

Die benötigten Hauptkrümmungen diskreter Oberflächen können mittels Gl. 5.12 aus der diskreten Gaußschen Krümmung und der mittleren Krümmung berechnet werden. Aufgrund der im letzten Abschnitt geschilderten Unabhängigkeit des momentenbasierten Krümmungsmaßes κ_ϵ von der Auflösung und Rauhigkeit der Oberflächenmodelle wird im Rahmen dieser Arbeit stattdessen die Distanz

$$D(\boldsymbol{p}_i, \boldsymbol{q}_i) = \alpha \Delta \boldsymbol{p}_{ij}^{\mathrm{T}} \Delta \boldsymbol{p}_{ij} + \beta \Delta \boldsymbol{n}_{ij}^{\mathrm{T}} \Delta \boldsymbol{n}_{ij} + \gamma (\kappa_\epsilon(\boldsymbol{p}_i) - \kappa_\epsilon(\boldsymbol{q}_j))^2, \tag{5.20}$$

verwendet. Die Komponenten der Punktdifferenz und des Normalenvektors in Gl. 5.19 werden gleich gewichtet mit $\alpha_1 = \alpha_2 = \alpha_3 = \alpha$ und $\beta_1 = \beta_2 = \beta_3 = \beta$. Eine wesentliche Schwierigkeit dieses Ansatzes besteht in der Bestimmung geeigneter Gewichtungen α, β und γ. Eine automatische Bestimmung der Gewichtungen für Gl. 5.20 ist durch

$$\alpha = \frac{1}{\max\limits_{\boldsymbol{p}, \boldsymbol{q} \in O_R} (\|\boldsymbol{p} - \boldsymbol{q}\|)},$$

$$\beta = \frac{1}{\max\limits_{\boldsymbol{p}, \boldsymbol{q} \in O_R} (\|\boldsymbol{n}(\boldsymbol{p}) - \boldsymbol{n}(\boldsymbol{q})\|)} \quad \text{und} \tag{5.21}$$

$$\gamma = \frac{1}{\max\limits_{\boldsymbol{p}, \boldsymbol{q} \in O_R} (|\kappa_\epsilon(\boldsymbol{p}) - \kappa_\epsilon(\boldsymbol{q})|)}$$

möglich (siehe [FA94c]). Alternativ können bei der atlasbasierten Erkennung anatomischer Landmarken die Gewichtungen als zusätzliche Information im Atlasdatensatz hinterlegt werden. Dies ermöglicht eine hohe Gewichtung der Krümmungswerte für Landmarken in der Nähe markanter Ecken oder Kanten und eine niedrige Gewichtung der Krümmungswerte für Landmarken auf flachen Oberflächenbereichen.

Eine effiziente Implementierung der Bestimmung korrespondierender Oberflächenpunkte ist z.B. mittels kd–trees möglich. Hierbei werden die Oberflächenpunkte $\boldsymbol{p} = (p_x, p_y, p_z)$ als 7–dimensionale Vektoren $(p_x, p_y, p_z, n_x, n_y, n_z, \kappa_\epsilon)$ repräsentiert. Durch eine Unterteilung des 7–dimensionalen Raumes mittels geeignet gewählter Hyperebenen wird eine Aufteilung der Oberflächenpunkte $\mathcal{P}_R$ in kleinere Mengen

vorgenommen und eine effiziente Bestimmung des nächsten Nachbarn ermöglicht
(siehe [PS85])[4]

Das momentenbasierte Krümmungsmaß κ_ϵ ist unabhängig von rigiden Transformationen des Objekts. Rigide Transformationen der Modelloberfläche O_S erfordern
demnach keine erneute Berechnung von κ_ϵ. Für affine und nicht–lineare Transformationen von O_S muss κ_ϵ, wie auch der Normalenvektor, jedes Oberflächenpunktes
neu berechnet werden. Dies führt zu einer Aktualisierung dieser Maße in jedem
Schritt der iterativen affinen und nicht–linearen Registrierungsverfahren. Um den
damit verbundenen Berechnungsaufwand zu reduzieren, wird diese Aktualisierung
nicht in jeder Iteration durchgeführt. Es wurde empirisch festgestellt, dass für die
affine Registrierung eine Neuberechnung von κ_ϵ nur in jeder fünften Iteration notwendig ist. Die Normalenvektoren werden in jeder Iteration aktualisiert, da dies
lediglich eine zusätzliche Anwendung der affinen Transformation pro Oberflächenpunkt erfordert. Während der nicht–linearen Registrierung erfolgt die Aktualisierung der Normalenvektoren und Krümmungswerte in jeder fünften Iteration. Die
Berechnung dieser Maße erfolgt anhand der deformierten Modelloberfläche, aber *vor*
der Projektion auf die Referenzoberfläche. Durch die Vermeidung der Neuberechnung von Normalenvektoren und Krümmungswerten in jeder Iteration konnte der
Berechnungsaufwand entscheidend gesenkt werden, ohne eine merkbare Verschlechterungen des Registrierungsergebnisses hervorzurufen.

5.4 Ergebnisse

Für die Evaluation der atlasbasierten Detektion anatomischer Landmarken standen CT–Volumina des Beckens und die daraus generierten Oberflächenmodelle der
Knochenstrukturen von sieben Patienten sowie die anatomischen Atlanten der Hüfte (sieh Abschn. 4.2) zur Verfügung. Die Bildauflösung der CT–Daten der Patienten
betrug ungefähr $0.75 \times 0.75 \times 4mm^3$. Für die affine und nicht–lineare oberflächenbasierte Registrierung werden die Atlas– und Patientenoberflächen als die Mengen
ihre Dreieckseckpunkte repräsentiert. Um eine möglichst dichte und gleichmäßige
Verteilung der Punkte auf der Oberfläche zu erreichen, erfolgte vor der Oberflä-
chengenerierung eine Interpolation der Patientenvolumina auf eine Bildauflösung
von $1 \times 1 \times 1mm^3$. Auf den Oberflächenmodellen der Patienten wurden durch einen
Mediziner manuell die Positionen von zehn anatomischen Landmarken festgelegt,
um Vergleichswerte zu erzeugen.

In einem ersten Schritt wurden durch das in Abschn. 5.2.1 vorgestellte Verfahren
automatisch initiale Landmarkenpositionen für jeden Patientendatensatz generiert.

---

[4]In der vorliegenden Arbeit wurde eine Implementierung der frei verfügbaren Softwarebibliothek ANN benutzt (http://www.cs.umd.edu/~mount/ANN).

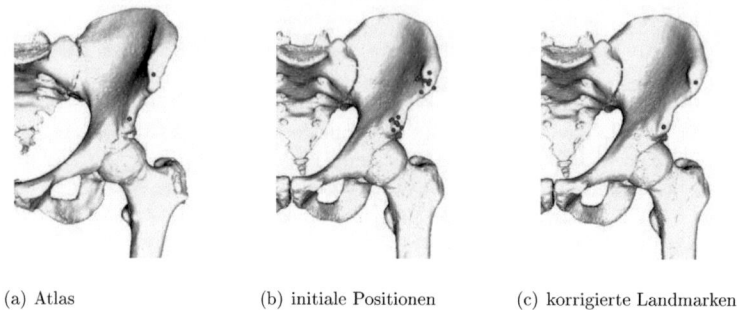

(a) Atlas   (b) initiale Positionen   (c) korrigierte Landmarken

Abbildung 5.15: Das Oberflächenmodell des Atlas mit zwei Landmarken (a) und das Oberflächenmodell eines Patienten mit zufällig bestimmten Initialpositionen (b) und den automatisch korrigierten Landmarkenpositionen (c). Die automatisch korrigierten Landmarkenpositionen in Abb. (c) überlagern einander und sind deshalb visuell nicht unterscheidbar.

Die initialen Landmarkenpositionen wichen z.T. erheblich von den manuell definierten Landmarkenpositionen ab (bis zu $10mm$). Anschließend wurde das in diesem Kapitel präsentierte oberflächenbasierte Registrierungsverfahren verwendet, um die korrekte Position der Patientenlandmarken automatisch zu ermitteln. Der erforderliche Radius r wurde empirisch für jede Landmarke festgelegt. Es wurden jedoch für alle Patienten die gleichen Parameter verwendet. Durch eine visuelle Kontrolle wurde die Korrektheit der ermittelten Landmarkenpositionen validiert. Trotz der visuell korrekten Lokalisation betrug die mittlere Abweichung der automatisch bestimmten Landmarkenpositionen zu den manuell festgelegten Landmarken $2.5mm$. Diese Abweichungen sind auch auf Ungenauigkeiten bei der manuellen Positionierung zurückzuführen (siehe auch Abschn. 5.1.2 und Abb. 5.2).

Das in diesem Kapitel vorgestellte Verfahren verbessert eine initial vorgegebene Landmarkenposition. Wichtig ist dabei, dass die Position der endgültig gefundenen Landmarke weitgehend unabhängig von der initialen Position der Landmarke ist. In einem zweiten Test wurden deshalb für jede manuell festgelegte Patientenlandmarke 25 zufällig verschobene initiale Landmarkenpositionen erzeugt. Die Abweichung der zufällig generierten Startpositionen von der manuell bestimmten Landmarke betrug im Mittel $7mm$ und maximal $10mm$. Anschließend wurden die initialen Landmarkenpositionen durch das atlasbasierte Verfahren korrigiert und die Distanz der automatisch gefundenen Landmarken zu ihrem Mittelwert gemessen.

Landmarke	Patient A		Patient B		Patient C		Patient D	
	μ	d_{max}	μ	d_{max}	μ	d_{max}	μ	d_{max}
Spina iliaca anterior superior	0.01	0.01	0.07	0.11	0.01	0.01	0.01	0.03
Spina iliaca anterior inferior	0.09	0.43	0.01	0.01	0.49	2.45	0.44	2.26
Spina ischiadica	0.01	0.01	0.07	0.23	0.02	0.03	0.01	0.02
Trochanter major	0.06	0.27	0.01	0.01	0.01	0.02	0.04	0.10

Tabelle 5.3: Mittlere Distanz μ and maximale Distanz d_{max} der automatisch detektierten Landmarkenpositionen zu ihrem Mittelwert (in mm).

In Abb. 5.15(b) und (c) sind die zufällig generierten Initialpositionen zweier Landmarken und die zugehörigen automatisch korrigierten Landmarkenpositionen dargestellt. In Tabelle 5.3 ist für vier Patienten und vier verschiedene Landmarken die mittlere Abweichung μ und die maximale Abweichung d_{max} der gefundenen Landmarkenpositionen zur gemittelten Landmarkenposition angegeben. Die geringen Werte für μ und d_{max} indizieren, dass für alle Initialpositionen annähernd die gleiche endgültige Landmarkenposition gefunden wurde. Die (relativ) hohen Werte d_{max} für die Landmarke spina iliaca anterior inferior bei Patient C und D beruhen auf einer suboptimalen Wahl des Radius r für diese Patientendatensätze. Die erzielte Detektionsgenauigkeit ist dennoch höher als für eine manuelle Lokalisation der Landmarken. Die mittlere Abweichung μ der automatisch bestimmten Landmarken zu ihrem Mittelwert lag für alle Landmarken unter $1mm$, das Maximum dieser Abweichung betrug deutlich weniger als $3mm$.

Durch das vorgestellte Verfahren zur automatischen atlasbasierten Landmarkendetektion können die Positionen anatomischer Landmarken robust und reproduzierbar bestimmt werden. Im Gegensatz zu anderen Methoden [Thi96b, Roh97, FRS99] müssen die Landmarken nicht an Positionen mit extremalen Differentialeigenschaften lokalisiert sein, und es ist keine Benutzerinteraktion erforderlich. Die erzielten Lokalisationsgenauigkeiten genügen den Anforderungen der orthopädischen Operationsplanung und die ermittelten Landmarken können zur Berechnung von Winkeln, Distanzen und eines patientenbezogenen Koordinatensystems verwendet werden.

Kapitel 6

Automatische Bestimmung orthopädischer Maßzahlen

Dieses Kapitel beschreibt einen neuen Ansatz zur computergestützten Berechnung wichtiger orthopädischer Maße, wie z.b. Winkel oder Distanzen. Solche Maßzahlen sind eine wesentliche Voraussetzung für die orthopädische Diagnose und Therapieplanung. Konventionell werden diese Maße anhand von Röntgenprojektionsbildern gewonnen, was eine korrekte Positionierung des Patienten und eine entsprechende Interpretation der abgebildeten Strukturen erfordert. Diese Bedingungen können zu Fehlern bei der Berechnung von Winkeln führen, insbesondere dann, wenn schwierige dreidimensionale Problemstellungen zu beurteilen sind.

Das in diesem Kapitel vorgestellte Programm OrthoCalc berechnet orthopädische Kenngrößen anhand dreidimensionaler Modelle der beteiligten Knochenstrukturen, welche aus CT–Bildfolgen gewonnen wurden [EHM+01]. Dadurch wird die korrekte Erfassung der dreidimensionalen Lagebeziehungen ermöglicht, und auf Projektionsfehlern beruhende Ungenauigkeiten vermieden.

6.1 Einleitung

Orthopädische Maßzahlen, wie z.B. Winkel, Distanzen oder Kontaktflächen, geben dem Arzt einen komprimierten Eindruck der Patientenanatomie und helfen ihm bei der Diagnosefindung und Therapieplanung. Sie spielen eine wesentliche Rolle bei der Bestimmung, Erhaltung und Wiederherstellung der mechanischen Funktionalität und Belastbarkeit der untersuchten Knochenstrukturen. Im Allgemeinen werden solche Maße aus Röntgenbilder mit definierter Projektionsrichtung gewonnen (z.B. anterior–posterior oder laterale Projektionen). Insbesondere bei Vorliegen von (u. U.

schmerzhaften) Erkrankungen der beteiligten Knochenstrukturen ist eine korrekte und reproduzierbare Positionierung des Patienten nicht möglich und die gemessenen Winkel sind fehlerbehaftet.

Mit der Einführung der Computertomographie wurde die dreidimensionale Vermessung der Patientengeometrie möglich. Zahlreiche Ansätze nutzen axiale CT–Schichtbilder der Hüfte zur Bestimmung orthopädisch relevanter Winkel [WCHO78, WKUW93, SWS96]. Die gemessenen Größen sind noch immer abhängig von der Lage des Patienten im CT, die Messfehler sind aber, verglichen mit den Fehlern bei der Verwendung von Röntgenbildern, gering und klinisch tolerierbar. Ohne eine Weiterverarbeitung der Schichtbildfolgen ist jedoch die Vermessung bestimmter Winkel, wie z.b. der Inklination der Hüftpfanne oder des Winkels zwischen Femurschaft und Femurhals (des sog. CCD–Winkels), nicht möglich.

In den letzten Jahren wurden deshalb erste Ansätze zur Berechnung orthopädischer Kenngrößen anhand von virtuellen dreidimensionalen Knochenmodellen entwickelt [RHK+00, Wol00, EHM+01]. In den auf Schichtbildern basierenden Verfahren sowie in dem von Richolt et. al. [RHK+00] vorgeschlagenem modellbasierten Ansatz ist eine umfangreiche Benutzerinteraktion zur Festlegung von Achsen und Landmarken notwendig. Die Verfügbarkeit der medizinischen Daten im Computer ermöglicht demgegnüber die *automatische* Berechnung wichtiger Kenngrößen. Dies entlastet den Arzt einerseits von der manuellen Bestimmung und bietet andererseits die Möglichkeit einer Erhöhung der Genauigkeit und Reproduzierbarkeit der Ergebnisse. Wolsiffer [Wol00] schlägt z.b. ein Verfahren zur automatischen Berechnung eines anatomischen Koordinatensystems für die computerbasierte Planung der Implantation von Knieendoprothesen vor.

Das im Rahmen dieser Arbeit entwickelte Programm OrthoCalc berechnet automatisch wesentliche orthopädische Parameter für die Planung eines endoprothetischen Teilersatzes des Beckens sowie für die Diagnose und Therapieplanung von Hüftdysplasien. Eine grafische Benutzeroberfläche visualisiert die berechneten Größen. Das Einblenden anatomischer Achsen und die farbkodierte Darstellung von Distanzen ermöglicht dem Benutzer eine Beurteilung der Patientengeometrie und die Evaluation der Korrektheit der berechneten Werte.

6.1.1 Aufgabendefinition

In einem ersten Schritt wurde durch die beteiligten Mediziner eine Liste der wesentlichen orthopädischen Parameter der Hüfte erarbeitet. Besonderes Augenmerk wurde dabei auf Parameter gelegt, welche im Rahmen der in Kapitel 3 vorgestellten Beckenteilersatzoperation und bei der Diagnose und Behandlung von Hüftdysplasien benötigt werden. Viele dieser Maßzahlen werden in der klinischen Routine anhand zweidimensionaler Röntgenprojektionsbilder ermittelt. Um eine konkrete Implementierung dieser Maße auf der Basis virtueller dreidimensionaler Modelle zu ermöglichen, mussten präzise, räumliche Berechnungsvorschriften erarbeitet werden. Weiterhin war durch die Verwendung räumicher Modelle die Entwicklung neuer dreidimensionaler Maße möglich. Die Vermessung der Kontaktfläche sowie die Bestimmung der Kugelförmigkeit von Femurkopf und Hüftpfanne sind Beispiele hierfür. Um eine diagnostische Interpretation dieser Maße zu ermöglichen, mussten geeignete Visualisierungstechniken zur Verfügung gestellt werden.

Die Eingangsdaten des Softwaresystems OrthoCalc sind triangulierte, dreidimensionale Oberflächemodelle folgender Knochenstrukturen: rechtes und linkes Hüftbein, Kreuzbein, rechter und linker Femurkopf und –schaft sowie einige anatomische Landmarken, wie z.B. Symphyse, Promontorium und Spina iliaca anterior superior. Die Segmentierung dieser Strukturen und Landmarken kann z.B. durch die in Kapitel 4 und 5 beschriebenen Verfahren erfolgen.

Grundlegende Voraussetzung für den patientenübergreifenden Vergleich orthopädischer Maßzahlen ist die Bestimmung eines patientenbezogenen Koordinatensystems, da zahlreiche Winkelangaben auf diesem Koordinatensystem beruhen. Im einzelnen wurden folgende orthopädische Kenngrößen definiert, welche in den nachfolgenden Abschnitten näher erläutert werden:

- die Anteversion und Inklination der Hüftpfanne,

- der Centrum–Ecken(CE)–Winkel als Maß für die Überdachung des Femurkopfes,

- der Winkel zwischen Femurschaft und –hals (CCD–Winkel),

- die Stellung des Femurhalses zur Femurdiaphyse (Antetorsion),

- die Kontaktfläche von Femurkopf und Hüftpfanne sowie

- die Rundheit des Femurkopfes und der Hüftpfanne.

In Abb. 6.1 sind die wesentlichen Schritte zur Berechnung dieser Maße und ihre gegenseitigen Abhängigkeiten angegeben.

An das Programm OrthoCalc wurden folgende Anforderungen formuliert:

- automatische Berechnung der festgelegten orthopädischen Kenngrößen,

- geeignete Darstellung um die Interpretation der berechneten Kenngrößen zu erleichtern und um

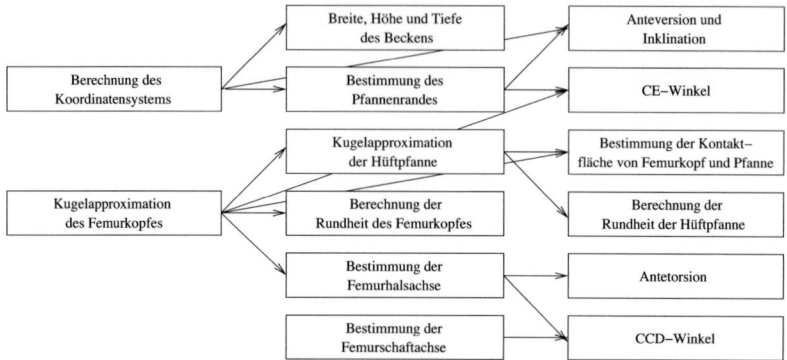

Abbildung 6.1: Die wesentlichen Berechnungsschritte bei der automatischen Ermittlung orthopädischer Kenngrößen der Hüfte, sowie ihre gegenseitigen Abhängigkeiten.

• eine visuelle Kontrolle der Berechnungsergebnisse zu ermöglichen.

Durch die visuelle Komponente des Programms ist auch ein Einsatz in der Lehre oder zur Patienteninformation möglich.

6.2   Bestimmung eines patientenbezogenen Koordinatensystems

Einige orthopädisch relevante Winkel, wie z.B. die Anteversion und Inklination der Hüftpfanne und der CE–Winkel, sind bzgl. vertikaler oder transversaler Körperachsen definiert. Für die Berechnung dieser Winkel ist die Bestimmung eines anatomischen Koordinatensystems nötig. Da eine exakte Positionierung des Patienten im CT–Gerät schwierig ist, insbesondere dann, wenn die Beweglichkeit des Patienten enigeschränkt ist, kann das Koordinatensystem des CT–Volumens nicht übernommen werden. Deshalb werden Methoden zur automatischen Bestimmung eines Koordinatensystems benötigt, welches die natürliche Körperhaltung und die Symmetrien der anatomischen Strukturen wiederspiegelt.

Das Koordinatensystem wird durch 3 Ebenen definiert: die Frontal–, Sagittal– und Transversalebene. Die Sagittalebene ist die Symmetrieebene und verläuft durch die Mitte des Beckens. Die Frontalebene wird als eine ebene Fläche definiert, welche frontal gegen das Becken geführt wird. Sie liegt ungefähr parallel zur senkrechten Körperachse und verläuft durch die Landmarken Spina iliaca anterior superior und Symphyse. Die Transversale steht senkrecht zu den beiden anderen Ebenen und legt einen horizontalen Schnitt durch den Körper.

Die folgenden Definitionen wurden im Rahmen dieses Projekts mit den beteiligten Medizinern entwickelt und im System OrthoCalc implementiert. Im Gegensatz zu dem in [DJB⁺98] vorgestellten Ansatz, welcher die genaue Bestimmung einer Frontalebene in den Vordergrund stellt, wird in Definition 1 und 2 Hauptaugenmerk auf eine korrekte Berechnung der Symmetrieebene des Körpers gelegt. Diese Symmetrieebene wird bei der in Kap. 3 vorgestellten Planung einer Beckenteilersatzoperation zur Übertragung anatomischer Informationen von der gesunden Seite auf die krankhafte Seite benötigt. Definition 3 berücksichtigt die Tatsache, dass für dysplastisch veränderte Hüften die Symmetrie des Beckens nicht gegeben ist.

Definition 1. Die Sagittalebene wird als diejenige Ebene definiert, welche den Abstand zu den Mittelpunkten der symmetrischen Landmarken minimiert. Symmetrische Landmarken sind z.b. Spina iliaca anterior superior, Eminentia iliopubica, Spina iliaca posterior superior, Spina ischidica usw. Die Frontalebene steht senkrecht zur Sagittalebene und verläuft durch die Symphyse und den Mittelpunkt der beiden Spinae iliacae anterior superior. Die Transversalebene ergibt sich automatisch, da sie senkrecht zur Frontal– und Sagittalebene liegt. Der Koordinatenursprung ist die auf die Sagittalebene projezierte Symphyse.

Diese Definition erzeugt gute Ergebnisse, ist jedoch von der exakten Positionierung vieler Landmarken abhängig.

Definition 2. Die Symmetrieeigenschaft des Beckens kann auch ohne die Verwendung der Landmarken ausgenutzt werden. Sei I_{mask} das (binäre) Ergebnis der Knochensegmentierung (siehe z.B. Alg. 3.1) und

$$\phi_E(\boldsymbol{x}) = \boldsymbol{x} - 2(\boldsymbol{n}_E \cdot (\boldsymbol{x} - \boldsymbol{x}_E))\,\boldsymbol{n}_E \qquad (6.1)$$

eine Abbildung welche den Punkt $\boldsymbol{x}$ an der Ebene E mit Normalenvektor $\boldsymbol{n}_E$ und Ursprungspunkt $\boldsymbol{x}_E$ spiegelt. Gesucht ist diejenige Ebene $\hat{E}$, welche

$$\sum_{\boldsymbol{x} \in \Omega} (I_{mask}(\boldsymbol{x}) - I_{mask}(\phi_{\hat{E}}(\boldsymbol{x})))^2 \;\rightarrow\; \min \qquad (6.2)$$

erfüllt. Eine Minimierung von Gl. 6.2 ist mit einer Reihe von Optimierungsverfahren möglich. In einer aktuellen Implementierung wird Powells Methode verwendet [PTVF92]. Die Ebene $\hat{E}$ wird als Sagittalebene verwendet. Die Bestimmung der Frontal– und Transversalebene ist identisch zu Definition 1.

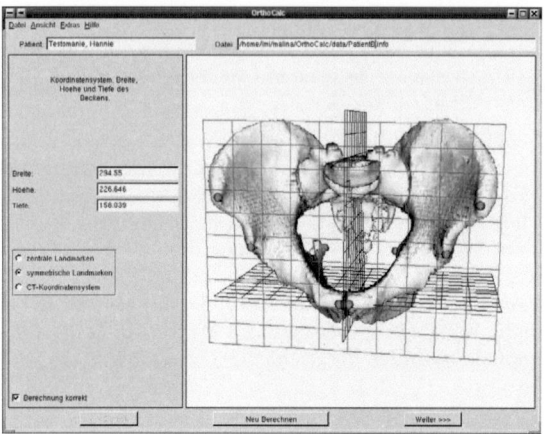

Abbildung 6.2: Die Benutzeroberfläche von `OrthoCalc`. Die dreidimensionalen Modelle des Beckens eines Patienten werden zusammen mit den Landmarken und den berechneten Ebenen des Koordinatensystems dargestellt. Auf der linken Seite der Benutzeroberfläche werden die Höhe, Breite und Tiefe des Beckens angezeigt.

Der wesentliche Nachteil des Verfahrens ist die lange Laufzeit des Optimierungsverfahrens. Weiterhin ist für bestimmte Patienten die Symmetrie des Beckens nicht gegeben, da eine Hüftseite deformiert oder teilweise zerstört ist. Eine alternative Definition des Koordinatensystems verwendet deshalb nur Landmarken des gesunden Darmbeins und des Kreuzbeins.

Definition 3. Die Sagittalebene verläuft durch die Symphyse und das Promontorium sowie durch eine der Landmarken Crista sacralis mediana inferior, media oder superior. Die Frontalebene verläuft durch Symphyse und Spina iliaca anterior superior der gesunden Seite. Der Koordinatenursprung liegt in der Symphyse.

Das Programm `OrthoCalc` benutzt standardmäßig Definition 1, wenn nicht genügend Landmarken definiert sind oder der Benutzer dem Programm mitteilt, dass es sich um eine deformierte Hüfte handelt, wird Definition 3 angewendet. Auf der Basis des ermittelten Koordinatensystems wird die Höhe, Breite und Tiefe des Beckens berechnet und angezeigt. In Abb. 6.2 ist beispielhaft die Benutzeroberfläche von `OrthoCalc` für die Anzeige des berechneten Koordinatensystems dargestellt.

6.3 Automatische Bestimmung geometrischer Maße des Beckens

Ausgangspunkt für die Berechnung der orthopädischen Maßzahlen sind 3D–Modelle der Knochenstrukturen, welche im patientenbezogenen Koordinatensystem ausgerichtet wurden. Die Genauigkeit der berechneten Werte hängt von der Güte der verwendeten 3D–Modelle ab. Wesentliche Faktoren hierfür sind die Auflösung des zugrundeliegenden CT–Volumens und die Genauigkeit der Segmentierung. Eine hohe Anzahl von Oberflächendreiecken erhöht einerseits die Laufzeit der Algorithmen, andererseits verringert eine zu geringe Anzahl von Dreiecken die Approximationsgüte der Oberflächenmodelle. Die moderate Anwendung eines Dreiecksreduktionsalgorithmus beschleunigt die Berechnung und Visualisierung und beeinträchtigt die Ergebnisse nicht.

6.3.1 Approximationen des Femurkopfes durch eine Kugel

Das Zentrum der Rotationsbewegung des Femurkopfes spielt eine Schlüsselrolle bei der Berechnung zahlreicher orthopädischer Kenngrößen, wie z.b. bei der Bestimmung des CE–Winkels, des CCD–Winkels und der Antetorsion des Femurs. Zahlreiche orthopädische Standardoperationen basieren wesentlich auf diesen Maßen. Durch die Anpasung einer Kugel an die Oberfläche des Femurkopfes lässt sich das Femurkopfzentrum automatisch und genau bestimmen.

Hierfür wird das Oberflächenmodell als Menge $\{x_i \in I\!R^3, \ i = 1, \ldots, n\}$ von Punkten im Raum aufgefasst. Die Punkte $x_i = (x_i, y_i, z_i)$ können entweder die Eckpunkte der Dreiecke sein, oder sie werden durch eine regelmäßige Abtastung der Oberfläche gewonnen. Gesucht ist die Kugel mit Zentrum $z_f = (a, b, c)$ und Radius r_f, welche folgende Energiefunktion minimiert:

$$E(a, b, c, r) = \sum_{i=1}^{n} (L_i - r_f)^2, \qquad (6.3)$$

mit $L_i = \|(x_i - a, y_i - b, z_i - c)\|$. Bezeichne $\bar{x}, \bar{y}, \bar{z}$ die Mittelwerte der einzelnen Punktkoordinaten und $\bar{L} = \frac{1}{n} \sum_i L_i$ den mittleren Abstand L_i für gegebenes a, b und c. Die Mittelwerte der partiellen Ableitungen $\frac{\partial L_i}{\partial a}$, $\frac{\partial L_i}{\partial b}$ und $\frac{\partial L_i}{\partial c}$, seien $\bar{L}_a$, $\bar{L}_b$ und $\bar{L}_c$. Durch setzen der partiellen Ableitungen von Gl. 6.3 zu 0 ergeben sich folgende lineare Gleichungen:

$$E_{r_f} = 0 \ \Rightarrow \ r_f = \bar{L}$$
$$E_a = 0 \ \Rightarrow \ a = \bar{x} + r\bar{L}_a$$

$$E_b = 0 \;\Rightarrow\; b = \bar{y} + r\bar{L}_b$$
$$E_c = 0 \;\Rightarrow\; c = \bar{z} + r\bar{L}_c.$$

Ersetzt man r_f durch $\bar{L}$, ergeben sich folgende Gleichungen

$$F(a,b,c) = \bar{x} + \bar{L}\,\bar{L}_a$$
$$G(a,b,c) = \bar{y} + \bar{L}\,\bar{L}_b$$
$$H(a,b,c) = \bar{z} + \bar{L}\,\bar{L}_c$$

welche mittels Fixpunktiterationen gelöst werden können:

$$a_{k+1} = F(a_k, b_k, c_k)$$
$$b_{k+1} = G(a_k, b_k, c_k)$$
$$c_{k+1} = H(a_k, b_k, c_k).$$

Startwerte sind $a_0 = \bar{x}$, $b_0 = \bar{y}$ und $c_0 = \bar{z}$ und die partiellen Ableitungen können ersetzt werden durch:

$$\frac{\partial L_i}{\partial a} = \frac{(a - x_i)}{L_i}, \quad \frac{\partial L_i}{\partial b} = \frac{(b - y_i)}{L_i} \quad \text{und} \quad \frac{\partial L_i}{\partial c} = \frac{(c - z_i)}{L_i}.$$

In Gl. 6.3 wird berücksichtigt, dass der Femurkopf keine vollständige Kugel ist. Es wird diejenige Kugel gesucht, deren *Teilfläche* die Datenpunkte bestmöglich approximiert. In Abb. 6.3(a) ist das Ergebnis der Kugelapproximation dargestellt. Das ermittelte Kugelzentrum $z_f = (a, b, c)$ wird i.f. als Femurkopfzentrum bezeichnet.

Für eine optimale Rotationsbewegung des Femurkopfes in der Hüftpfanne sollte die Gelenkfläche möglichst gleichmäßig gerundet sein. Die Abweichungen der Oberflächenpunkte von der approximierten Kugel sind ein Maß für die "Rundheit" des Femurkopfes. Durch eine farbkodierte Darstellung dieser Distanzen sind Abweichungen von der Kugelform leicht zu erkennen (siehe Abb. 6.3(b)). Die Berechnung des mittleren und maximalen Abstandes $\|x_i - z_f\| - r_f$ ist möglich, eine Interpretation dieser Werte ist jedoch schwierig, da es im Bereich der *Fovea capitis femuris* eine natürliche Abweichung des Femurkopfes von der Kugelform gibt [Lip93].

6.3.2   Bestimmung der Kontaktfläche von Femurkopf und Acetabulum

Bei der Diagnose degenerativer Hüftgelenkserkrankungen spielt die Kontaktfläche des Hüftgelenks eine wesentliche Rolle. Die Größe dieser Kontaktfläche zeigt an, ob ein korrekter Sitz des Femurkopfes in der Hüftpfanne gewährleistet ist, die Form der

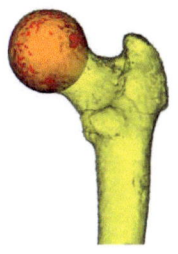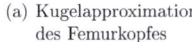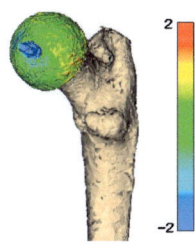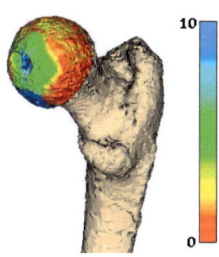

(a) Kugelapproximation   (b) Rundheit des Femur-   (c) Kontaktfläche von Fe-
des Femurkopfes   kopfes   murkopf und Acetabu-
                                                                                      lum

Abbildung 6.3: (a) Das Zentrum des Femurkopfes wird durch die Approximation mit
einer Kugel bestimmt. (b) Die farbkodierte Darstellung der Abstände der
Oberflächenpunkte von der approximierten Kugel. Gleichmäßig geringe
Distanzen zeigen, dass die Gelenkfläche der Kugelform gut entspricht.
Im Bereich des *Fovea capitis femuris* gibt es eine natürliche Abweichung
von der Kugelform.

Kontakfläche lässt auf das Vorliegen degenerativer Verformungen eines oder beider
Gelenkpartner schließen und durch den Abstand der beteiligten Knochenstrukturen kann die Stärke des vorhandenen Knorpelgewebes und der Gelenkflüssigkeit
beurteilt werden.

Ausgehend vom Zentrum z_f wird ein Strahl durch jeden Oberflächenpunkt x_i des
Femurkopfes in Richtung des Acetabulums verfolgt. Der Schnittpunkt y_i des Strahls
mit der Oberfläche des Hüftbeins wird ermittelt und der Abstand zu x_i berechnet.
Ist dieser Abstand größer als ein vorgegebener Schwellwert c, z.B. $c = 10mm$, oder
existiert kein Schnittpunkt, wird x_i als nicht überdacht betrachtet. Ein farbkodierte
Darstellung ermöglicht die diagnostische Auswertung der berechneten Werte (siehe
Abb. 6.3(c)). Eine sinnvolle Beurteilung des Abstandes von Acetabulum und Femurkopf setzt eine geeignete Auflösung der CT–Daten und eine genaue Segmentierung
von Femurkopf und Hüftbein voraus, da die zwischenliegenden Knorpelschichten
nur wenige Millimeter dick sind.

An die Schnittpunkte y_i kann mit dem in Abschn. 6.3.1 vorgestellten Verfahren
eine Kugel approximiert werden. Das Acetabulum besteht aus einer mondförmigen
Gelenkfläche, der *Facies lunata*, und der Pfannengrube (*Fossa acetabuli*), welche

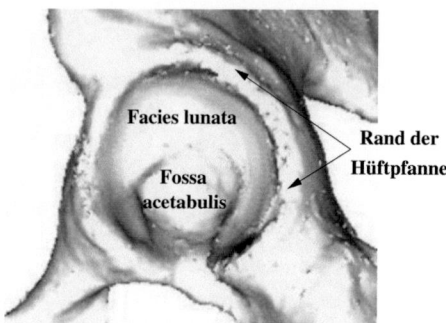

Abbildung 6.4: Anatomie der Hüftpfanne (Acetabulum). Das Acetabulum besteht aus einer mondförmigen Gelenkfläche (*Facies lunata*) und einer Pfannengrube (*Fossa acetabuli*), welche Bandstrukturen und Fett enthält. Der Rand des Acetabulums ist dick, und vorgewölbt.

Bänder und Fettgewebe enthält (siehe Abb. 6.4). Die Kugelapproximation muss deshalb auf die *Facies lunata* beschränkt werden. Alle Punkte, welche außerhalb der aktuell approximierten Kugel und unterhalb einer Ebene liegen, welche durch das aktuelle Kugelzentrum z_a parallel zur Transversalebene verläuft, werden als Punkte der Fossa angesehen. Eine erneute Kugelapproximation mit den verbleibenden Punkten liefert ein verbessertes Ergebnis.

Analog zur Bestimmung der Rundheit des Femurkopfes, können die Distanzen zwischen den Oberflächenpunkten des Acetabulums und der approximierten Kugel farbkodiert dargestellt werden. Die Kugelzentren z_f und z_a entsprechen den Rotationszentren der Gelenkpartner und sollten nahezu identisch sein. In Abb. 6.5a sind die approximierte Kugel und die Zentren von Femurkopf und Hüftpfanne dargestellt.

6.3.3 Segmentierung des Randes der Hüftpfanne

Für die Berechnung der Inklination und Anteversion der Hüftpfanne sowie zur Berechnung des CE–Winkels ist die Bestimmung des Randes der Hüftpfanne notwendig. Dies geschieht auf der Basis des 3D–Modells des Hüftbeins durch das folgende automatische Verfahren.

Eine Ebene E_t wird parallel zur Transversalebene durch das Zentrum z_a der Hüftpfanne gelegt und das Hüftbein mit dieser Ebene geschnitten. In Abb. 6.6 ist die resultierende Kontur dargestellt. Durch die Ebenen E_f und E_s, welche parallel zur

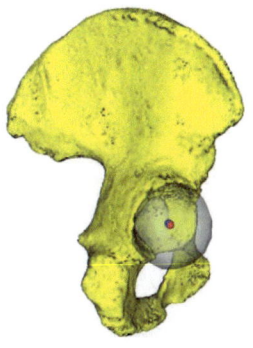 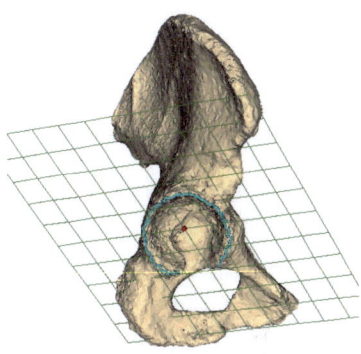

(a) Kugelapproximation der Hüft-   (b) Bestimmung des Pfannenrandes
pfanne

Abbildung 6.5: Ergebnis der automatischen Segmentierung der Hüftpfanne. In (a) ist
die Approximation der Hüftpfanne durch eine Kugel und die berechneten
Zentren der Hüftpfanne (blau) und des Femurkopfes (rot) dargestellt. In
(b) ist der automatisch bestimmte Rand der Hüftpfanne und die daraus
berechnete Pfanneneingangsebene abgebildet.

Frontal– bzw. Sagittalebene durch den Punkt z_a verlaufen, wird ein neues Koordinatensystem aufgespannt. Bestimmt man in den Quadranten I und IV sowie in
den Quadranten II und III je den am weitesten lateral gelegene Konturpunkt, so
erhält man zwei Punkte des Pfannenrandes (siehe Abb. 6.6). Die Ebene E_t wird
jetzt im Zentrum z_a um den Normalenvektor der Ebene E_s gedreht und ein neuer Schnitt durch das Hüftbein erzeugt. Dieses Vorgehen wird für Drehungen im
Bereich von $0°$ bis $180°$ wiederholt und für jede der erzeugten Konturen werden
die Randpunkte bestimmt. Man erhält eine Menge von vorläufigen Randpunkten
$\tilde{r}_1, \dots, \tilde{r}_{n_r}$, unter denen sich auch falsch erkannte Punkte befinden können. An die
vorläufigen Randpunkte wird eine Ebene $\tilde{E}_a$ approximiert. Bei der Wiederholung
des beschriebenen Verfahrens nimmt diese Ebene die Rolle der Ebene E_s ein. So wird
der endgültige Pfannenrand $r_1, \dots, r_{n_r}$ bestimmt. Hier sind noch Punkte aus dem
Bereich der Fossa anthalten, welche nicht zum eigentlichen Pfannenrand gehören.
Abb. 6.7a zeigt die Projektion der bestimmten Punkte auf die Transversalebene.
Der Ursprung des dargestellten Koordinatensystems liegt im Zentrum des Femur-
kopfes, die Achse $0° \rightarrow 180°$ liegt parallel zur Frontalebene, die Achse $-90° \rightarrow 90°$

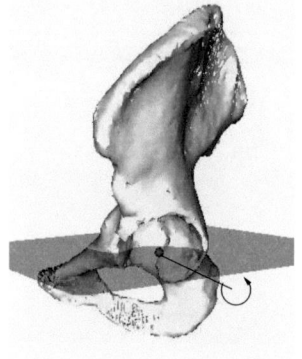 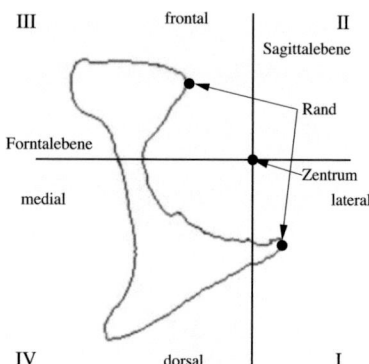

(a) Prinzip der Konturerzeugung   (b) Bestimmung der Randpunkte der Kontur

Abbildung 6.6: Prinzip der Bestimmung des Randes der Hüftpfanne. (a) Das Hüftbein
wird mit einer Menge von Ebenen geschnitten, welche durch das Hüft-
pfannenzentrum verlaufen. (b) Die erzeugten Konturen werden zur Bestimmung der Randpunkte des Acetabulums benutzt.

liegt parallel zur Sagittalebene. Eine empirische Untersuchung ergab, dass Punkte
im Bereich von -150° bis 150° entfernt werden können (siehe Abb. 6.7b). An die verbleibenden Randpunkte wird die Pfanneneingangsebene E_a approximiert. In Abb.
6.7 ist beispielhaft ein Ergebnis dieses Verfahrens dargestellt.

Die Anteversion der Hüftpfanne α wird als der Winkel zwischen der Normale der
Pfanneneingangsebene $\boldsymbol{n}_E$ und der Normale der Transversalebene $\boldsymbol{n}_T$, die Inklination β als der Winkel zwischen $\boldsymbol{n}_E$ und der Normale der Frontalebene $\boldsymbol{n}_F$ definiert.
Um einen Vergleich mit den aus Röntgenprojektionsbildern gewonnenen Werten zu
ermöglichen (siehe Abb. 6.8(a)), werden zusätzlich die Winkel der auf die Frontal–
bzw. Sagittalebene projizierten Normale berechnet:

$$\alpha = \cos^{-1}\left(\boldsymbol{n}_T \cdot \boldsymbol{n}_E\right), \tag{6.5a}$$

$$\beta = \cos^{-1}\left(\boldsymbol{n}_F \cdot \boldsymbol{n}_E\right), \tag{6.5b}$$

$$\alpha_{2D} = \cos^{-1}\left(\boldsymbol{n}_T \cdot \left(\boldsymbol{n}_E - \boldsymbol{n}_F(\boldsymbol{n}_E \cdot \boldsymbol{n}_F)\right)\right), \tag{6.5c}$$

$$\beta_{2D} = \cos^{-1}\left(\boldsymbol{n}_F \cdot \left(\boldsymbol{n}_E - \boldsymbol{n}_S(\boldsymbol{n}_E \cdot \boldsymbol{n}_S)\right)\right). \tag{6.5d}$$

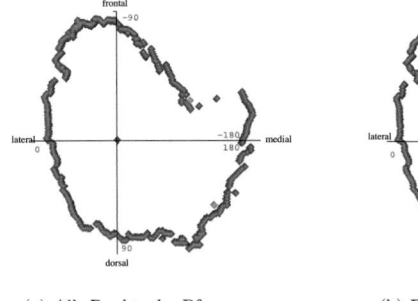
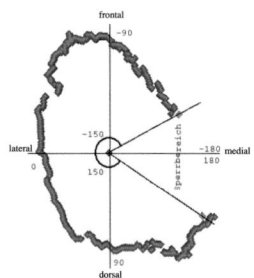

(a) Alle Punkte des Pfannenrandes

(b) Entfernen der Punkte
der Fossa

Abbildung 6.7: Entfernen der Punkte des Pfannenrandes im Bereich der Fossa. Eine
Projektion der Randpunkte auf die Transversalebene ist vor (a) und nach
(b) dem Entfernen der Punkte im Bereich der *Fossa acetabuli* dargestellt.
(siehe Text für nähere Erläuterungen)

6.3.4 Berechnung des CE–Winkels

Eine praktische Beurteilung der Bedeckung des Femurkopfes in der Hüftpfanne erlaubt der *Centrum–Ecken(CE)–Winkel*. In einer anterior–posterior Röntgenaufnahme ergibt er sich aus der Lotlinie durch den Femurkopfmittelpunkt z_f und dessen
Verbindungslinie zum Pfannenerker (siehe Abb. 6.8(b)). Der CE–Winkel hilft bei
der Diagnose von Dysplasien der Hüftpfanne oder einer Dezentrierung des Femurkopfes. Werte unter $20°$ sind pathologisch.

Im dreidimensionalen Raum kann der CE–Winkel für alle Punkte des Pfannerandes
berechnet werden (siehe letzter Abschnitt). Statt einem einzelnen Winkel erhält
man eine Kurve, welche den Verlauf des CE–Winkels entlang des Pfannenrandes
beschreibt (siehe Abb. 6.9). Der im Röntgenbild bestimmte Winkel entspricht ungefähr dem Minimum der Kurve, welches bei ca. $0°$ gemessen wird. Dellen und
Ausbuchtungen im Kurvenverlauf geben Hinweise auf Unregelmäßigkeiten im Pfannenrand. Zusätzlich ist in Abb. 6.9 der Abstand des Pfannerandes zum Femurkopfzentrum dargestellt, welcher Aufschluss über eine Dezentrierung des Femurkopfes
oder Asymmetrien des Hüftpfannenrandes geben kann.

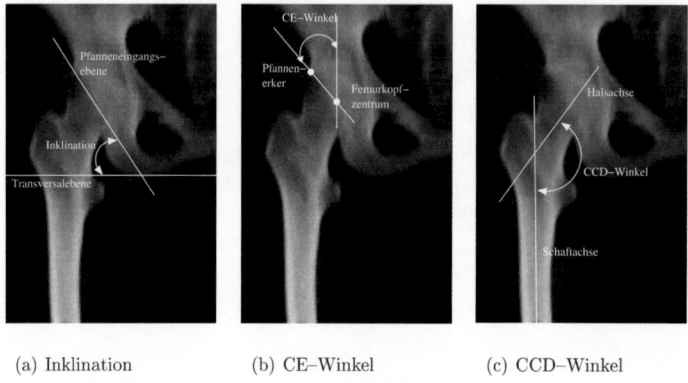

(a) Inklination   (b) CE–Winkel   (c) CCD–Winkel

Abbildung 6.8: Bestimmung der Inklination der Hüftpfanne (a), des CE–Winkels (b) und des CCD–Winkels (c) an einem Röntgenprojektionsbild (anterior–posterior Ebene).

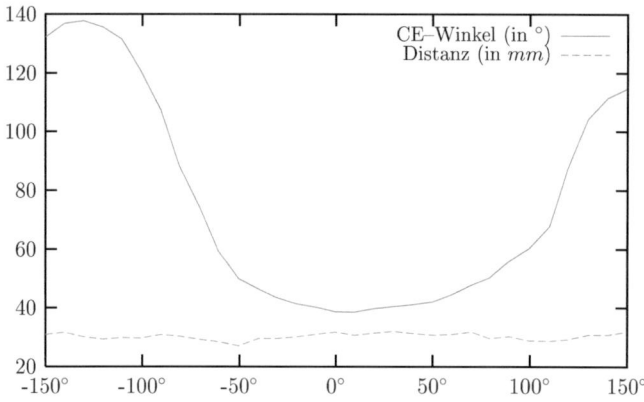

Abbildung 6.9: Ergebnis der automatischen Bestimmung des Randes der Hüftpfanne.

6.3.5   Berechnung der Femurschaft– und Femurhalsachse

Der Winkel zwischen Femurhals und –schaft, der sog. Caput–Collum–Diaphysen–
Winkel (*CCD–Winkel*), gibt Aufschluss über das Gleichgewicht von Knochenstärke,
Muskelfunktion und Belastung des Oberschenkels. Pathologische Veränderungen des
CCD–Winkels können z.b. durch angeborene Fehlbildungen, mangelhafte Verkal-
kung des Knochens oder auch Tumoren und Knochenzysten hervorgerufen werden.

Die Berechnung des CCD–Winkels beruht auf der Bestimmung der Mittelachse des
Femurschaftes und der Mittelachse des Femurhalses (siehe Abb. 6.8(c)).

Bestimmung der Schaftachse. Wolsiffer stellt in [Wol00] einen Ansatz zur automatischen Berechnung der Schaftachse aus CT–Aufnahmen des distalen Femurschaftes vor. Hier wird eine Adaption dieses Verfahrens für 3D–Modelle des proximalen Femurschaftes präsentiert.

In einem ersten Schritt, werden alle Dreieckseckpunkte des Femurschaftes bestimmt,
welche sich wenigstens $2cm$ unterhalb des Trochanter minor befinden. Für die resul-
tierende Punktmenge $\{\boldsymbol{p}_1, \ldots, \boldsymbol{p}_{n_1}\}$ wird der Mittelwert $\bar{\boldsymbol{p}}$ und die Kovarianzmatrix

$$\tilde{\Sigma}^{3 \times 3} = \frac{1}{n_1} \sum_i (\boldsymbol{p}_i - \bar{\boldsymbol{p}})(\boldsymbol{p}_i - \bar{\boldsymbol{p}})^{\mathrm{T}} \tag{6.6}$$

bestimmt. Der Eigenvektor $\tilde{\boldsymbol{e}}_1$ mit zugehörigem größten Eigenwert $\tilde{\lambda}_1$ wird als Richtung der vorläufigen Schaftachse verwendet. Diese wird benutzt um eine definierte
Ausgangslage des Femurs für die folgenden Schritte herzustellen.

Beginnend $2cm$ unterhalb des Trochanter minor werden senkrecht zur vorläufigen
Schaftachse $\tilde{\boldsymbol{e}}_1$ Schnittkonturen des Femurschaftes erzeugt. Der Abstand der Konturen beträgt $1mm$ und es wird für jede dieser Konturen der Schwerpunkt $\boldsymbol{\mu}_i$,
$i = 1, \ldots, n_2$, berechnet. Der zum größten Eigenwert korrespondierende Eigenvektor $\boldsymbol{e}_1$ der Kovarianzmatrix

$$\Sigma^{3 \times 3} = \frac{1}{n_2} \sum_i (\boldsymbol{\mu}_i - \bar{\boldsymbol{\mu}})(\boldsymbol{\mu}_i - \bar{\boldsymbol{\mu}})^{\mathrm{T}} \tag{6.7}$$

bestimmt die Richtung der Schaftachse $\boldsymbol{n}_s = \boldsymbol{e}_1/\|\boldsymbol{e}_1\|$.

Die Berechnung der Schaftachse setzt voraus, dass ein genügend großer Teil des
proximalen Femurschaftes verfügbar ist. Unterhalb des Trochanter minor müssen
wenigstens $80mm$ im CT–Volumen enthalten sein.

Bestimmung der Halsachse. Die Femurhalsachse soll durch das Femurkopfzentrum und die Mitte des Femurhalses verlaufen. Der Femurhals ist eine kleine Struktur, so dass die Bestimmung der Achse schwierig ist.

Pevrhal et. al. präsentieren in [PHEK97] einen Ansatz, welcher auf der Bestimmung minimaler Querschnittsflächen des Femurhalses beruht. Für eine gegebene Achse wird diejenige Schnittfläche des Femurhalses mit einer Ebene senkrecht zu dieser Achse bestimmt, welche den kleinsten Flächeninhalt hat. Gesucht ist diejenige Achse, für welche dieser Flächeninhalt minimal wird.

Alternativ, wurde im Rahmen dieser Arbeit folgendes Verfahren auf der Basis dreidimensionaler Oberflächenmodelle entwickelt. Ausgehend von einer initialen Achse wird in einem iterativen Verfahren die Femurhalsachse bestimmt. Als initiale Achse wird eine Gerade g_0 gewählt, welche durch das Femurkopfzentrum in Richtung der Normale der Sagittalebene verläuft. In Schritt i wird der Femur im Bereich zwischen Femurkopfzentrum und Trochanter major im Abstand von $1mm$ mit Ebenen senkrecht zu g_i geschnitten. Aus den entstandenen Konturen, werden diejenigen 5 ausgewählt, deren Querschnittsflächen minimal sind. Es wird der Mittelpunkt $\boldsymbol{\mu}_i$ dieser Konturen bestimmt (als Mittelwert der Konturpunkte). Die Achse g_{i+1} verläuft durch das Femurkopfzentrum $\boldsymbol{z}_f$ und den berechneten Mittelpunkt $\boldsymbol{\mu}_i$. Die Richtung der Femurhalsachse nach i Iterationen ist gegeben durch $\boldsymbol{n}_h = (\boldsymbol{z}_f - \boldsymbol{\mu}_i)/\|\boldsymbol{z}_f - \boldsymbol{\mu}_i\|$. Der Abbruch des Verfahrens erfolgt, wenn sich die Achse in zwei aufeinanderfolgenden Iterationen nicht ändert.

Der CCD–Winkel γ ist dann gegeben durch

$$\gamma = \cos^{-1}(\boldsymbol{n}_s \cdot \boldsymbol{n}_h). \tag{6.8a}$$

Analog zur Bestimmung der projezierten Inklination der Hüftpfanne kann der auf die Frontalebene projezierte CCD–Winkel

$$\gamma_{2D} = \cos^{-1}(\, (\boldsymbol{n}_s - \boldsymbol{n}_F(\boldsymbol{n}_s \cdot \boldsymbol{n}_F)) \cdot (\boldsymbol{n}_h - \boldsymbol{n}_F(\boldsymbol{n}_h \cdot \boldsymbol{n}_F))\,). \tag{6.8b}$$

berechnet werden. In Abb. 6.10 werden beispielhaft die ermittelten Femurschaft– und Femurhalsachsen sowie die berechneten Winkel dargestellt.

6.4 Ergebnisse

Für eine erste Evaluation wurden die präsentierten Algorithmen auf den weiblichen und männlichen Atlasdatensatz, sowie auf vier manuell segmentierte Patientendatensätze angewendet. Die Atlasdatensätze hatten eine Auflösung von $0.9375mm \times 0.9375mm \times 1mm$, die Patientendatensätze hatten eine x–, y–Auflösung

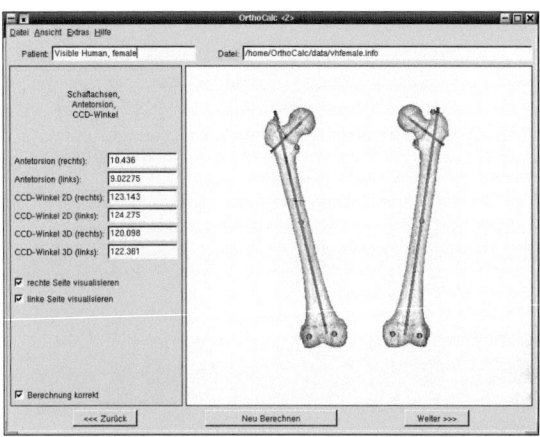

Abbildung 6.10: Visualisierung der Femurschaft– und Femurhalsachsen des weiblichen Visible Human Datensatzes mit dem Programm OrthoCalc. Links sind die berechneten CCD–Winkel und die Antetorsion angezeigt.

von $0.75 \pm 0.15mm$ und einen Schichtabstand von $4mm$. Aus den segmentierten Datensätzen wurden 3D–Modelle der Knochenstrukturen generiert und interaktiv anatomische Landmarken festgelegt. Die Beurteilung der Ergebnisse erfolgte durch die visuelle Begutachtung eines Mediziners. Leider waren keine Röntgenaufnahmen der Patienten für einen Vergleich mit konservativ ermittelten Werten verfügbar. In Tab. 6.1 sind die Ergebnisse der visuellen Begutachtung dargestellt.

Für beide Atlasdatensätze war eine korrekte Berechnung aller othopädischer Maß-zahlen möglich. Die berechneten Winkel entsprachen Normwerten für gesunde Hüf-ten. Bedingt durch die hohe Auflösung der CT–Aufnahmen und die daraus resul-tierende Genauigkeit der generierten 3D–Modelle war eine präzise Bestimmung der Kontaktfläche sowie der Rundheit von Femurkopf und Acetabulum möglich. Die Visualisierung der ermittelten Parameter insbesondere die farbkodierte Darstellung von Distanzen (siehe Abb. 6.3(c)) wurde von den beteiligten Medizinern als sinnvoll eingestuft.

In den CT–Aufnahmen der Patienten waren die distalen Enden des Femurs nicht enthalten, so dass die Antetorsion des Femurs nicht berechnet werden konnte. Wei-terhin war für Patient B und C nur ein kleiner Teil des proximalen Femurschaf-tes in der Aufnahme enthalten, so dass die Schaftachse und demzufolge auch der CCD–Winkel nicht ermittelt werden konnte. Die hohe Schichtdicke der Datensätze lassen keine sinnvolle Interpretation der Kontaktfläche sowie der Rundheit von Femurkopf und Acetabulum zu. Einerseits ist, bedingt durch die auftretenden Partialvolumeneffekte, nur eine ungenaue Trennung von Acetabulum und Femurkopf möglich, andererseits haben die resultierenden 3D–Modelle im Bereich des Hüftgelenks eine sehr voxelige Struktur. Die Femurkopfzentren konnten aber trotzdem korrekt ermittelt werden.

Patient A leidet an beiden Seiten unter einer Hüftdysplasie. Der linke Femurkopf ist so stark deformiert, dass die Grundannahme der Kugelform nicht erfüllt ist, und deshalb das Zentrum dieses Femurkopfes nicht automatisch bestimmt werden konnte (siehe Abb. 6.11). Die restlichen Maßzahlen der linken Hüftseite konnten aufgrund ihrer Abhängigkeit von der Bestimmung des Femurkopfzentrums nicht ermittelt werden (siehe auch Abb. 6.1).

Das rechte Hüftbein von Patient B ist im Bereich der Hüftpfanne von einem Knochentumor zerstört wurden. Die Berechnung der Kontaktfläche von Femur und Acetabulum und die Approximation der Hüftpfanne durch eine Kugel liefern deshalb falsche Ergebnisse. Durch die Visualisierungskomponente des Programms OrthoCalc konnten diese aber leicht erkannt werden.

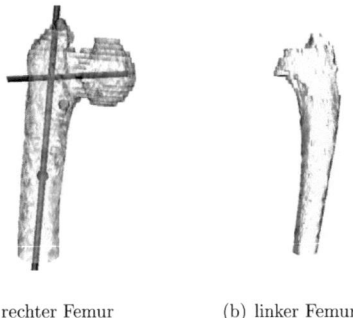

(a) rechter Femur   (b) linker Femur

Abbildung 6.11: Automatische Berechnung orthopädischer Maße für einen Patienten mit Hüftdysplasie. (a) Korrekte Bestimmung der Schaft– und Halsachse für einen Patienten mit pathologischem CCD–Winkel ($\gamma = 98°$). (b) Der linke Femurkopf ist so stark deformiert, dass keine automatische Bestimmung des Femurkopfzentrums erfolgen konnte.

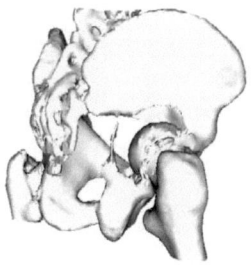

Abbildung 6.12: Die Hüftpfanne von Patient B wurde weitgehend durch einen Tumor zerstört. Die Berechnung bestimmter orthopädischer Kenngrößen sind deshalb nicht möglich. Für die gesunde Hüftseite wurden alle Parameter korrekt ermittelt.

Berechnung	Atlas (weibl.)	Atlas (männl.)	A	B	C	D
Koordinatensystem	R(1,2,3)	R(1,2,3)	R(1,3)	R(1,3)	R(1,3)	R(1,3)
Breite, Höhe, Tiefe	R	R	R	R	R	R
Femurkopfapprox.(re.)	R	R	R	R	R	R
Femurkopfapprox.(li.)	R	R	–	R	R	R
Kontaktfläche (re.)	R	R	R	F	R	R
Kontaktfläche (li.)	R	R	–	R	R	R
Pfannenapprox. (re.)	R	R	R	F	R	R
Pfannenapprox. (li.)	R	R	–	R	R	R
Pfannenrand (re.)	R	R	R	F	R	R
Pfannenrand (li.)	R	R	–	R	R	R
Pfanneneingangsebene (re.)	R	R	R	F	R	R
Pfanneneingangsebene (li.)	R	R	–	R	R	R
CE–Winkel (re.)	R	R	R	F	R	R
CE–Winkel (li.)	R	R	–	R	R	R
Schaftachse (re.)	R	R	R	–	–	R
Schaftachse (li.)	R	R	–	–	–	R
Halsachse (re.)	R	R	R	R	R	R
Halsachse (li.)	R	R	–	R	R	R
CCD–Winkel (re.)	R	R	R	–	–	R
CCD–Winkel (li.)	R	R	–	–	–	R
Antetorsion (re.)	R	R	–	–	–	–
Antetorsion (li.)	R	R	–	–	–	–

Tabelle 6.1: Ergebnis der automatischen Berechnung orthopädischer Kenngrößen für sechs Datensätze. 'R' steht für richtig, 'F' für falsch und '–' für nicht berechnet.

Kapitel 7

Zusammenfassung und Ausblick

Die vorliegende Arbeit beschäftigte sich mit der computerbasierten virtuellen Planung orthopädischer Eingriffe bei der Behandlung von Knochentumoren im Hüftbereich. Zunächst wurde das Softwaresystem VirtOPS zur virtuellen Planung des endoprothetischen Teilersatzes des Beckens und zum Design modular adaptiver Prothesen vorgestellt. Die Erfahrungen mit diesem System motivierten die Entwicklung der später präsentierten Vorverarbeitungsalgorithmen, die eine weitgehend automatisierte Erkennung anatomischer Strukturen und Landmarken sowie eine automatische Berechnung orthopädischer Maßzahlen zum Ziel haben.

Der endoprothetische Teilersatz des Beckens ist ein komplexer chirurgischer Eingriff, bei welchem Teile des von einem Knochentumoren befallenen Hüftbeins entfernt und durch eine individuell angepasste, modulare Prothese ersetzt werden. Die einzelnen Schritte der Operationsplanung wurden näher erläutert und Anforderungen für ein computergestütztes Planungssystem formuliert. Anschließend wurden bestehende computergestützte Systeme zur Planung orthopädischer Eingriffe analysiert, und es wurde festgestellt, dass keines der Systeme zur Planung eines endoprothetischen Teilersatzes des Beckens geeignet ist. Insbesondere das Design individuell angepasster Prothesen wird von keinem der Systeme unterstützt.

Das im Rahmen dieser Arbeit entwickelte Softwaresystem VirtOPS ermöglicht die computergestützte Planung des endoprothetischen Beckenteilersatzes und den Entwurf einer individuell angepassten Prothese anhand virtueller dreidimensionaler Modelle der Knochenstrukturen des Patienten. Hierfür ist die Segmentierung verschiedener Knochenstrukturen in CT–Volumendaten und die Generierung virtueller dreidimensionaler Oberflächenmodelle dieser Strukturen notwendig. Es wurde zunächst ein zeitaufwendiges, interaktives, schwellwertbasiertes Bereichswachstumsverfahren zur Knochensegmentierung eingesetzt. Ein rigides Registrierungsverfahren erlaubt zusätzlich die Fusion von CT– und MRT–Schichtbildfolgen des Beckens.

Hierdurch wird die gemeinsame Darstellung von Knochenstrukturen und Weichtei-linformationen, wie z.b. Tumorgewebe, möglich. In der virtuellen Planungsumge-bung kann der Chirurg mit den 3D–Modellen interagieren. Neben dem Drehen, Verschieben und Vergrößern der virtuellen Objekten ist auch die interaktive Be-stimmung von Distanzen und Winkeln möglich. Die Navigation und Interaktion in der virtuellen Umgebung wird dabei durch stereoskopische Visualisierungstechniken und 3D–Eingabegeräte unterstützt. Der zentrale Schritt der Operationsplanung ist die Positionierung einer Schnittebene und die Simulation der Resektion des vom Tumor befallenen Knochenteils. Um den Chirurgen hierbei zu unterstützen, kön-nen 2D CT– und MRT–Bilddaten oder ein Oberflächenmodell des Tumors in die Szene eingeblendet werden. Anschließend wird ein modulares Prothesenmodell an den verbleibenden Hüftknochen angepasst. Dies wird durch verschiedene Visualisie-rungstechniken, wie z.b. transparente Darstellungen oder farbkodierte Distanzen, unterstützt und es wurden spezielle Algorithmen entwickelt, welche z.b. die auto-matische Ausrichtung der künstliche Hüftpfanne und die automatische Anpassung der seitlichen Befestigungsfläche an die Knochenform erlauben.

Das System VirtOPS konnte erfolgreich für die retrospektive Planung des endo-prothetischen Beckenteilersatzes von Patienten angewendet werden. Gegenüber der herkömmlichen Planung auf der Basis realer Hartschaummodelle der Patientenhüfte bietet die virtuelle Planungsprozedur zahlreiche Vorteile. So entfällt die zeit– und kostenintensive Herstellung der Hartschaummodelle, und der Arzt hat die Mög-lichkeit, verschiedene Operationsstrategien und deren Einfluss auf das Design der Prothese zu erproben. Durch die gemeinsame Darstellung der virtuellen Knochen-modelle zusammen mit originären CT– und MRT–Information oder mit einem 3D–Modell des Tumors kann der Arzt die Ausdehnung des Tumors im Knochengewebe besser beurteilen und eine genauere Positionierung der Resektionsebene wird mög-lich. Somit kann die Genauigkeit und Qualität der präoperativen Planung durch Nutzung des Softwaresystems VirtOPS verbessert werden.

Weitere Arbeiten werden sich mit der Validierung und Optimierung der virtuel-len Planungsprozedur sowie der klinischen Evaluierung von VirtOPS befassen. In Zusammenarbeit mit dem Prothesenhersteller ESKA Implants GmbH wird eine quantitative Untersuchung der Passgenauigkeit des virtuell entworfenen Implantats durchgeführt, um die Gleichwertigkeit von virtuell und konventionell geplanten Pro-thesen zu untersuchen. Zusätzlich soll das System VirtOPS um eine Komponente zur Durchführung telekooperativer Sitzungen erweitert werden, um die Zusammen-arbeit von Prothesenhersteller und Arzt bei der Operationsplanung und dem Pro-thesendesign zu unterstützen. Hierdurch wird auch die Telekonsultation räumlich entfernter Ärzte bei der Beurteilung und Planung schwieriger Fälle möglich. Erste Ansätze hierfür wurden bereits entwickelt (siehe [Sch00, HSE+01]). Eine große Be-deutung kommt ferner der Anbindung einer intraoperativen Navigationskomponente zu, da dies die Voraussetzung für die präzise Übertragung der Planungsergebnisse in den Operationssaal darstellt.

Um eine computergestützte Planung komplexer orthopädischer Eingriffe, wie z.B. des endoprothetischen Beckenteilersatzes, zu ermöglichen, ist eine umfangreiche Segmentierung anatomischer Strukturen und die Bestimmung anatomischer Landmarken notwendig. Die hierfür benötigten interaktiven Vorverarbeitungsschritte sind mit einem erheblichen zeitlichen Aufwand für den Arzt verbunden. In dieser Arbeit wurde ein atlasbasiertes Segmentierungsverfahren vorgeschlagen, welches eine weitgehend automatisierte Erkennung der Knochenstrukturen der Hüfte erlaubt. Hierfür wurden zunächst auf der Basis von CT–Volumina des Visible Human Datensatzes ein männlicher und ein weiblicher anatomischer Atlas der Hüfte angelegt. Anschließend wurde ein nicht–lineares grauwertbasiertes Registrierungsverfahren implementiert, um die Übertragung der Atlasinformationen auf die Patientendaten zu ermöglichen. Aus einer Vielzahl verfügbarer nicht–linearer Registrierungsansätze wurde die dämonenbasierte Registrierung aufgrund ihrer geringen Laufzeiten und des moderaten Implementierungsaufwandes ausgewählt. Das dämonenbasierte Verfahren wurde bereits erfolgreich zur Registrierung von MRT–Daten des Kopfes verwendet [DTM$^+$98, GMT01]. Die anatomischen Gegebenheiten der Hüfte erforderten allerdings eine Erweiterung des Verfahrens, um eine robuste und präzise Registrierung der Knochenstrukturen der Hüfte zu ermöglichen. Das implementierte Verfahren wurde umfangreich getestet, und quantitative Ergebnisse für die automatische Segmentierung von Patientendatensätzen wurden präsentiert.

Durch das vorgestellte automatische, atlasbasierte Segmentierungsverfahren kann der Interaktionsaufwand des Arztes bei der Segmentierung anatomischer Strukturen entscheidend gesenkt werden. Bedingt durch die individuelle anatomische Variabilität und durch Partialvolumeneffekte treten jedoch Fehler bei der Registrierung der CT–Daten auf, welche in Teilbereichen der Hüfte zu ungenügenden Segmentierungsergebnissen führen können. Deshalb wurden zwei Nachverarbeitungsalgorithmen vorgeschlagen, welche eine Verbesserung der Segmentierungsergebnisse ermöglichen.

Zukünftige Arbeiten werden sich mit der Weiterentwicklung der Nachverarbeitungsverfahren zur Verbesserung der Segmentierungsergebnisse beschäftigen. So sollen statt der zweidimensionalen aktiven Konturmodelle zukünftig dreidimensionale Oberflächenmodelle zur Feinsegmentierung der Knochenstrukturen eingesetzt werden. Hauptaugenmerk wird dabei auf einer korrekten Bestimmung der Kontaktfläche von Femurkopf und Acetabulum und auf der Segmentierung pathologischer Strukturen liegen. Die Entwicklung neuer nicht–linearer Registrierungsansätze ist ein aktuelles Forschungsgebiet im Bereich der medizinischen Bildverarbeitung. Es ist deshalb zu untersuchen, ob durch die Verwendung alternativer Registrierungsverfahren eine Verbesserung der atlasbasierten Segmentierung erreicht werden kann.

In [Sär03, SEHP04] werden erste Ansätze zur Weiterentwicklung aktueller nicht–
linearer Registrierungsverfahren präsentiert.

Durch das grauwertbasierte Registrierungsverfahren konnten die für die Operationsplanung geforderten Genauigkeitsanforderungen bei der Bestimmung anatomischer
Landmarken nicht erreicht werden. Deshalb wurde ein Verfahren entwickelt, welches die initial detektierten Landmarkenpositionen korrigiert. Hierfür wurde ein
spezielles oberflächenbasiertes Registrierungsverfahren implementiert. Dabei werden lokale Ausschnitte der Oberflächenmodelle eines Atlasdatensatzes mit lokalen
Umgebungen auf der Oberfläche des Patientenknochens zunächst affin und anschließend nicht–linear registriert. Differentialeigenschaften der Oberfläche geben wichtige
Informationen über die Lokalisation von Landmarken oder anderer anatomisch relevanter Merkmale. Es wurden verschiedene Ansätze zur Berechnung von Differentialeigenschaften triangulierter Oberflächenmodelle vorgestellt und ein neues momentenbasiertes Krümmungsmaß eingeführt. Anschließend wurden die implementierten
oberflächenbasierten Registrierungsverfahren so erweitert, dass auch Differentialin-
formationen in den Registrierungsprozess einbezogen werden. Die Präsentation und
Diskussion quantitativer Ergebnisse schließen diesen Teil der Arbeit ab. Durch die
automatische Landmarkendetektion können die Positionen anatomischer Landmarken robust und reproduzierbar bestimmt werden. Die dabei erzielten Genauigkeiten
genügen den Anforderungen der orthopädischen Operationsplanung.

Das Programm OrthoCalc berechnet orthopädische Kenngrößen anhand dreidimensionaler Modelle der Knochenstrukturen der Hüfte und assoziierter Landmarken.
Durch die präsentierten Algorithmen können z.B. ein patientenbezogenes Koordinatensystem, das Rotationszentrum des Hüftgelenks und verschiedene orthopädisch
relevante Winkel, wie z.B. die Neigung der Hüftpfanne, automatisch berechnet werden. Durch eine integrierte Visualisierungskomponente kann der Arzt die berechneten Werte validieren. Dadurch wird der Interaktionsaufwand des Arztes weiter reduziert und eine automatische Analyse der Hüftgeometrie ermöglicht. Die Benutzung
dreidimensionaler Modelle für die Planung orthopädischer Eingriffe erlaubt weiterhin die Entwicklung neuer dreidimensionaler orthopädischer Kenngrößen. Neben
der Unterstützung für die virtuelle Operationsplanung kann das System OrthoCalc
auch als Plattform zur Entwicklung und zum Test solcher neuen Maße dienen.

Zukünftige Arbeiten werden sich mit der Evaluation der berechneten Parameter und
dem Vergleich mit konventionell gewonnenen Maßzahlen beschäftigen. Ferner soll
eine Überprüfung der neu entwickelten dreidimensionalen Maßzahlen hinsichtlich
ihrer klinischen Relevanz erfolgen.

Durch die Entwicklung des Softwaresystems VirtOPS wurde gezeigt, dass eine virtuelle computergestützte Planung auch für komplexe orthopädische Eingriffe möglich
ist und gegenüber herkömmlichen Planungsmethoden Resourcen hinsichtlich einer
verbesserten Qualität und Reproduzierbarkeit sowie hinsichtlich einer Zeit– und Ko-

stenersparnis erschließt. Wesentliche Hindernisse für die Verwendung solcher Systeme in der klinischen Routine bestehen in dem hohen Zeitaufwand für eine interaktive Segmentierung der zugrundeliegenden Bilddaten. Mit den vorgestellten Verfahren zur automatischen Segmentierung, Landmarkendetektion und Berechnung orthopädischer Kenngrößen kann eine weitgehende Entlastung des klinischen Personals von diesen Vorverarbeitungsschritten erreicht werden und der Arzt kann sich auf die Hauptaufgabe, die Planung des operativen Eingriffs, konzentrieren. In Zusammenhang mit den im medizinischen Bereich zunehmend geforderten Maßnahmen zur Qualitätssicherung ist zu erwarten, dass der computerbasierten Operationsplanung in Zukunft eine wachsende Bedeutung zukommen wird. Diese Arbeit soll ein Baustein auf diesem Weg sein.

Anhang A

Grundlegende Verfahren der Bildverarbeitung

A.1 Glättungsoperatoren

Glättungsfilter werden zur Rauschunterdückung und Bildglättung eingesetzt. Durch eine gewichtete Mittelung der Grauwerte in einer Umgebung des aktuell betrachteten Pixels wird eine Homogenisierung von Bildregionen erreicht. Beispiele für solche Operatoren sind der Mittelwertfilter, der Binomial– und Gaußfilter sowie der Medianfilter.

Der Gaußfilter ist eine diskrete Version der n–dimensionalen Dichtefunktion der Normalverteilung. Die Normalverteilung dient, aufgrund ihrer Bedeutung als universelle Grenzfunktion gemäß dem zentralen Grenzwertsatz, als gängiges Modell für Rauschphänomene und bietet weitere herausragende mathematische Eigenschaften. Neben der wirkungsvollen Anwendung zur Rauschunterdrückung findet der Gaußfilter Anwendung im *Scale–Space–Filtering* [Wit83, BC88, LE92] und bei der *Regularisierung* beliebiger (Bild–)Funktionen. Die n–dimensionale Gaußfunktion mit Standardabweichung σ und Mittelwert $\boldsymbol{\mu} = 0$ ist wie folgt definiert:

$$K_{\sigma^2}(\boldsymbol{x}) = \frac{1}{\sqrt{2\pi\sigma^2}} \exp(-\frac{\boldsymbol{x}^2}{2\sigma^2}). \tag{A.1}$$

Monga und Benayoun schlagen die Anwendung des Derichefilters als Glättungsoperator vor [MB95]. Diese Filterfunktion ist der Gaußfunktion sehr ähnlich, es ist jedoch eine besonders effiziente rekursive Implementierung des Derichefilters möglich (siehe Abb. A.1 und Gl. A.8).

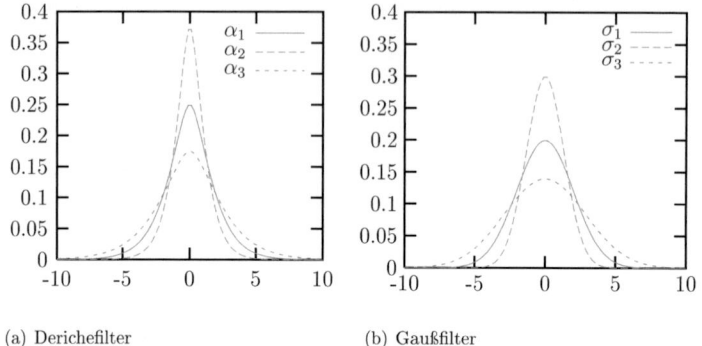

(a) Derichefilter   (b) Gaußfilter

Abbildung A.1: Glättungsfunktionen. (a) Deriche–Filterfunktion für die Parameter $\alpha_1 = 1.0$, $\alpha_2 = 1.5$ und $\alpha_3 = 0.7$; die Standardabweichung der Deriche–Funktion beträgt $2/\alpha$. (b) Die Gaußfunktion mit Standardabweichungen $\sigma_i = 2/\alpha_i$.

A.1.1 Anisotrope Diffusionsfilter

Ein Problem bei der Anwendung linearer Glättungsoperatoren ist das unerwünschte Verwischen von Gewebegrenzen in Übergangsbereichen zwischen den Geweben. Deshalb wurde eine Reihe sogenannter *adapativer, nicht–linearer* oder *anisotroper Filter*, welche durch eine Anpassung der Filtermaske an die lokale Bildstruktur dieses Problem mildern, entwickelt (siehe z.B. [GKKJ92, CH97, AW95, Wes94, Wei98]).

Der von Perona und Malik eingeführte anisotrope Diffusionsfilter [PM90] sowie dessen Erweiterungen [CLMC92, tHR94, Wei98] haben einen starken Bezug zum Gaußfilter. Die Faltung eines Bildes I mit der Gaußfunktion kann als Approximation der Lösung folgender partieller Differentialgleichung zum Zeitpunkt $t = 0.5\sigma^2$ gesehen werden:

$$\begin{aligned} \partial_t u(\boldsymbol{x}, t) &= \Delta u(\boldsymbol{x}, t) \\ u(\boldsymbol{x}, 0) &= I(\boldsymbol{x}). \end{aligned} \tag{A.2}$$

Gl. A.2 heißt homogene Wärmeleitungsgleichung und beschreibt die räumliche *Diffusion* (z.B. von Wärme) über die Zeit [Fol95]. Macht man diesen Diffusionsprozess abhängig von lokalen Bildstrukturen, wie z.B. dem Gradientenbetrag als Indikator für das Vorkommen von Kanten, erhält man einen Spezialfall der *inhomogenen* Wärmeleitungsgleichung:

$$\begin{aligned} \partial_t u(\boldsymbol{x}, t) &= \operatorname{div}(g(\|\nabla u(\boldsymbol{x}, t)\|^2)\nabla u(\boldsymbol{x}, t)) \\ u(\boldsymbol{x}, 0) &= I(\boldsymbol{x}). \end{aligned} \tag{A.3}$$

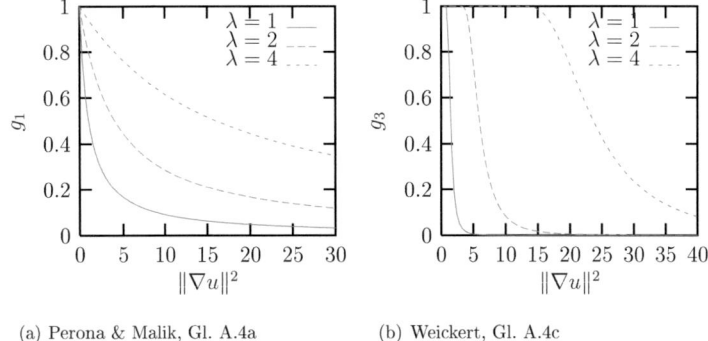

(a) Perona & Malik, Gl. A.4a   (b) Weickert, Gl. A.4c

Abbildung A.2: Funktionsplot verschiedener Diffusivity–Funktionen g für verschiedene Parameter λ. Diffusivity (a) beschreibt einen allmählichen Übergang von geglättetem ($g(\|\nabla u\|^2)$ nahe 1) zu ungeglättetem Bereich ($g(\|\nabla u\|^2)$ nahe 0). Die von Weickert vorgeschlagene Diffusivity (b) zeichnet sich durch eine höhere Trennschärfe aus.

Die Funktion $g(s^2)$ wird als *Diffusivity* bezeichnet und regelt den Einfluss des Bildgradienten auf den Diffusionsprozess. Für $g(s^2) = 1$ erfolgt eine Gaußfilterung, für $g(s^2) = 0$ keine Glättung. Die korrekte Wahl von g beeinflusst entscheidend das Filterungsergebnis. In der Literatur werden verschiedene Funktionen vorgeschlagen [tHR94]:

$$g_1(s^2) = \frac{1}{1 + s^2/\lambda^2} \qquad \textit{(Perona und Malik)} \qquad \text{(A.4a)}$$

$$g_2(s^2) = \frac{1}{\sqrt{1 + s^2/\lambda^2}} \qquad \textit{(Charbonier et. al.)} \qquad \text{(A.4b)}$$

$$g_3(s^2) = 1 - e^{-3.31488\,\lambda^8/s^8} \qquad \textit{(Weickert).} \qquad \text{(A.4c)}$$

λ ist abhängig vom Bildkontrast zu wählen und bestimmt den Zusammenhang zwischen Höhe des Gradientenbetrags und Unterdrückung der Glättung (siehe Abb. A.2 und A.3). Weickert beschreibt in [WtHRV98] eine effiziente Implementierung dieses Verfahrens mittels des sogenannten AOS–Schemas (*additiv operator splitting*).

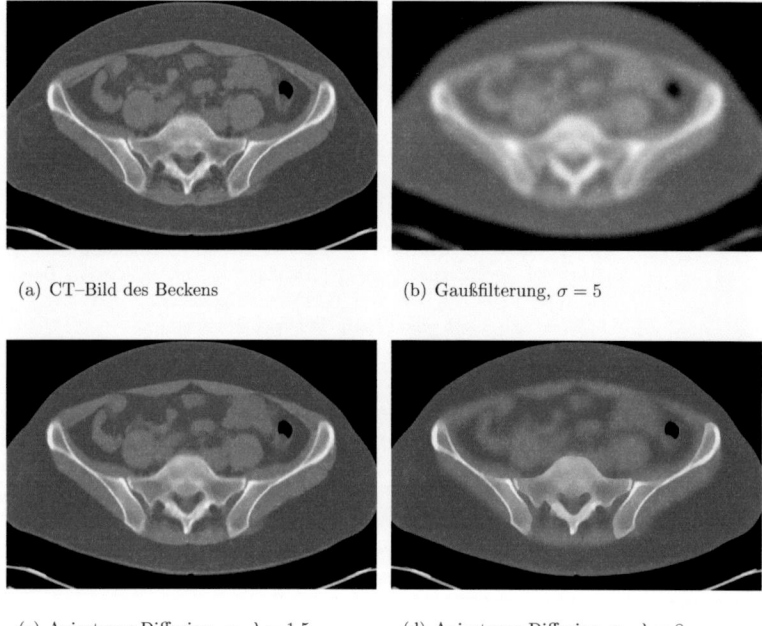

(a) CT–Bild des Beckens   (b) Gaußfilterung, $\sigma = 5$

(c) Anisotrope Diffusion, g_3, $\lambda = 1.5$ (d) Anisotrope Diffusion, g_3, $\lambda = 8$

Abbildung A.3: Vergleich zwischen Gaußfilter und anisotropem Diffusionsfilter. Das CT–Bild des Beckens in (a) wurde mit einem Gaußfilter (b) und einem anisotropen Diffusionsfilter (c) und (d) geglättet. Die Wahl von λ beeinflusst, welche Kanten erhalten werden.

A.2 Bildableitungen und Kantendetektion

Kanten in einem Bild können z.b. als die Extremalstellen des Gradientenbetrages $\|\nabla I\|$ beschrieben werden. Der Gradient eines zweidimensionalen Bildes ist gegeben durch

$$\nabla I(x,y) = \begin{pmatrix} \frac{\partial I(x,y)}{\partial x} \\ \frac{\partial I(x,y)}{\partial y} \end{pmatrix}. \tag{A.5}$$

Die Detektion der Extremalstellen kann entweder durch die Bestimmung der Maxima von $\|\nabla I\|$ oder über die Bestimmung der Nulldurchgänge der 2. Ableitungen erfolgen, was die Anwendung des Laplaceoperators motiviert:

$$\nabla^2 I(x,y) = \frac{\partial^2 I(x,y)}{\partial^2 x} + \frac{\partial^2 I(x,y)}{\partial^2 y}. \tag{A.6}$$

Die 1. Ableitungen diskreter Bilder können z.b. durch zentrale Differenzen approximiert werden:

$$\frac{\partial I}{\partial x}(x,y) = \frac{1}{2}(I(x+1,y) - I(x-1,y)) \quad \text{und} \tag{A.7a}$$

$$\frac{\partial I}{\partial y}(x,y) = \frac{1}{2}(I(x,y+1) - I(x,y-1)), \tag{A.7b}$$

die 2. Ableitungen ergeben sich aus:

$$\frac{\partial^2 I}{\partial x^2}(x,y) = I(x+1,y) - 2 \cdot I(x,y) + I(x-1,y) \quad \text{und} \tag{A.7c}$$

$$\frac{\partial^2 I}{\partial y^2}(x,y) = I(x,y+1) - 2 \cdot I(x,y) + I(x,y-1). \tag{A.7d}$$

Die Anwendung dieser Ableitungsoperatoren verstärken nicht nur die Kanten in einem Bild, sondern auch das im Bild enthaltene Rauschen, was das Auftreten falscher Kanten und punktförmiger Störungen bewirkt. Um die Rauschunempfindlichkeit zu erhöhen, werden Kantenoperatoren mit Glättungsfiltern, wie z.B. dem Gaußfilter, kombiniert. Statt der Hintereinanderausführung von Glättungs- und Ableitungsoperator ist die Faltung mit der Ableitung des Glättungsoperators möglich (siehe Abb. A.1 und A.4). Bei der Definition diskreter Faltungsmasken zur *präzisen* Approximation solcher stetiger, unbegrenzter Gradienten- oder Laplaceoperatoren stellt sich ein akutes Rechenzeitproblem. Deriche schlägt deshalb die Verwendung der in Abb. A.1a und A.4 dargestellten seprierbaren und rekursiv implementierbaren Filterfunktionen zur Glättung und Ableitung von Bilddaten vor [Der87]:

$$d(x) = c_1(\alpha|x| + 1)e^{-\alpha|x|} \qquad \textit{(Glättung)} \tag{A.8a}$$

$$d_1(x) = d'(x) = -c_2 x e^{-\alpha|x|} \qquad \textit{(erste Ableitung)} \tag{A.8b}$$

$$d_2(x) = d''(x) = -(1 - \alpha|x|)e^{-\alpha|x|} \qquad \textit{(zweite Ableitung)}. \tag{A.8c}$$

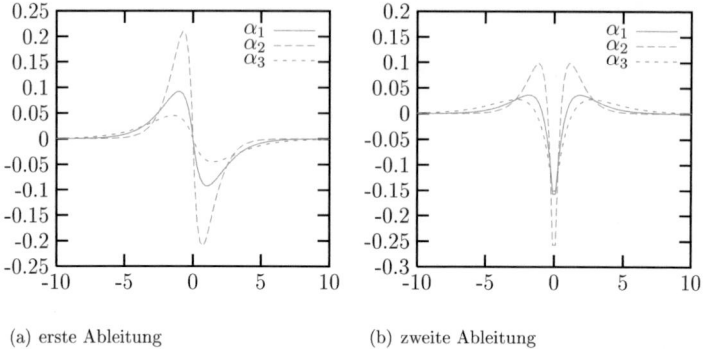

(a) erste Ableitung   (b) zweite Ableitung

Abbildung A.4: Die Ableitungen der Deriche–Filterfunktion. (a) erste Ableitung der Derichefunktion für $\alpha_1 = 1.0$, $\alpha_2 = 1.5$ und $\alpha_3 = 0.7$. (b) zweite Ableitung der Derichefunktion mit identischen Parametern.

c_1 und c_2 sind Konstanten zur Normalisierung des Filters, z.b. $\int d(x)\,dx = 1$. Durch die rekursive Implementierung erhält man einen Filter mit unbeschränkter Impulsantwort (*infinite impulse response*, IIR–Filter) zu aktzeptablen Berechnungskosten. Monga et. al. beschreiben in [MDMC91] ein Verfahren zur Kantenbestimmung anhand des Deriche–Filters, welches Cannys Optimalitätskriterien erfüllt [Can86]. Hierbei werden zunächst mittels der Filterfunktion aus Gl. A.8b die Bildgradienten bestimmt. Anschließend werden die Gradientenmaxima entlang der Gradientenrichtung detektiert. In Abb. A.5 ist ein Ergebnis dieser Kantendetektion dargestellt.

A.3   Interpolation und Resamplen von Bildern

Werden geometrische Transformationen eines Bildes durchgeführt, müssen die Grauwerte eines Bildes I an Positionen $\boldsymbol{x} = (x, y, z)^{\mathrm{T}}$ bestimmt werden, die nicht auf dem diskreten Voxelgitter liegen. Es wurde eine Vielzahl von Verfahren zur Lösung dieses Interpolationsproblems entwickelt, welche sich hinsichtlich der Güte des Interpolationsergebnisses, des Rechenaufwandes und des Implementierungsaufwandes unterscheiden (siehe [LGS99] für einen Überblick und Vergleich). Theoretisch liefert die Faltung mit der (örtlich nicht begrenzten) sinc–Funktion optimale Ergebnisse (siehe z.B. [LOPR97]), deren Berechnung in der Praxis jedoch nicht möglich ist.Wegen des relativ geringen Rechenaufwandes werden in der vorliegenden Arbeit die Nearest–Neighbour– und lineare Interpolation verwendet.

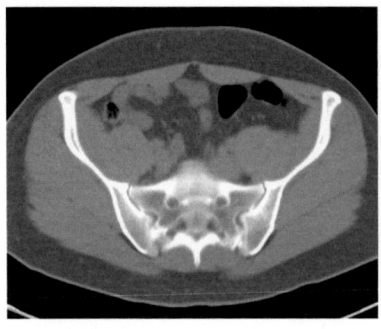 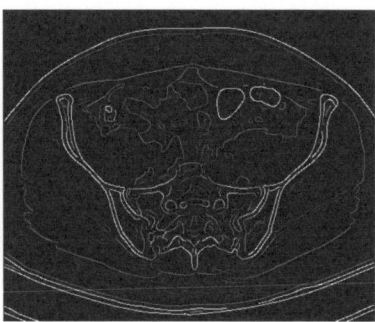

(a) CT–Bild   (b) Ergebnis der Kantendetektion

Abbildung A.5: Ergebnis der Kantendetektion mit dem Derichefilter. Das von Monga et. al. [MDMC91] beschriebene Verfahren zur Kantenextraktion wurde auf das CT–Bild (a) angewendet. Die detektierten Kanten sind in Abb. (b) dargestellt.

Gegeben seien die Grauwerte $I(i,j,k)$ an diskreten Voxelpositionen $i,j,k = 0,\ldots,n-1$, gesucht ist der Grauwert $I(x,y,z)$ an der Stelle $(x,y,z) \in [0,n-1]^3$. Für die Nearest–Neighbour–Interpolation gilt:

$$I(x,y,z) = I([x],[y],[z]), \qquad (A.9)$$

wobei $[\cdot]$ der Rundungsoperator ist.

Sei $\delta_x = x - \lfloor x \rfloor$, $\delta_y = y - \lfloor y \rfloor$ und $\delta_z = z - \lfloor z \rfloor$ und bezeichne $I_{ijk} = I(i,j,k)$, dann ergibt sich der (tri–)linear interpolierte Grauwert aus:

$$
\begin{aligned}
I(x,y,z) = \ & I_{\lfloor x \rfloor \lfloor y \rfloor \lfloor z \rfloor}(1-\delta_x)(1-\delta_y)(1-\delta_z) \\
& + I_{\lceil x \rceil \lfloor y \rfloor \lfloor z \rfloor}\delta_x(1-\delta_y)(1-\delta_z) + I_{\lfloor x \rfloor \lceil y \rceil \lfloor z \rfloor}(1-\delta_x)\delta_y(1-\delta_z) \\
& + I_{\lfloor x \rfloor \lfloor y \rfloor \lceil z \rceil}(1-\delta_x)(1-\delta_y)\delta_z + I_{\lceil x \rceil \lceil y \rceil \lfloor z \rfloor}\delta_x\delta_y(1-\delta_z) \\
& + I_{\lceil x \rceil \lfloor y \rfloor \lceil z \rceil}\delta_x(1-\delta_y)\delta_z + I_{\lfloor x \rfloor \lceil y \rceil \lceil z \rceil}(1-\delta_x)\delta_y\delta_z \\
& + I_{\lceil x \rceil \lceil y \rceil \lceil z \rceil}\delta_x\delta_y\delta_z.
\end{aligned}
$$

Ein Reihe von Algorithmen in der digitalen Bildverarbeitung benutzen verschiedene Auflösungsstufen eines Bildes zur Analyse und Verarbeitung. Hierbei wird aus dem Eingabebild eine Folge sukzessiv verkleinerter Bilder erstellt, welche separat bearbeitet werden. Die verschiedenen Auflösungsstufen spiegeln verschiedene

Frequenzanteile im Spektrum des Bildes wieder. In Abschn. 3.3 und 4.4 werden Bei-
spiele solcher *Multi–Resolution–Strategien* vorgestellt. Sei I ein diskretes Bild mit
$n_x \times n_y \times n_z$ (Iso–)Voxeln der Größe s. Gesucht sei das um den Faktor ρ (in der
Auflösung) skalierte Bild I^ρ mit einer Voxelauflösung von $\rho \cdot s$ und einer Bildgröße
von $\lfloor \frac{n_x}{\rho} \rfloor \times \lfloor \frac{n_y}{\rho} \rfloor \times \lfloor \frac{n_z}{\rho} \rfloor$ Voxeln. Für dieses *Resamplen* können prinzipiell beliebige
Interpolationsmethoden verwendet werden. Um Aliasing–Artefakte zu vermeiden,
ist eine geeignete Glättung des Bildes notwendig. Für $\rho = 2$ schlägt Haberäcker
[Hab95] folgendes Vorgehen vor:

- Glätte das Bild mit der (separierten) Maske $G(x, y, z) = G_1(x)G_2(y)G_3(z)$:

$$G_1(x) = G_2(y) = G_3(z) = (c\ b\ a\ b\ c), \quad \text{mit}$$

$$a = \text{freier Parameter}, \quad b = \frac{1}{4}, \quad c = \frac{1}{4} - \frac{1}{2}a.$$

- Entferne anschließend jeden zweiten Bildpixel.

Für $a = 0.4$ erhält man z.b. einen $5 \times 5 \times 5$ Gaußfilter als Glättungsoperator.

Anhang B

Zusammenhang zwischen diffusiver und dämonenbasierter Registrierung

Für die nicht–lineare Registrierung eines Referenzbildes I_R und eines Modellbildes I_S sei die Transformation $\phi(\boldsymbol{x}) = \boldsymbol{x} - \boldsymbol{u}(\boldsymbol{x})$ gesucht, wobei das Verschiebungsfeld $\boldsymbol{u}$ eine Lösung des folgenden Minimierungsproblems darstellen soll (siehe Abschn. 4.3.1 und [FM01]):

$$J(\boldsymbol{u}) = \int_\Omega \|I_R(\boldsymbol{x}) - I_S(\boldsymbol{x} - \boldsymbol{u}(\boldsymbol{x}))\|^2 \, d\boldsymbol{x} \; + \; \alpha \sum_{l=1}^{3} \int_\Omega \|\nabla u_l(\boldsymbol{x})\|^2 \, d\boldsymbol{x} \; \to \; \min. \quad \text{(B.1)}$$

Mit der Eulerschen Differentialgleichung folgt

$$(I_R(\boldsymbol{x}) - I_S(\boldsymbol{x} - \boldsymbol{u}(\boldsymbol{x})))\nabla I_S(\boldsymbol{x} - \boldsymbol{u}(\boldsymbol{x})) + \alpha\Delta\boldsymbol{u}(\boldsymbol{x}) = 0 \quad \text{(B.2)}$$

als notwendige Bedingung für die Minimierung. Die nummerische Lösung erfolgt z.b. anhand eines iterativen Verfahrens mit einer künstlich eingeführten Zeit t. Die rechte Seite kann dann als zeitliche Ableitung von $\boldsymbol{u}(\boldsymbol{x}, t)$ angesehen werden, welche 0 wird, wenn das Verfahren konvergiert und somit keine zeitliche Änderung mehr in $\boldsymbol{u}$ erfolgt:

$$\boldsymbol{f}(\boldsymbol{x}, \boldsymbol{u}(\boldsymbol{x}, t)) + \alpha\Delta\boldsymbol{u}(\boldsymbol{x}, t) = \partial_t\boldsymbol{u}(\boldsymbol{x}, t)$$
$$\Leftrightarrow \quad \partial_t\boldsymbol{u}(\boldsymbol{x}, t) - \alpha\Delta\boldsymbol{u}(\boldsymbol{x}, t) = \boldsymbol{f}(\boldsymbol{x}, \boldsymbol{u}(\boldsymbol{x}, t)), \quad \text{(B.3)}$$

mit

$$\boldsymbol{f}(\boldsymbol{x}, \boldsymbol{u}(\boldsymbol{x}, t)) = (I_R(\boldsymbol{x}) - I_S(\boldsymbol{x} - \boldsymbol{u}(\boldsymbol{x})))\nabla I_S(\boldsymbol{x} - \boldsymbol{u}(\boldsymbol{x})). \quad \text{(B.4)}$$

Das iterative Lösungsverfahren berechnet in jedem Schritt zunächst die rechte Seite der Gl. B.3 für ein festes $\boldsymbol{u}$ zum Zeitpunkt t und anschließend wird mittels des so bestimmten $\boldsymbol{f}(\boldsymbol{x}, \boldsymbol{u}(\boldsymbol{x}, t))$ die linke Seite für $\boldsymbol{u}(\boldsymbol{x}, t + \delta t)$ gelöst.

Gl. B.3 ist in der Raumdimension nur über das Kraftfeld $\boldsymbol{f}$ gekoppelt. Sei $f(\boldsymbol{x}, t)$ eine Komponente des Kraftfeldes $\boldsymbol{f}$. Unter der Bedinung $f \in L^1(I\!\!R^n \times I\!\!R)$ erhält man die inhomogene Wärmeleitungsgleichung

$$\partial_t u(\boldsymbol{x}, t) - \Delta u(\boldsymbol{x}, t) = f(\boldsymbol{x}, t), \tag{B.5}$$

für welche laut [Fol95] die zeitlich– räumliche Faltung von f mit einem Gaußfilter eine Lösung ist:

$$u(\boldsymbol{x}, t) = \int_{-\infty}^{t} \int_{I\!\!R^n} f(\boldsymbol{y}, s) K(\boldsymbol{x} - \boldsymbol{y}, 2(t - s)) \, d\boldsymbol{y} \, ds$$

$$= \int_{-\infty}^{t} f(\cdot, s) * K_{2(t-s)}(x) \, ds. \tag{B.6}$$

Sei i. F. $f(x, t) = 0$ für $t < 0$, dann folgt:

$$u(\boldsymbol{x}, t) = \int_{0}^{t} f(\cdot, s) * K_{2(t-s)}(\boldsymbol{x}) \, ds. \tag{B.7}$$

Zur Bestimmung des Integrals B.7 wird eine Zeitdiskretisierung mit Schrittweite τ durchgeführt, sei $u^k(\boldsymbol{x}) = u(\boldsymbol{x}, k\tau)$ und $f^k(\boldsymbol{x}) = f(\boldsymbol{x}, k\tau)$:

$$u^{h+1}(\boldsymbol{x}) = \sum_{k=0}^{h} f^k * K_{2(h-k)\tau}(\boldsymbol{x}). \tag{B.8}$$

Mit

$$(f * K_{\sigma_1^2}) * K_{\sigma_2^2} = f * (K_{\sigma_1^2} * K_{\sigma_2^2}) = f * K_{\sigma_1^2 + \sigma_2^2}$$

und der Linearität der Faltungsoperation folgt:

$$u^{k+1}(\boldsymbol{x}) = \sum_{h=0}^{k} f^h * K_{2((k+1)-h)\tau}(\boldsymbol{x})$$

$$= \sum_{h=0}^{k} \left(f^h * K_{2(k-h)\tau}(\boldsymbol{x}) \right) * K_{2\tau}(\boldsymbol{x})$$

$$= \left(\sum_{h=0}^{k-1} f^h * K_{2(k-h)\tau}(\boldsymbol{x}) \right) * K_{2\tau}(\boldsymbol{x}) + f^k * K_{2\tau}(\boldsymbol{x})$$

$$= u^k(\boldsymbol{x}) * K_{2\tau} + f^k * K_{2\tau}(\boldsymbol{x})$$

$$= \left(u^k(\boldsymbol{x}) + f^k \right) * K_{2\tau}(\boldsymbol{x}). \tag{B.9}$$

Das iterative Verfahren $u^{k+1}(\boldsymbol{x}) = \left(u^k(\boldsymbol{x}) + f^k \right) * K_{2\tau}(\boldsymbol{x})$ entspricht Algorithmus 4.2 mit a–posteriori Glättung. Die Kräfte werden hier allerdings nicht nach Gl. 4.12

181

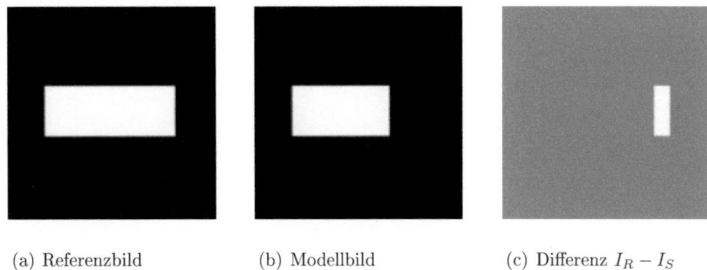

(a) Referenzbild   (b) Modellbild   (c) Differenz $I_R - I_S$

Abbildung B.1: Synthetisches Referenz– und Modellbild für die Beispielregistrierung.

sondern nach Gl. B.4 berechnet werden. Dieses Verfahren sei mit *Diffusiver Regi-strierung* bezeichnet. Der Berechnungsaufwand dieses Ansatzes ist gegenüber der dämonenbasierten Registrierung (Alg. 4.2) gestiegen, da für jede Iteration die erneu-te Berechnung der Gradienten des deformierten Modellbildes $\nabla I_S(\boldsymbol{x} - \boldsymbol{u}_i(\boldsymbol{x}))$ nötig ist. In Algorithmus 4.2 können die Bildgradienten $\nabla I_R(\boldsymbol{x})$ einmalig vorausberechnet werden. Dies ermöglicht die Anwendung aufwendigerer Verfahren zur Gradienten-berechnung, wie z.B. den in Abschn. A.2 vorgestellten IIR–Filter. Für die Diffusive Registrierung werden typischerweise zentrale Differenzen zur Approximation der Bildgradienten verwendet.

Der prinzipielle Unterschied der Verfahren ist in Abb. B.2 anhand der Registrie-rung der in Abb. B.1 abgebildeten Rechtecke dargestellt. Bei der dämonenbasierten Registrierung werden die Kraftvektoren an den Objektkanten im Referenzbild er-zeugt. Das Modellbild wird im Verlaufe der dämonenbasierten Registrierung von den Kanten des Referenzobjektes *angezogen*. Bei der diffusiven Registrierung wer-den die Kraftvektoren an den Objektkanten im deformierten Modellbild erzeugt. In Abb. B.2(g) ist der Verlauf der Anpassung des Modellbildes an das Referenz-bild durch die relative Änderung der Distanz $\frac{D(I_R, I_S \circ \phi)}{D(I_R, I_S)}$ ausgedrückt. Für die hier verwendeten Beispielbilder führen die Unterschiede in der Berechnung der Kraft-vektoren zu verschiedenen Anpassungsverläufen bei der dämonenbasierten und der diffusiven Registrierung. Die diffusive Registrierung erzeugt dabei eine geringere Verzerrung des Modellbildes. Für der Registrierung medizinischer Grauwertbilder ergaben sich nur sehr geringe Unterschiede bei den Registrierungsergebnissen dieser beiden Verfahren. Das kann dadurch begründet werden, dass für diese Bilddaten an jeder Voxelposition ein Kraftvektor erzeugt wird und i.A. nur geringe Distan-zen zu überbrücken sind. Die dämonenbasierte Registrierung hat jedoch geringere Laufzeiten als die diffusive Registrierung (siehe Abschn. 4.4.5 und 4.5).

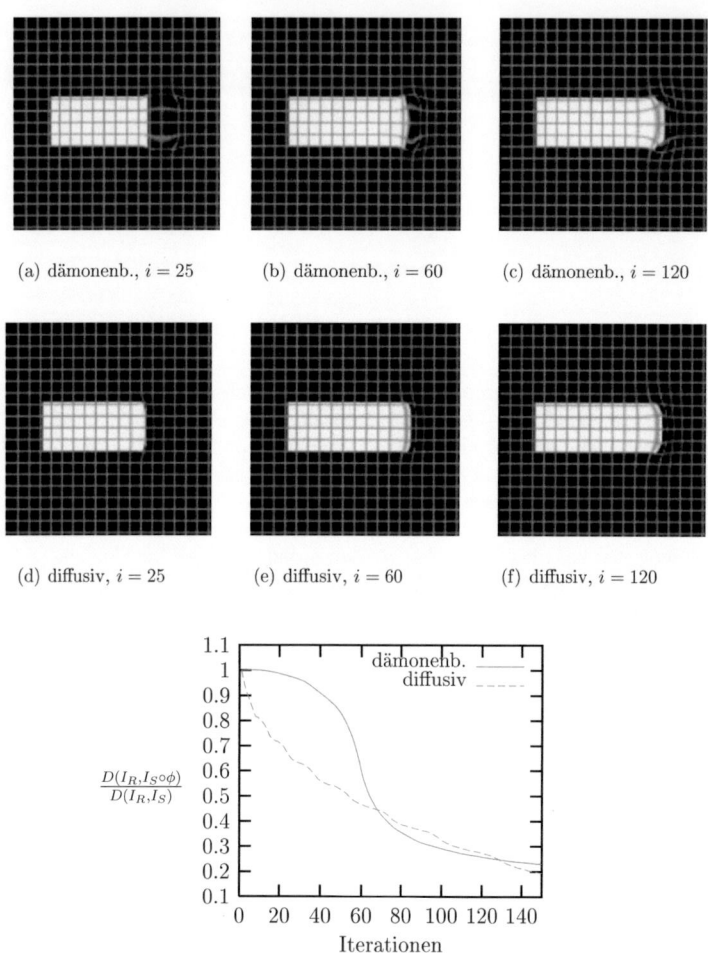

(a) dämonenb., $i = 25$ (b) dämonenb., $i = 60$ (c) dämonenb., $i = 120$

(d) diffusiv, $i = 25$ (e) diffusiv, $i = 60$ (f) diffusiv, $i = 120$

(g) Verlauf der Anpassung des Modellbildes an
das Referenzbild

Abbildung B.2: Dargestellt ist die Transformation des Modellbildes aus Abb.B.1 im
Verlaufe der dämonenbasierten ((a)-(c)) und diffusiven ((d)-(f)) Registrierung. In Abb. (g) ist der Verlauf der Anpassung des Modellbildes
an das Referenzbild abgebildet.

Anhang C

Notation und mathematische Formelzeichen

Die folgende Liste faßt die verwendeten Formelzeichen und Symbole zusammen. Die Formel– und Abschnittsnummern verweisen jeweils auf die Einführung des Bezeichners im Text oder auf seine formale Definition.

I	Bild, Bildvolumen I	Abschn. 2.2.3
Ω	Definitionsbereich, Ortsbereich	Abschn. 2.2.3
W	Wertebereich	Abschn. 2.2.3
$H(\cdot)$	absolute Häufigkeit	(3.17) S. 38
$p(\cdot)$	Wahrscheinlichkeitsdichte	Abschn. 3.3
$\hat{p}(\cdot)$	Schätzer einer Wahrscheinlichkeitsdichte	Abschn. 3.3
$\mathcal{H}(\cdot)$	Entropie	(3.10) S. 37
$\mathcal{H}(\cdot,\cdot)$	gemeinsame Entropie	(3.11) S. 37
$\mathcal{I}(\cdot,\cdot)$	Mutual Information	(3.14) S. 37
$K_{\sigma^2}(\cdot)$	Gaußsche Dichtefunktion ($\mu = 0$)	(A.1) S. 171
$g(\cdot)$	*Diffusivity*	(A.3) S. 172
l	Landmarke	Abschn. 5.2.1
$\mathcal{L}$	Menge von Landmarken	Abschn. 5.2.1
$\mathcal{N}$	Nachbarschaft	Abschn. 5.3.1
$\mathcal{R}$	Randvoxel eines Bildobjektes	Abschn. 3.2.2
$D(\cdot,\cdot)$	Ähnlickeits– oder Distanzmaß	Abschn. 3.3
ϕ	Transformation	Abschn. 3.3
$\boldsymbol{u}$	Verschiebungsfeld	Abschn. 4.3.1
$\boldsymbol{v}$	Geschwindigkeitsfeld	Abschn. 4.3.1

$\boldsymbol{\delta}_\phi$	Korrekturfeld	Abschn. 4.3.2.1
$\boldsymbol{f}$	Kraftvektor	(4.12) S. 76
$\mathcal{D}$	Menge der Dämonenpositionen	Abschn. 4.3.2.4
$\boldsymbol{v}$	Kontur	Abschn. 4.5.5
$\boldsymbol{\nu}$	Konturpunkt	Abschn. 4.5.5
$E(\cdot)$	Energiefunktional	Abschn. 4.5.5
$O = (\mathcal{P}, \mathcal{T})$	polygonale Oberfläche mit Knotenmenge $\mathcal{P}$ und Dreiecksmenge $\mathcal{T}$	Abschn. 3.4.1
$\tilde{O} = (\tilde{\mathcal{P}}, \tilde{\mathcal{T}})$	lokaler Ausschnit der Oberfläche $O = (\mathcal{P}, \mathcal{T})$	Abschn. 5.2.2
$\boldsymbol{s}(\cdot, \cdot)$	vektorwertige Funktion zur Oberflächendarstellung	Abschn. 5.2.4
$F(x, y, z) = d$	implizite Funktion zur Oberflächendarstellung	Abschn. 3.4.1
$\boldsymbol{p}, \boldsymbol{q}$	Oberflächenpunkte, Dreieckseckpunkte	Abschn. 3.4.1
$\boldsymbol{n}$	Oberflächennormale	Abschn. 5.3.1
$\boldsymbol{T}$	Dreieck	Abschn. 3.4.1
κ_1, κ_2	erste und zweite Hauptkrümmung	Abschn. 5.3.1
κ_g	Gaußsche Krümmung	(5.8a) S. 125
$\bar{\kappa}$	mittlere Krümmung	(5.8b) S. 126
κ_ϵ	erweiterte momentenbasierte Krümmung	(5.17) S. 137
$\theta(\cdot)$	totale Winkel eines Dreieckseckpunktes	(5.9) S. 127
$\mathcal{F}(\cdot)$	Flächeninhalt	Abschn. 5.3.2
$\boldsymbol{c}(\cdot)$	Schwerpunkt	Abschn. 5.3.2
$\boldsymbol{S}_\epsilon(\cdot)$	Schwerpunkt einer lokalen Umgebung	Abschn. 5.3.2

Literaturverzeichnis

[Ack98]   ACKERMANN, M. J.: *The Visible Human Project: A resource for anatomical visualization.* In: CESNIK, B., A.T. MCCRAY und J.-R-SCHERRER (Herausgeber): *9th World Congress on Medical Informatics, MEDINFO'98*, Seiten 1030–1032, Seoul, Korea, 1998. IOS Press.

[AN99]   ANDRESEN, P. R. und M. NIELSEN: *Non-rigid registration by geometry–constrained diffusion.* In: *Proc. Medical Image Computing and Computer Assisted Intervention—MICCAI'99*, Band 1679 der Reihe *LNCS*, Seiten 533–543, 1999.

[AN01]   ANDRESEN, P. R. und M. NIELSEN: *Non-rigid registration by geometry–constrained diffusion.* Medical Image Analysis, 5(4):81–88, 2001.

[ANK98]   ANDRESEN, P. R., M. NIELSEN und S. KREIBORG: *4D shape-preserving modeling of bone growth.* In: *Medical Image Computing and Computer-Assisted Intervention—MICCAI'98*, Band 1496 der Reihe *LNCS*, 1998.

[AW95]   AURICH, V. und J. WEULE: *Non–linear gaussian filters performing edge preserving diffusion.* In: SAGERER, G., S. POSCH und F. KUMMERT (Herausgeber): *Mustererkennung 1995*, Seiten 538–545. Springer, 1995.

[AZ67]   ALEKSANDROV, A. D. und V. A. ZALGALLER: *Intrinsic geometry of surfaces*, Band 15 der Reihe *Translation of Mathematical Monographs.* AMS, 1967.

[BC88]   BISCHOF, W.F. und T. CAELLI: *Parsing scale–space and stability analysis.* CVGIP, 42:192–205, 1988.

[BDT+95]   BARGAR, W., A. DIGIOIA, R. TURNER, J. TAYLOR, J. MCCARTHY und D. MEARS: *Robodoc multi–center trial: An interim report.*

In: *Proc. 2nd Int. Symp. on Medical Robotics and Computer Assisted Surgery, MRCAS*, Seiten 208–214, Baltimore, 1995.

[Bec01]   BECK, F.: *Entwicklung und Evaluation eines Verfahrens zur automatischen Detektion der Hüftgelenksstruktur in CT–Schichtbildfolgen.* Diplomarbeit, Inst. f. Med. Informatik, Universität zu Lübeck, 2001.

[BGK95]   BRECHBÜHLER, CH., G. GERIG und O. KÜBLER: *Parametrization of closed surfaces for 3D shape description.* Comp. Vision and Image Underst., 61(2):154–170, 1995.

[BGS96]   BRECHBÜHLER, C., G. GERIG und G. SZÉKELY: *Compensation of spatial inhomogeneity in MRI based on a parametric bias estimate.* In: HÖHNE, KARL HEINZ und RON KIKINIS (Herausgeber): *Visualization in Biomedical Computing*, Band 1131 der Reihe *Lecture Notes in Computer Science*, Seiten 141–146. Springer Verlag, 1996.

[BK89]   BAJCSY, R. und S. KOVACIC: *Multiresolution Elastic Matching.* Computer Vision, Graphics, and Image Processing, 46:1–21, 1989.

[BM92]   BESL, P. J. und N. D. MCKAY: *A method for registration of 3D shapes.* IEEE Trans. on Pattern Anal. and Machine Intel., 14(2), 1992.

[BN97]   BRO-NIELSEN, M.: *Medical image registration and surgery simulation.* Doktorarbeit, Dept. Mathematical Modelling, Technical University of Denmark, 1997.

[BNG96]   BRO-NIELSEN, M. und C. GRAMKOW: *Fast fluid registration of medical images.* In: *VBC'96*, Seiten 267–276, 1996.

[Boi88]   BOISSONAT, J.: *Shape reconstruction from planar cross-sections.* Computer Vision, Graphics, and Image Processing, 44(1):1–29, 1988.

[Boo89]   BOOKSTEIN, F.: *Principal warps: Thin-plate splines and the decomposition of deformations.* IEEE Transactions on Pattern Analysis and Machine Intelligence, 11:567–585, 1989.

[Boo91a]   BOOKSTEIN, F. L.: *Morphometric tools for landmark data.* Cambridge University Press, Cambridge, 1991.

[Boo91b]   BOOKSTEIN, F. L.: *Thin-plate splines and the atlas problem for biomedical images.* In: GOOS, G. und J. HARTMANIS (Herausgeber): *Information Processing in Medical Imaging*, Seiten 326–342. Springer Verlag, Berlin, 1991.

[Bra81] BRAUNER, H.: *Differentialgeometrie*. Vieweg, Braunschweig, 1981.

[Bra92] BRAKKE, K. A.: *The surface evolver*. Experimental Mathematics, 1:141–165, 1992.

[Bro92] BROWN, L. GOTTESFELD: *A survey of image registration techniques*. ACM Computing Surveys, 24(4), 1992.

[Can86] CANNY, J.: *A computational approach to edge detection*. PAMI, 8(6):679–698, 1986.

[CCCD93] CASELLES, V., F. CATTE, T. COLL und F. DIBOS: *A geometric model for active contours in image processing*. Numerische Mathematik, 66(1):1–31, 1993.

[CDR02] CLARENZ, U., G. DZIUK und M. RUMPF: *On generalized mean curvature flow in surface processing*. In: HILDEBRANDT, S. und H. KARCHER (Herausgeber): *Geometric Analysis and Nonlinear Partial Differential Equations*, 2002. to appear.

[CH97] CENTENO, JORGE A. SILVA und VICTOR HAERTEL: *An adaptive image enhancement algorithm*. Pattern Recognition, 30(7):1183–1189, 1997.

[Chr94] CHRISTENSEN, G. E.: *Deformable shape models for anatomy*. Doktorarbeit, Department of Electrical Engineering, Washington University, 1994.

[CKS97] CASELLES, V., R. KIMMEL und G. SAPIRO: *Geodesic active contours*. International Journal of Computer Vision, 22(1):61–79, 1997.

[CLMC92] CATTÉ, F., P.-L. LIONS, J.-M. MOREL und T. COIL: *Image selective smoothing and edge detection by nonlinear diffusion*. SIAM J. Numer. Anal., 29:182–193, 1992.

[CMD+95] COLLIGNON, A., F. MAES, D. DELAERE, D. VANDERMEULEN, P. SUETENS und G. MARCHAL: *Automated multi–modality image registration based on information theory*. In: AL., Y. BIZAIS ET. (Herausgeber): *Information Processing in Medical Imaging*, Seiten 263–274, 1995.

[CMGV96] CHRISTENSEN, G. E., M. I. MILLER, U. GRENANDER und M. W. VANNIER: *Individualizing neuroanatomical atlases using a massively parallel computer*. IEEE Comput. Mag., Seiten 32–38, Jan 1996.

[CNPE94] COLLINS, D. L., P. NEELIN, T. M. PETERS und A. C. EVANS: *Automatic 3D Intersubject Registration of MR Volumetric Data in Standardized Talairach Space.* Journal of Computer Assisted Tomography, 18(2):192–205, 1994.

[CPA99] CACHIER, P., X. PENNEC und N. AYACHE: *Fast non–rigid matching by gradient descent: Study and improvements of the demons algorithm.* Technischer Bericht 3706, INRIA, June 1999.

[CPDE92] COLLINS, D.L., T.M. PETERS, W. DAI und A.C. EVANS: *Model based segmentation of individual brain structures from MRI data.* In: ROBB, R. A. (Herausgeber): *Visualization in Biomedical Computing II,* Proc. SPIE 1808, Seiten 10–23. Chapel Hill, 1992.

[CRM94] CHRISTENSEN, G. E., R. D. RABITT und M. MILLER: *3D brain mapping using a deformable neuroanatomy.* Physics in Medicine and Biology, 39:609–618, 1994.

[CT92] COOTES, T. F. und C. J. TAYLOR: *Active shape models – 'smart snakes'.* In: *British Machine Vision Conference,* Seiten 276–285, September 1992. u.a. warum Gewichtungen der Eigenvectoren innerhalb eines Hyperellipsoiden liegen sollen.

[CT99] COOTES, T.F. und C.J. TAYLOR: *A Mixture Model for Representing Shape Variation.* Image and Vision Computing, 17(8):567–574, 1999.

[CW98] COLLINS, L. und G. WARD: *The MNI_AutoReg software package: An automated linear registration package for stereotaxic transformation of MRI data.* http://www.bic.mni.mcgill.ca/software/mni_autoreg, 1998.

[CW00] CSÁKÁNY, P. und A. M. WALLACE: *Computation of local differential parameters on irregular meshes.* In: CIPOLLA, R. und R. MARTIN (Herausgeber): *he Mathematics of Surfaces IX,* Seiten 19–33, 2000.

[Dar97] DARGATZ, C.: *Automatisiertes Finden von Bezugspunkten in anatomischen Modellen am Beispiel von CT–Schichtbildaufnahmen des Beckens.* Diplomarbeit, Universität Hildesheim, 1997.

[Dav97] DAVATZIKOS, C.: *Spatial transformation and registration of brain images using elastically deformable models.* Comp. Vision and Image Understand., 66(2):207–222, 1997.

[Dav98]   DAVATZIKOS, C.: *Mapping of image data to stereotaxic spaces: Applications to brain mapping.* Human Brain Mapping, 6:334–338, 1998.

[dC76]   CARMO, M. P. DO: *Differential geometry of curves and surfaces.* Prentice Hall, New Jersey, 1976.

[Der87]   DERICHE, R.: *Using Canny's criteria to derive a recursively implemented optimal edge detector.* IJCV, 1:167–187, 1987.

[DGS+00]   DICKHAUS, H., K.A. GANSER, A. STAUBERT, M.M. BONSANTO, C.R. WIRTZ, V.M. TRONNIER und S. KUNZE: *A Computerized 3D Reconstruction of a Stereotactic atlas for Neurosurgery.* IEEE Transactions on Information Technology in Biomedicine, 2000.

[DH73]   DUDA, R.O. und P.E. HART: *Pattern Classification and Scene Analysis.* John Wiley & Sons, Inc., 1973.

[DJB+98]   DIGIOIA, III, ANTHONY M, BRANISLAV JARAMAZ, MIKE BLACKWELL, DAVID SIMON, FRITZ MORGAN, JAMES MOODY, CONSTANTINOS NIKOU, BRUCE COLGAN, CHERYL ASTON, RICHARD LaBARCA, ERIC KISCHELL und TAKEO KANADE: *An image guided navigation system for accurate alignment in total hip replacement surgery.* Technischer Bericht CMU-RI-TR-98-18, Robotics Institute, Carnegie Mellon University, Pittsburgh, PA, 1998.

[DMSB99]   DESBRUN, M., M. MEYER, P. SCHRÖDER und A. BARR: *Implicit fairing of irregular meshes using diffusion curvature flow.* In: *Computer Graphics (SIGGRAPH 99 Proceedings),* Seiten 317 – 324, 1999.

[DMSB00]   DESBRUN, M., M. MEYER, P. SCHRÖDER und A. H. BARR: *Discrete differential-geometry operators in nd.* Technischer Bericht, Caltech Multi-Res Modeling Group, 2000.

[DSD+98]   DELP, S. L., D. STUHLBERG, B. DAVIES, F. PICARD und F. LEITNER: *Computer assisted knee replacement.* Clinical Orthopdics and Related Research, 354:49–56, 1998.

[DTM+98]   DAWANT, B. M., J.-P. THIRION, F. MAES, D. VANDERMEULEN und P. DEMAEREL: *Automatic 3D segmentation of internal structures of the head in MR images using a combination of similarity and free form transformations.* In: HANSON, K. M. (Herausgeber): *SPIE, Medical Imaging 1998: Image Processing,* Band 3338, Seiten 545–554, 1998.

[Dun87]   DUNHAM, W.K.: *Acetabular resections for sacroma*. In: ENNEKING,
            W.F. (Herausgeber): *Limb salvage in musculoskeletal oncology*, Seite
            170. Churchill Livingston, New York, 1987.

[DZM93]   DAWANT, B. M., A. P. ZIJDENBOS und R. A. MARGOLIN: *Correc-
            tion of intensity variations in MR images for computer–aided tissue
            classification*. IEEE Transactions on Medical Imaging, 12(4):770–781,
            1993.

[Dös00]   DÖSSEL, O.: *Bildgebende Verfahren in der Medizin*. Springer Verlag,
            Berlin, 2000.

[EDC+91]   EVANS, A.C., W. DAI, L. COLLINS, P. NEELIN und S. MARRET:
            *Warping of Computerized 3D atlas to Match Brain Image Volumes
            for Quantitative Neuroanatomical and Functional Analysis*. In: *Proc.
            SPIE Medical Imaging*, Band 1445, Seiten 236–246, 1991.

[EHM+01]   EHRHARDT, J., H. HANDELS, T. MALINA, B. STRATHMANN,
            W. PLÖTZ und S.J. PÖPPL: *Atlas based segmentation of bone struc-
            tures to support the virtual planning of hip operations*. International
            Journal of Medical Informatics, 64:439–447, 2001.

[EHP+99]   EHRHARDT, J., H. HANDELS, P. PETERS, W. PLÖTZ und S.J.
            PÖPPL: *Preoperative planning and simulation of pelvic and hip en-
            doprostheses using virtual three–dimensional models*. In: *4th Interna-
            tional Symposium on Computer Assisted Orthopaedic Surgery, CAOS
            99*, Davos, 1999.

[EHP03a]   EHRHARDT, J., H. HANDELS und S.J. PÖPPL: *Atlas–based determi-
            nation of anatomical landmarks to support the virtual planning of hip
            operations*. In: LEMKE, H.U., M.W. VANNIER, K. INAMURA, A.G
            FARMAN, K. DOI und J.H.C. REIBER (Herausgeber): *Computer As-
            sisted Radiology and Surgery, CARS 2003*, Seiten 99–104, 2003.

[EHP03b]   EHRHARDT, J., H. HANDELS und S.J. PÖPPL: *Atlas–based recogni-
            tion of anatomical structures and landmarks to support the virtual
            three–dimensional planning of hip operations*. In: ELLIS, RANDY E.
            und TERRY M. PETERS (Herausgeber): *Medical Image Computing
            and Computer–Assisted Intervention (MICCAI 2003)*, Band 2879 der
            Reihe *LNCS*, Montreal, Canada, 2003. Springer Verlag.

[EHPP00]   EHRHARDT, J., H. HANDELS, W. PLÖTZ und S.J. PÖPPL: *Automa-
            tische Registrierung von CT- und MR-Bildfolgen für die dreidimen-
            sionale Planung von Hüftoperationen*. In: HORSCH, ALEXANDER und

THOMAS M. LEHMANN (Herausgeber): *Bildverarbeitung für die Medizin*, Seiten 18–22, 2000.

[EHPP04] EHRHARDT, J., H HANDELS, W. PLÖTZ und S.J. PÖPPL: *Atlas-based recognition of anatomical structures and landmarks and the automatic computation of orthopedic parameters*. Methods of Information in Medicine, 43(4):391–397, 2004.

[Ehr97] EHRHARDT, JAN: *Mathematische Modellierung von Form und Formvariabilität von Klassen anatomischer Strukturen*. Diplomarbeit, Universität Hildesheim, 1997.

[EHW+00] EHRHARDT, J., H. HANDELS, T. WEGNER, B. STRATHMANN, W. PLÖTZ und S.J. PÖPPL: *An anatomical atlas to support the virtual planning of hip operations*. In: HASMAN, A., B. BLOBEL, J. DUDECK, R. ENGELBRECHT, G. GELL und H.-U. PROKOSH (Herausgeber): *Proceedings of MIE 2000 and GMDS 2000*, Seiten 1226–1230, Amsterdam, 2000. IOS Press.

[EHW+01] EHRHARDT, J., H. HANDELS, T. WEGNER, B. STRATHMANN, W. PLÖTZ und S.J. PÖPPL: *Ein anatomischer Atlas zur Unterstützung der virtuellen Planung von Hüftoperationen*. In: HANDELS, H., H. HORSCH, T. LEHMANN und H.P. MEINZER (Herausgeber): *Bildverarbeitung für die Medizin 2001*, Informatik aktuell, Seiten 77–81, Berlin, 2001. Springer Verlag.

[ETRH99] ELLIS, R. E., C. Y. TSO, J. F. RUDAN und M. M. HARRISON: *A surgical planning and guidance system for high tibial osteotomy*. Journal of Computer Aided Surgery, 4(5):264–274, 1999.

[FA94a] FELDMAR, J. und N. AYACHE: *Locally affine registration of free-form surfaces*. In: *CVPR 94*, Seattle, 1994.

[FA94b] FELDMAR, J. und N. AYACHE: *Rigid, affine and locally affine registration of free-form surfaces*. Technischer Bericht 2220, INRIA, 1994.

[FA94c] FELDMAR, J. und N. AYACHE: *Rigid and affine registration of smooth surface using differential properties*. In: EKLUND, JAN-OLOF (Herausgeber): *Computer Vision - ECCV'94*, Band 801 der Reihe *Lecture Notes in Computer Science*, Seiten 297–406. Springer Verlag, 1994.

[FCM99] FERRANT, MATTHIEU, OLIVIER CUISENAIRE und BENOIT MACQ: *Multi–object segmentation of brain structures using a computerized brain atlas*. In: *SPIE Medical Imaging 1999*, Seiten 986–995, San Diego, USA, 1999.

[FDMA97]   FELDMAR, J., J. DECLERCK, G. MALANDAIN und N. AYACHE: *Extension of the ICP algorithm to nonrigid intensity–based registration of 3D volumes*. Computer Vision and Image Understanding, 66(2):193–206, Mai 1997.

[FF94]   FAIRNEY, D.P. und P.T. FAIRNEY: *On the accuracy of point curvature estimators in a discrete environment*. Image and Vision Computing, 12:259–265, 1994.

[FKU77]   FUCHS, H., Z.M. KEDEM und S.P. USELTON: *Optimal surface reconstruction from planar contours*. Commun. ACM, 20:693–702, 1977.

[FM01]   FISCHER, B. und J. MODERSITZKI: *A super fast registration algorithm*. In: *Bildverarbeitung für die Medizin*, Seiten 169–173, 2001.

[FM02a]   FISCHER, B. und J. MODERSITZKI: *Curvature based registration with applications to MR–mammography*. In: *International Conference on Computational Science*, Seiten 202–206, 2002.

[FM02b]   FISCHER, B. und J. MODERSITZKI: *A unified approach to fast image registration and a new curvature based registration technique*. Technischer Bericht A-02-07, Institute of Mathematics, Medical University of Lübeck, 2002.

[FMW00]   FERRANT, MATTHIEU, BENOIT MACQ und SIMON WARFIELD: *Deformable modeling for characterizing biomedical shape changes*. In: *DGCI 2000 - Discrete Geometry for Computer Imagery Conference*, Uppsala, Sweden, 2000.

[FNM+01]   FERRANT, M., A. NABAVI, B. MACQ, F. A. JOLESZ, R. KIKINIS und S. K. WARFIELD: *Registration of 3D intraoperative MR images of the brain using a finite element biomechanical model*. IEEE Trans Med Imag, 20:1384–1397, Dec 2001.

[Fol95]   FOLLAND, G. B.: *Introduction to partial differential equations*. Princeton University Press, Princeton, New Jersey, 2nd Auflage, 1995.

[FRS99]   FRANTZ, S., K. ROHR und H. S. STIEHL: *Improving the detection performance in semi–automatic landmark extraction*. In: *Proc. MIC-CAI'99*, LNCS 1679, Seiten 253–262. Springer, 1999.

[FRS01] FRANTZ, S., K. ROHR und H. S. STIEHL: *Using deformable models for the localization of 3D anatomical point landmarks in 3D tomographic images.* In: HANDELS, H., A. HORSCH, T. LEHMANN und H.-P. MEINTZER (Herausgeber): *Bildverarbeitung für die Medizin.* Springer Verlag, 2001.

[GB97] GUILLEMAUD, R. und M. BRADY: *Estimating the bias field of MR images.* IEEE Transactions on Medical Imaging, 16(3), 1997.

[GBHE91] GREITZ, T., C. BOHM, S. HOLTE und L. ERIKSSON: *A computerized brain atlas: construction, anatomical content, and some applications.* J. Comp. Assis. Tomogr, 15:26–38, 1991.

[GCBE98] GOUALHER, GEORGES LE, D. LOUIS COLLINS, CHRISTIAN BARILLOT und ALAN C. EVANS: *Automatic Identification of Cortical Sulci Using a 3D Probabilistic atlas.* In: WELLS, WILLIAM M., ALAN COLCHESTER und SCOTT DELP (Herausgeber): *Medical Image Computing and Computer-Assisted Intervention - MICCAI '98*, Band 1496 der Reihe *Lecture Notes in Computer Science*, Seiten 509–517. Springer Verlag, 1998.

[GD82] GANAPATHY, S. und T.G. DENNEHY: *A new general triangulation method for planar contours.* Computer Graphics, 16:69–75, 1982.

[GKG96] GIROD, B., E. KEEVE und S. GIROD: *Craniofacial surgery simulation.* In: *Proc. 4th Int. Conf. Visualization in Biomedical Computing (VBC'96)*, Seiten 541–546, Hamburg, Germany, 1996.

[GKKJ92] GERIG, GUIDO, OLAF KÜBLER, RON KIKINIS und FERENC A. JOLESZ: *Nonlinear anisotropic filtering of MRI data.* IEEE Transactions on Medical Imaging, 11(2):221–232, June 1992.

[GMT01] GUIMOND, A., J. MEUNIER und J.P. THIRION: *Average brain models: a convergence study.* Computer Vision and Image Understanding, 77(2):192–210, 2001.

[GP02] GRANGER, SEBASTIEN und XAVIER PENNEC: *Multi-scale EM-ICP: A fast and robust approach for surface registration.* In: HEYDEN, A., G. SPARR, M. NIELSEN und P. JOHANSEN (Herausgeber): *European Conference on Computer Vision (ECCV 2002)*, Band 2353 der Reihe *LNCS*, Copenhagen, Denmark, 2002. Springer.

[GRA⁺93]   GRADINGER, R., H. RECHL, R. ASCHERL, W. PLÖTZ und E. HIPP:
           Endoprothetischer Teilersatz des Beckens bei malignen Tumoren. Or-
           thopädie, 22:167–173, 1993.

[GRB93]   GEE, J.C., M. REIVICH und R. BAJCSY: *Elastically deforming 3D
           atlas to match anatomical brain images.* J. Comp. Assis. Tomogr,
           17:225–236, 1993.

[GRH91]   GRADINGER, R., H. RECHL und E. HIPP: *Pelvic osteosarcoma.* J.
           Clin. Orthop., 270(149), 1991.

[GRH99]   GRUENNEIS, C.O.R., R.H. RICHTER und F.F. HENNIG: *Clinical in-
           troduction of the CASPAR system: problems and initial results.* In:
           4th Int. CAOS-Symposium, Davos, 1999.

[Gri94]   GRIFFIN, L. D.: *The intrinsic geometry of the cerebral cortex.* Journal
           of Theoretical Biology, 166(3):261–273, 1994.

[Hab95]   HABERÄCKER, P.: *Praxis der Digitale Bildverarbeitung und Muste-
           rerkennung.* Hanser, 1995.

[Ham93]   HAMANN, B.: *Curvature approximation for triangulated surfaces.*
           Computing Suppl., 8:139–153, 1993.

[Han00]   HANDELS, H.: *Medizinische Bildverarbeitung.* Teubner, 2000.

[HBFH98]   HARDENACK, M., N. BUCHER, A. FALK und A. HARDERS: *Preope-
           rative planning and intraoperative navigation: status quo and perspec-
           tives.* Comput Aided Surg, 3(4), 1998.

[HBR⁺92]   HÖHNE, K.H., M. BOMANNS, M. RIEMER, R. SCHUBERT, U. TIEDE
           und W. LIERSE: *A 3D anatomical atlas based on a volume model.*
           IEEE Comput. Graphics Appl., 12(4):72–78, 1992.

[HEP⁺99a] HANDELS, H., J. EHRHARDT, P. PETERS, W. PLÖTZ und S. J.
           PÖPPL: *Computer–assisted planning of hip operations and design of
           endoprostheses using virtual three–dimensional models.* In: LEMKE,
           H.U., M.W. VANNIER, K. INAMURA und A.G. FARMAN (Herausge-
           ber): *Computer Assisted Radiology and Surgery*, Seiten 726–730, Paris,
           1999. Elsevier Science B.V.

[HEP⁺99b] HANDELS, H., J. EHRHARDT, P. PETERS, W. PLÖTZ und S.J.
           PÖPPL: *Computergestützte Planung von Hüftoperationen in virtuellen*

Körpern. In: EVERS, H., G. GLOMBITZA, T. LEHMANN und H.-P. MEINZER (Herausgeber): *Bildverarbeitung für die Medizin*, Seiten 177–181, 1999.

[HEPP01] HANDELS, H., J. EHRHARDT, W. PLÖTZ und S.J. PÖPPL: *Simulation of hip operations and design of custom–made endoprostheses using virtual reality techniques.* Methods of Information in Medicine, 40:74–77, 2001.

[Her01] HEROLD, H.: *Das Qt–Buch.* SuSE Press, 2001.

[HES+01a] HANDELS, H., J. EHRHARDT, B. STRATHMANN, W. PLÖTZ und S.J. PÖPPL: *Computer assisted orthopaedic surgery: 3D–planning of hip operations and atlas based preprocessing for the computer–assisted construction of individually adapted endoprostheses.* In: *5th Germany-Korea Joint Workshop on Advanced Medical Image Processing*, Seoul, South Korea, 2001. Ewha Womans University.

[HES+01b] HANDELS, H., J. EHRHARDT, B. STRATHMANN, W. PLÖTZ und S.J. PÖPPL: *Three–dimensional planning and simulation of hip operations and computer–assisted design of endoprostheses in bone tumor surgery.* Journal of Computer Aided Surgery, 6:65–76, 2001.

[HH92] HÖHNE, K.H. und W.A. HANSON: *Interactive 3D segmentation of MRI and CT volumes using morphological operations.* Journal of Computer Assisted Tomography, 2(16):185–294, 1992.

[HHC+91] HILL, D.L.G., D.J. HAWKES, J.E. CROSSMAN, M.J. GLEESON, T.C.S. COX, E.C.M.L. BRACEY, A.J. STRONG und P. GRAVES: *Registration of MR and CT images for skull base surgery using point–like anatomical features.* British J. Radiology, 1991.

[HLF+97] HARRIS, S. J., W. J. LIN, K. L. FAN, R. D. HIBBERD, R. MIDDLETON J. COBB und B. L. DAVIES: *Experiences with robotic systems for knee surgery.* In: *Proc. First Joint Conference of CVRMed and MRCAS*, Seiten 757–766, Grenoble, France, 1997.

[HMZ95] HASSFELD, S., J. MUHLING und J. ZOLLER: *Intraoperative navigation in oral and maxillofacial surgery.* Int. J. of Oral Maxillofacial Surgery, 24:111–119, 1995.

[Hor87] HORN, B. K. P.: *Closed-form of absolute orientation using unit quaternions.* International Journal of Computer Vision, 4:629–641, 1987.

[Hou62]   HOUGH, P. V. C.: *Method and means for recognizing complex patterns*. U. S. Patent 3069654, 1962.

[HRS+02]   HARTKENS, T., D. RUECKERT, J.A. SCHNABEL, D.J. HAWKES und D.L.G. HILL: *VTK CISG Registration Toolkit: An open source software package for affine and non-rigid registration of single- and multimodal 3D images*. In: *Bildverarbeitung für die Medizin*, 2002.

[HS81]   HORN, B. K. P. und B. G. SCHUNCK: *Determining optical flow*. Artificial Intelligence, 17(1-3):185–203, August 1981.

[HSE+01]   HANDELS, H., T. SCHÖSSLER, J. EHRHARDT, H.-C. KLAIBER und S.J. PÖPPL: *Ein CSCW-Tool für die kooperative Bildbesprechung in Telekonferenzen unter Java*. In: JÄCKEL, A. (Herausgeber): *Telemedizinführer*, Seiten 220–223, Bad Nauheim, 2001. Medizin Forum.

[Hut92]   HUTTEN, H.: *Biomedizinische Technik 1: Diagnostik und bildgebende Verfahren*. Springer Verlag, Berlin, 1992.

[Inc02]   INC., STEREOGRAPHICS: *www.stereographics.com*, 2002.

[JDA96]   J. DECLERCK, J. FELDMAR und N. AYACHE: *Definition of a 4D continuous polar transformation for the tracking and the analysis of LV motion*. Technischer Bericht 3039, INRIA, 1996.

[KDZB99]   KYRIACOU, S.K., C. DAVATZIKOS, S.J. ZINREICH und R.N. BRYAN: *Nonlinear elastic registration of brain images with tumor pathology using a biomechanical model*. IEEE Trans. Med. Imag., 18(7):580–592, July 1999.

[KMSM+96]   KIKINIS, R., D.V. IOSIFESCU M.E. SHENTON, R.W. MCCARLEY, P. SAIVIROONPORN, H.H. HOKAMA, A. ROBATINO, D. METCAL, C.G. WIBLE, C.M. PORTAS, R.M. DONNINO und F.A. JOLESZ: *A digital brain atlas for surgical planning, model-driven segmentation and teaching*. IEEE Trans. Visualiz. Comput. Graphics, 2(3):232–241, 1996.

[Kow03]   KOWALSKY, F.: *Anpassung virtueller Prothesenmodelle an individuelle Patientenanatomien*. Studienarbeit, Inst. f. Med. Informatik, Universität zu Lübeck, 2003.

[KR82]   KITCHEN, L. und A. ROSENFELD: *Gray level corner detection*. Pattern Recognition Letters, 1:95– 102, 1982.

[KR94] KONSTANTINIDES, K. und J.R. RASURE: *The Khoros software development environment for image and signal processing*. IEEE Trans. Image Proc., 3(3):243–252, May 1994.

[KS98] K., POLTHIER und M. SCHMIES: *Straightest geodesics on polyhedral surfaces*. In: HEGE, C. und K. POLTHIER (Herausgeber): *Mathematical Visualisation*, Seiten 135–150. Springer, 1998.

[LA99] LESTER, HAVA und SIMON R. ARRIDGE: *A survey of hierarchical non-linear medical image registration*. Pattern Recognition, 1999.

[LBB97] LAHMER, A., M. BÖRNER und A. BAUER: *Experiences with the RO-BODOC system in THR in more than 700 cases*. J. Comp. Aided Surgery, 2, 1997.

[LC87] LORENSEN, W. E. und H. E. CLINE: *Marching cubes: A high resolution 3D surface construction algorithm*. Computer Graphics, 21(4):163–169, 1987.

[LE92] LINDEBERG, T. und J.O. EKLUNDH: *On the computation of a scale-space primal sketch*. J. of Vision Comp. and Image Rep., 2(1):55–78, 1992.

[LGS99] LEHMANN, T. M., C. GÖNNER und K. SPITZER: *Survey: Interpolation methods in medical image processing*. IEEE Transactions on Medical Imaging, 18(11), November 1999.

[LGV+02] LATTANZI, RICCARDO, ERIKA GRAZI, MARCO VICECONTI, ANGELO CAPPELLO und ALDO TONI: *Accuracy and repeatability of cementless total hip replacement surgery in patients with deformed anatomies*. Medical Informatics and Internet in Medicine, 2002.

[Lip93] LIPPERT, H.: *Lehrbuch der Anatomie*. Urban & Schwarzenberg, München, 1993.

[LLH+99] LANGLOTZ, U., J. LAWRENCE, Q. HU, F. LANGLOTZ und L.-P. NOLTE: *Image guided cup placement*. In: LEMKE, H.U., M.W. VANNIER, K. INAMURA und A.G. FARMAN (Herausgeber): *Computer Assisted Radiology and Surgery*, Seiten 717–721, 1999.

[LOPR97] LEHMANN, T. M., W. OBERSCHELP, E. PELIKAN und R. REPGES: *Bildverarbeitung für die Medizin*. Springer, 1997.

[LS95]   LAVALLÉE, S. und R. SZELISKI: *Recovering the position and orientation of free-form objects from image contours using 3D distance maps*. EEE Transactions on Pattern Analysis and Machine Intelligence, 17(4):378–390, 1995.

[LSB⁺97]   LANGLOTZ, F., M. STUCKI, R. BÄCHLER, C. SCHEER, R. GANZ, U. BERLEMANN und L.-P. NOLTE: *First twelve cases of computer assisted periacetabular osteotomy*. Comp. Aid. Surg., 6(2):317–326, 1997.

[Mas97]   MASTMEYER, ANDRÉ: *Approximation anatomischer Objekte durch Spline–Patches*. Diplomarbeit, Institut für Med. Informatik, Universität Hildesheim, 1997.

[MB95]   MONGA, O. und S. BENAYOUN: *Using partial derivatives of 3D images to extract typical surface features*. Computer Vision and Image Understanding, 61(2):171–189, 1995.

[MBK⁺97]   MEYER, C., J. BOES, B. KIM, P. BLAND, K. ZASADNY, P. KISON, K. KORAL und K. FREY: *Demonstration of accuracy and clinical versatility of mutual information for automatic multimodality image fusion using affine and thin-plate spline warped geometric deformations*. Medical Image Analysis, 1(3):195–206, 1997.

[MCAG93]   MILLER, M., . E. CHRISTENSEN, Y. AMIT und U. GRENANDER: *Mathematical textbook of deformable neuroanatomies*. In: *Proc. Natl. Acad. Sci. USA*, Band 90, Seiten 11944–11948, Dezember 1993.

[MDMC91]   MONGA, O., R. DERICHE, G. MALANDAIN und J.-P. COCQUEREZ: *Recursive filtering and edge tracking: two primary tools for 3D edge detection*. Image and Vision Computing, 9(4):203–214, 1991.

[MF93]   MAURER, C. und J. FITZPATRICK: *A review of medical image registration*. In: MACIUNAS, R. J. (Herausgeber): *Interactive Image-Guided Neurosurgery*, Seiten 17–44, Park Ridge, IL, 1993.

[MKT87]   M. KASS, A. WITKIN und D. TERZOPOULOS: *Active contour models*. In: *IEEE Proc. of First Int. Conf. on Comp. Vision*, Seiten 259–269, London, 1987.

[MKT88]   M. KASS, A. WITKIN und D. TERZOPOULOS: *Snakes: Active contour models*. Int. J. on Computer Vision, 1:321–331, 1988.

[Mor95]   MORNEBURG, HEINZ (Herausgeber): *Bildgebende Systeme für die me-
            dizinische Diagnostik.* Publicis MCD Verlag, 3. Auflage, 1995.

[MPAG97]   MITTELMEIER, W., P. PETERS, R. ASCHERL und R. GRADINGER:
            *Rapid Prototyping: Modellherstellung zur Präoperativen Planung von
            rekonstruktiven Beckeneingriffen.* Orthopädie, 26:273–279, 1997.

[MSF01]   MODERSITZKI, J., O. SCHMITT und B. FISCHER: *Effiziente, nicht-
            lineare Registrierung eines histologischen Serienschnittes durch das
            menschliche Gehirn.* In: *Bildverarbeitung für die Medizin,* Seiten 179–
            183, 2001.

[MSV95]   MALLADI, R., J. SETHIAN und B. VEMURI: *Shape modeling with
            front propagation: A level set approach.* IEEE Transactions on Pattern
            Analysis and Machine Intelligence, 17(2):158–174, 1995.

[MT96]   MCINERNEY, T. und D. TERZOPOULOS: *Deformable models in me-
            dical image analysis: a survey.* Medical Image Analysis, 1(2):91–108,
            1996.

[MV98]   MAINTZ, J. und M. VIERGEVER: *A survey of medical image registra-
            tion.* Med. Image Anal., 2(1):1–36, 1998.

[NA98]   NIELSEN, M. und P. R. ANDRESEN: *Feature displacement interpo-
            lation.* In: *Proc. IEEE 1998 Int. Conf. Image Processing (ICIP'98),*
            Seiten 208–212, 1998.

[OME99]   OVERHOFF, H. M., A. MASTMEYER und J. EHRHARDT: *Automatic
            landmark identification in 3D image volumes by topography conserving
            approximation of contour data.* In: HANSON, K. M. (Herausgeber):
            SPIE Medical Imaging, Band 3661, San Diego, 1999.

[PA00]   P.M., THOMPSON und TOGA A.W.: *Elastic image registration and
            pathology detection.* In: I., BANKMAN, RANGAYYAN R., EVANS A.C.,
            WOODS R.P., FISHMAN E. und HUANG H.K. (Herausgeber): *Hand-
            book of Medical Image Processing.* Academic Press, 2000.

[Pap91]   PAPOULIS, ATHANASIOS: *Probability, random variables and stochastic
            processes.* McGraw-Hill, 1991.

[PAT00]   PENNEC, X., N. AYACHE und J.-P. THIRION: *Chap. 31: Landmark-
            based registration using features identified through differential geome-
            try.* In: BANKMAN, I. (Herausgeber): *Handbook of Medical Imaging,*
            Seiten 499–513. Academic Press, September 2000.

[PBM⁺92]   PAUL, H., W.L. BARGAR, B. MITTLESTADT, B. MUSITS, R.H. TAY-
            LOR, P. KANZANZIDES, J. ZUHARS, B. WILLIAMSON und W. HAN-
            SON: *Development of a surgical robot for cementless total hip arthro-
            plasty.* Clin Orthop, 1992.

[Pet99]   PETZOLD, R.: *Computerunterstützte Chirurgie in der Hüftendopro-
            thetik.* Doktorarbeit, Inst. f. Med. Physik, Friedrich–Alexander–
            Universität Erlangen–Nürnberg, 1999.

[PHEK97]   PREVRHAL, S., M. HEITZ, K. ENGELKE und W. A. KALENDER:
            Quantitative CT am proximalen Femurschaft: In vitro–Studie. Z. Med.
            Phys., 7:170–177, 1997.

[PM90]   PERONA, P. und J. MALIK: *Scale-space and edge detection using ani-
            stropic diffusion.* IEEE Trans. Pattern Analysis and Machine Intelli-
            gence, 12(7):629–639, 1990.

[PP93]   PINKALL, U. und K. POLTHIER: *Computing discrete minimal surfaces
            and their conjugates.* Experimental Math., 2(1):15–36, 1993.

[PS85]   PREPARATA, F. P. und M. I. SHAMOS: *Computational geometry: An
            introduction.* Springer-Verlag, 1985.

[PTD⁺01]   PUTZER, JAN, MICHAEL TEISTLER, JOCHEN DORMEIER, LARS
            MIETH und TIM POHLEMANN: *Computergestützte Segmentierung des
            frakturierten Acetabulums in CT-Aufnahmen mit Hilfe aktiver Kontu-
            ren zur Klassifikation und Operationsplanung in der Unfallchirurgie.*
            In: *Bildverarbeitung für die Medizin 2001,* Seiten 34–38, 2001.

[PTVF92]   PRESS, W. H., S. A. TEUKOLSKY, W. T. VETTERLING und B. P.
            FLANNERY: *Numerical recipes in C.* Cambridge University Press,
            1992.

[Res93]   RESHETNYAK, Y. G.: *Two–dimensional manifolds of bounded curva-
            ture.* In: *Geometry IV,* Band 70 der Reihe *Encyclopedia of Mathema-
            tical Sciences,* Seiten 3–164. Springer Verlag, 1993.

[RFS99]   ROHR, KARL, MIKE FORNEFETT und S. STIEHL: *Approximating
            thin–plate splines for elastic registration: Integration of landmark er-
            rors and orientation attributes.* In: *IPMI'99,* Seiten 252–265, 1999.

[RG93]   R., DERICHE und GIRAUDON G.: *A computational approach for cor-
            ner and vertex detection.* I. J. Comput Vision, 10(2):101–124, 1993.

[RGPA98]   ROBLES, J. M. PARRA, E. R. GONZÀLEZ, J. E. PAZ und N. A. AL-
            VAREZ: *Post–processing of MR images: Noise filtering and distortion
            correction*. In: HANSON, K. M. (Herausgeber): *SPIE Medical Imaging
            1998, San Diego, USA*, Band 3338, Seiten 1323–1333. SPIE, 1998.

[RHK⁺00]   RICHOLT, J.A., N. HATA, R. KIKINIS, J. KORDELLE und M.B.
            MILLIS: *Three–dimensional bone angle quantification*. In: I., BANK-
            MAN, RANGAYYAN R., EVANS A.C., WOODS R.P., FISHMAN E. und
            HUANG H.K. (Herausgeber): *Handbook of Medical Image Processing*.
            Academic Press, 2000.

[RK94]   RASURE, JOHN und STEVE KUBICA: *The khoros application deve-
            lopment environment*. In: CHRISTENSEN, H.L. und J.L. CROWLEY
            (Herausgeber): *Experimental Environments for Computer Vision and
            Image Processing*. World Scientific, 1994.

[Roh97]   ROHR, K.: *Differential operators for detecting point landmarks*. Image
            and Vision Computing, 15(3):219–233, 1997.

[RPM85]   RINCK, P. A., S. B. PETERSEN und R. N. MULLER: *Magnetresonanz
            in der Medizin: Eine Einführung*. Thieme Verlag, 1985. Sonderdruck
            für European Workshop on Nuclear Magnetic Resonance in Medicine.

[RTE⁺98]   RICHOLT, J.A., M. TESCHNER, P.C. EVERETT, B. GIROD, M.B.
            MILLIS und KIKINIS R.: *Planning and evaluation of reorienting osteo-
            tomies of the proximal femur in cases of SCFE using virtual three-
            dimensional models*. In: *MICCAI '98*, Band 1496 der Reihe *LNCS*,
            Seiten 1–8, Berlin, 1998. Springer.

[Sch00]   SCHÖSSLER, TOBIAS: *Java–basierte Telekooperation mit 3D–Visuali-
            sierungen medizinischer Bilddaten*. Diplomarbeit, Inst. f. Med. Infor-
            matik, Universität zu Lübeck, 2000.

[SD92]   STAIB, L.H. und J.S. DUNCAN: *Boundary finding with parametrically
            deformable models*. IEEE Trans. on PAMI, 14(11):1061–1075, 1992.

[SD96]   STAIB, L. H. und J. S. DUNCAN: *Model-based deformable surface
            finding for medical images*. IEEE Transactions on Medical Imaging,
            15(5):720–731, 1996.

[SEHP04]   SÄRING, D., J. EHRHARDT, H. HANDELS und S.J. PÖPPL: *Nicht–
            lineare voxelbasierte Registrierung unter Einbeziehung von Differen-
            tialeigenschaften*. In: *Bildverarbeitung für die Medizin 2004*, Seiten
            284–288, 2004. to appear.

[SGT98]   SINGH, A., D. GOLDGOF und D. TERZOPOULOS (Herausgeber): *Deformable models in medical image analysis*. IEEE Press, Los Alamitos, CA, 1998.

[SHD01]   SHEN, D., E. HERSKOVITS und C. DAVATZIKOS: *Segmentation and shape modeling of 3D MR structures using an adaptive focus statistical shape model*. IEEE Trans. Med. Imag., 20, Mar 2001.

[SHH96]   STUDHOLME, C., D. L. G. HILL und D. J. HAWKES: *Automated 3D registration of MR and CT images of the head*. Medical Image Analysis, 1(2):163–175, 1996.

[SJB⁺97a]   SIMON, D., B. JARAMAZ, M. BLACKWELL, F. MORGAN, A. M DIGIOIA, III, E. KISCHELL, B. COLGAN und T. KANADE: *Development and validation of a navigational guidance system for acetabular implant placement*. In: *Medical Robotics and Computer Assisted Surgery*, Seiten 583–592, March 1997.

[SJB⁺97b]   SIMON, D. A., B. JARAMAZ, M. BLACKWELL, F. MORGAN, A.M. DIGIOIA, E. KISCHELL, B. COLGAN und T. KANADE: *Development and validation of a navigational guidance system for acetabular implant placement*. In: *Proc. First Joint Conference of CVRMed and MRCAS*, Seiten 583–592, Grenoble, France, 1997. Springer.

[SL94]   SZELISKI, R. und S. LAVALLÉE: *Matching 3D anatomical surfaces with non–rigid deformations using octree–splines*. In: *Proc. IEEE Workshop on Biomedical Image Analysis*, Seiten 144–153, Seattle, Washington, 1994.

[SL97]   SANDOR, S. und R. LEAHY: *Surface-based labeling of cortical anatomy using a deformable atlas*. IEEE Transactions on Medical Imaging, 16(1):41–54, 1997.

[Sle97]   SLED, J. G.: *A non–parametric method for automatic correction of intensity non–uniformity in MRI data*. Diplomarbeit, McGill University, Montréal, 1997.

[Smi99]   SMITH, A. D. CASTELLANO: *The folding of the human brain: From shape to function*. Doktorarbeit, University of London, 1999.

[SML98]   SCHROEDER, W. J., K. MARTIN und W. E. LORENSEN: *The Visualization Toolkit*. Prentice Hall, 2nd Auflage, 1998.

[SMS95] SHAHIDI, R., R. MEZRICH und D. SILVER: *Proposed simulation of volumetric image navigation using a surgical microscope.* J Image Guid Surg., 1:249–265, 1995.

[SPS+97] SCHOLL, I., C. PALM, A. SOVAKAR, T. LEHMANN und K. SPITZER: *Quantitative Analyse der Stimmlippen.* In: ARNOLDS, B., H. MUELLER, D. SAUPE und T. TOLXDORFF (Herausgeber): *Digitale Bildverarbeitung in der Medizin*, Seiten 81–86, 1997.

[STA95] SUBSOL, G., J.-P. THIRION und N. AYACHE: *A general scheme for automatically building 3D morphometric anatomical atlases: application to a skull atlas.* In: *MRCAS 95*, Baltimore, November 1995.

[STA96] SUBSOL, G., J.-P. THIRION und N. AYACHE: *Some medical applications of an automatically built 3D morphometric skull atlas.* Journal of Computer Assisted Radiology, 1996.

[STA98] SUBSOL, G., J.-P. THIRION und N. AYACHE: *A Sheme for automatically Building Three-dimensional Morphometric Anatomical atlasses: Application to a Skull atlas.* Medical Image Analysis, 2(1):37–60, 1998.

[STC+98] SEBASTIAN, T. B., H. TEK, J. J. CRISCO, S. W. WOLFE und B. B. KIMIA: *Segmentation of carpal bones from 3d ct images using skeletally coupled deformable models.* In: *MICCAI'98*, Seiten 1184–1194, 1998.

[SvKC93] SINGH, A., L. VON KUROWSKI und M.-Y. CHIU: *Cardiac MRI Segmentation Using Deformable Models.* In: *Proc. IEEE Conf. on Computers and Cardiology*, London, 1993.

[SW77] SCHALTENBRAND, G. und W. WAHREN: *Atlas of stereotaxy of the human brain.* Thieme, Stuttgart, 1977.

[SWM96] SICOTTE, N., R. WOODS und J. MAZZIOTTA: *Automated image registration using a 105 parameter non–linear model.* Neuroimage, 3, 1996.

[SWS96] STANITSKI, C.L., R. WOO und D.F. STANITSKI: *Acetabular version in slipped capital femoral epiphysis: a prospective study.* J. Pediatr. Orthop. B, 15(2), 1996.

[SZE97] SLED, J. G., A. P. ZIJDENBOS und A. C. EVANS: *A comparison of retrospective intensity non–uniformity correction methods for MRI.* In: *Information Processing in Medical Imaging 1997*, Seiten 459–464, 1997.

[SZE98]   SLED, J. G., A. P. ZIJDENBOS und A. C. EVANS: *A nonparametric method for automatic correction of intensity nonuniformity in MRI data*. IEEE Transactions on Medical Imaging, 17(1):87–97, 1998.

[SZL92]   SCHROEDER, W. J., J. A. ZARGE und W. E. LORENSEN: *Decimation of triangle meshes*. In: *SIGGRAPH92*, Seiten 163–169, Chicago, 1992.

[Sär03]   SÄRING, DENNIS: *Voxelbasierte Registrierung unter Einbeziehung von Differentialeigenschaften*. Diplomarbeit, Inst. f. Med. Informatik, Universität zu Lübeck, 2003.

[Tau95]   TAUBIN, G.: *A signal processing approach to fair surface design*. Computer Graphics, 29:351–358, 1995.

[Tau00]   TAUBIN, G.: *Geometric signal processing on polygonal meshes*. In: *EUROGRAPHICS '2000*, 2000.

[TC89]   TEH, C.H. und R.T. CHIN: *On the detection of dominant points on digital curves*. IEEE Trans. Pattern Anal. Machine Intell., 11:859–872, 1989.

[TG93]   THIRION, J.-P. und A. GOURDON: *The Marching Lines Algorithm : new results and proofs*. Technischer Bericht 1881, INRIA, 1993.

[TG95]   THIRION, J.-P. und A GOURDON: *Computing the differential characteristics of isointensity surfaces*. Journal of Computer Vision and Image Understanding, 61(2):190–202, März 1995.

[Thi94]   THIRION, J.: *Extremal points: Definition and application to 3D image registration*. In: *Proceedings of the Conference on Computer Vision and Pattern Recognition*, Seiten 587–592, Los Alamitos, CA, USA, 1994. IEEE Computer Society Press.

[Thi95]   THIRION, J.-P.: *Fast non–rigid matching of 3D medical images*. Technischer Bericht 2547, INRIA, 1995.

[Thi96a]   THIRION, J.-P.: *The extremal mesh and the understanding of 3D surfaces*. International Journal of Computer Vision, 19(2):115–128, August 1996.

[Thi96b]   THIRION, J.-P.: *New feature points based on geometric invariants for 3D image registration*. International Journal of Computer Vision, 18(2):121–137, May 1996.

[Thi98]   THIRION, J.-P.: *Image matching as a diffusion process: an analogy with Maxwell's demons.* Medical Image Analysis, 2(3):243–260, 1998.

[tHR94]   HAAR ROMENY, B. M. TER (Herausgeber): *Geometry Driven Diffusion in Computer Vision.* Kluwer Academic Publishers, 1994.

[THS99]   TSAI, D. M., H. T. HOU und H. J. SU: *Boundary-based corner detection using eigenvalues of covariance matrices.* Pattern Recognition Letters, 20:31–40, 1999.

[TJSM98]   TOCKUS, L., L. JOSKOWICZ, A. SIMKIN und C. MILGROM: *Computer–aided image–guided bone fracture surgery: modeling, visualization, and preoperative planning.* In: WELLS, W. M. und OTHERS (Herausgeber): *Proceedings of First International Conference on Medical Image Computing and Computer-Assisted Intervention*, Seiten 29–38, 1998.

[TM91]   TERZOPOULOS, D. und D. METAXAS: *Dynamic 3d models with local and global deformations : Deformable superquadrics.* IEEE Pattern Analysis and Machine Intelligence, 13(7):703–714, 1991.

[TMP⁺94]   TAYLOR, R. H., B. D. MITTELSTADT, H. A. PAUL, W. HANSON, P. KAZANZIDES, J. F. ZUHARS, B. WILLIAMSON, B. L. MUSITS, E. GLASSMAN und W. L. BARGAR: *An image-directed robotic system for precise orthopaedic surgery.* IEEE Transactions on Robotics and Automation, 3(10):261–275, June 1994.

[TT88]   TALAIRACH, J. und P. TOURNOUX: *Co–planar stereotaxic atlas of the human brain. 3–dimensional proportional system: An approach to cerebral imaging.* Georg Thieme Verlag, Stuttgart, 1988.

[vdEPV93] ELSEN, P. VAN DEN, E. POL und M. VIERGEVER: *Medical image matching: A review with classification.* IEEE Engineering in Medicine and Biology, Seiten 26–39, 1993.

[Vio95]   VIOLA, PAUL A.: *Alignment by maximization of mutual information.* Technischer Bericht 1548, MIT, A.I. Laboratory, June 1995.

[vJEMO02] JAN, U. VON, J. EHRHARDT, S. MAAS und H. M. OVERHOFF: *Konzeption und Anwendung objektorientierter Klassenbibliotheken für die Verarbeitung und Visualisierung medizinischer Bildvolumina.* In: *Bildverarbeitung für die Medizin 2002*, Seiten 366–369, 2002.

[VLA⁺01]   VICECONTI, MARCO, RICCARDO LATTANZI, BARBARA ANTONIET-
           TI, STEFANIA PADERNI, RUGGERO OLMI, ALESSANDRA SUDANESE
           und ALDO TONI: *CT–based surgical planning software improves the
           accuracy of THR preoperative planning.* J. Clinical Orthopaedics and
           Related Research, 2001.

[WBea84]   WINKLER, K., G. BERON und R. KOTZ ET. AL.: *Neoadjuvant
           chemotherapy for osteogenic sarcoma: Results of a cooperative Ger-
           man/Austrian study.* J. Clin. Orthop., 2(617), 1984.

[WCHO78]   WEINER, D.S., A.J. COOK, W.A. HOYT und C.E. ORAVEC: *Com-
           puted tomography in the measurement of femoral anteversion.* Ortho-
           pedics, 1:299–306, 1978.

[WCM92]   WOODS, ROGER P., SIMON R. CHERRY und JOHN C. MAZZIOTTA:
           Rapid automated algorithm for aligning and reslicing PET Images.
           Journal of Computer Assisted Tomography, 4(16):620–633, 1992.

[WDZ⁺95]   WARFIELD, S., U. DENGLER, J. ZAERS, C.R.G. GUTTMANN, W.M.
           WELLS, G.J. ETTINGER, J. HILLER und R. KIKINIS: *Automatic iden-
           tification of gray matter structures from MRI to improve the segmen-
           tation of white matter lesions.* In: *Proc. of Medical Robotics and Com-
           puter Assisted Surgery,* Seiten 55–62, 1995.

[Weg00]   WEGNER, TORGE: *Automatische Übertragung von Atlasinformatio-
           nen auf dreidimensionale CT-Bilddaten unter Verwendung dämonen-
           basierter Registrierungsverfahren.* Diplomarbeit, Inst. f. Med. Infor-
           matik, Universität zu Lübeck, 2000.

[Wei98]   WEICKERT, J.: *Anisotropic Diffusion in Image Processing.* Teubner-
           Verlag, 1998.

[Wel86]   WELLS, W. M.: *Efficient synthesis of gaussian filters by cascaded
           uniform filters.* IEEE Transactions on Pattern Analysis and Machine
           Intelligence, PAMI-8(2):234–239, 1986.

[Wes94]   WESTIN, C.F.: *A tensor framework for multidimensional signal pro-
           cessing.* Doktorarbeit, Dep. of Electr. Eng., Linköping Univ., 1994.

[WGH⁺98]   WOODS, R. P., S. T. GRAFTON, C. J. HOLMES, S. R. CHERRY
           und J. C. MAZZIOTTA: *Automated image registration: I. general me-
           thods and intrasubject, intramodality validation.* Journal of Computer
           Assisted Tomography, 22(1):139–152, 1998.

[WGKJ96] WELLS, W. M., W.E.L. GRIMSON, R. KIKINIS und F.A. JOLESZ: *Adaptive segmentation of MRI data.* IEEE Transactions on Medical Imaging, 15(4):429–442, 1996.

[WGSM98] WOODS, R. P., S. T. GRAFTON, N. SICOTTE und J. C. MAZZIOTTA: *Automated image registration: II. Intersubject validation of linear and nonlinear models.* Journal of Computer Assisted Tomography, 22(1):153–165, 1998.

[Win86] WINKLER, K.: *Zur Chemotherapie des Osteosarkoms. 9 Jahre kooperative Osteosarkom–Studiengruppe (COSS) der GPO.* Onkol. Forum Chemother., 3(1), 1986.

[Wit83] WITKIN, A.P.: *Scale–Space filtering.* In: *8th Int. Joint Conf. on Artif. Intell.*, Seiten 1019–1022, Karlsruhe, 1983.

[WKUW93] WEINER, L.S., M.A. KELLY, R.I. ULIN und D. WALLACH: *Developement of the acetabulum and hip: computed tomography analysis of the axial plane.* J. Pediatr. Orthop., 4(13):421–425, 1993.

[WMC93] WOODS, ROGER P., JOHN C. MAZZIOTTA und SIMON R. CHERRY: *MRI–PET registration with automated algorithm.* Journal of Computer Assisted Tomography, 4(17):536–546, 1993.

[Wol00] WOLSIFFER, K.: *Analyse und Entwicklung von Methoden zur computerbasierten Planung für die Implantation von Knieendoprothesen.* Doktorarbeit, Inst. f. Med. Physik, Friedrich–Alexander–Universität Erlangen–Nürnberg, 2000.

[WtHRV98] WEICKERT, J., B.M. TER HAAR ROMENY und M.A. VIERGEVER: *Efficient and reliable schemes for nonlinear diffusion filtering.* IEEE Transactions on Image Processing, 7:398–410, 1998.

[WVA+96] WELLS, W. M., P. VIOLA, H. ATSUMI, S. NAKAJIMA und R. KIKINIS: *Multi–modal volume registration by maximization of mutual information.* Medical Image Analysis, 1(1):35–51, 1996.

[XPP00] XU, C., D. L. PHAM und J. L. PRINCE: *Handbook on medical imaging,* Band III: Medical Image Analysis, Kapitel 3: medical image segmentation using deformable models. SPIE PRESS, 2000.

[YAK95] YOUNG, M., D. ARGIRO und S. KUBICA: *Cantata: Visual programming environment for the Khoros system.* Computer Graphics, 29:22–24, May 1995.

[ZDM95]   ZIJDENBOS, A. P., B. M. DAWANT und R. A. MARGOLIN: *Inter–*
           and intra–slice intensity correction in MR images. In: AL., Y. BI-
           ZAIS ET (Herausgeber): *Information Processing in Medical Imaging,*
           Seiten 349–350, 1995.

[Zha92]   ZHANG, ZHENGYOU: *Iterative point matching for registration of free–*
           form curves. Technischer Bericht 1658, INRIA, 1992.